阜外心血管重症手册

主　　审　朱　俊

主　　编　谭慧琼　刘亚欣

副 主 编　于丽天　杨艳敏　梁　岩

编　　者（以姓氏汉语拼音为序）

陈燕燕　高　鑫　胡盛寿　黄　洁　黄　燕

江　勇　姜　莉　兰　天　梁　岩　廖中凯

刘　盛　刘亚欣　刘　媛　罗　勤　吕　滨

牟　牧　牛红霞　钱海燕　卿　平　孙晓昕

孙筱璐　谭慧琼　唐熠达　熊长明　杨艳敏

叶蕴青　于丽天　张　辰　张海涛　张　健

张　璇　赵虹晖　赵　妍　朱　俊

学术秘书　张　迪　曲　艺　董雪琪

人民卫生出版社

图书在版编目（CIP）数据

阜外心血管重症手册 / 谭慧琼，刘亚欣主编 . —北京：人民卫生出版社，2019

ISBN 978-7-117-28286-4

Ⅰ.①阜⋯ Ⅱ.①谭⋯②刘⋯ Ⅲ.①心脏血管疾病－险症－诊疗－手册 Ⅳ.① R54-62

中国版本图书馆 CIP 数据核字（2019）第 051038 号

人卫智网	www.ipmph.com	医学教育、学术、考试、健康，购书智慧智能综合服务平台
人卫官网	www.pmph.com	人卫官方资讯发布平台

阜外心血管重症手册

主　　编：谭慧琼　刘亚欣
出版发行：人民卫生出版社（中继线 010-59780011）
地　　址：北京市朝阳区潘家园南里 19 号
邮　　编：100021
E - mail：pmph @ pmph.com
购书热线：010-59787592　010-59787584　010-65264830
印　　刷：中农印务有限公司
经　　销：新华书店
开　　本：889×1194　1/32　印张：13.5
字　　数：438 千字
版　　次：2019 年 8 月第 1 版　2022 年 10 月第 1 版第 4 次印刷
标准书号：ISBN 978-7-117-28286-4
定　　价：89.00 元
打击盗版举报电话：010-59787491　E-mail：WQ @ pmph.com
（凡属印装质量问题请与本社市场营销中心联系退换）

主编简介

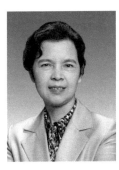

谭慧琼

主任医师。中国医学科学院阜外医院急重症中心副主任，内科重症病区 ICU 主任。医院院感管理委员会委员，医疗保健专家组成员，国家专科医师规范化培训专培教师，兼任北京医学会鉴定专家。长期从事心血管内科临床、科研和教学工作，具有心血管内科丰富的临床经验，掌握多项心脏有创性检查及治疗技术，擅长诊治心内科各种疾病，特别是各种心律失常以及心力衰竭的药物治疗、心血管病急危重症的救治、心肌心包疾病的诊治。作为项目负责人承担多项临床科研工作，包括国际合作课题及科技部专项课题等。发表论文 60 余篇，参加编写专著 10 部。

主编简介

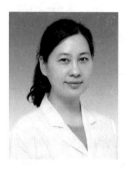

刘亚欣

医学博士，副主任医师。中国医学科学院阜外医院内科重症病区 ICU 副主任，硕士研究生导师。国家专科医师规范化培训专培教师，北京医学会鉴定专家，中国睡眠研究会睡眠呼吸障碍委员会青年委员、海峡两岸医药卫生交流协会老年医学专业委员会青年委员、中国研究型医院学会睡眠医学专业委员会委员。熟悉心内科常见病的诊治，心血管急危重症患者的抢救及疑难病的鉴别诊断，尤其擅长高血压病及继发性高血压的诊治。作为课题负责人主持国家自然科学基金、首都卫生发展专项科研基金、北京协和医学院青年基金等课题 5 项，发表论文 30 余篇，其中 SCI 收录 15 篇，参加编写专著 3 部。多次被评为医院先进个人和优秀共产党员及优秀援疆干部等。获第四届中国高血压大会暨中国医师协会高血压专业委员会优秀论文二等奖，第九届北京协和医学院青年教师教学基本功比赛第一名，第十届北京高校青年教师教学基本功比赛一等奖和最佳演示奖，2018 年获首都劳动奖章等。

前　　言

　　中国医学科学院阜外医院是我国心血管防治领域的领路者。自 2006 年以来，阜外医院系列丛书包括《阜外心血管内科手册》《阜外心血管外科手册》《阜外心电图图谱》等相继出版，为各级医院的心内科医生及医学院有志从事心血管专业的医学生，提供了非常实用且规范的诊疗思路和治疗指导。由于心血管危重症患者逐年增多，心血管疾病日益多样化、复杂化，临床医生需要对此尽早识别和预判，尽早实施全方位救治和严密监护，并应用最新的抢救措施，如 IABP、ECMO、CRRT 等，在合适的时机实施"以生命支持为依托"的综合救治方案，以提高救治存活率。这不仅需要一个正规培训的多学科团队共同实施治疗，而且需要一本心血管重症的专业书籍作为理论指导。于是《阜外心血管重症手册》应运而生。

　　《阜外心血管重症手册》作为阜外医院系列丛书之一，从阜外内科重症病区 ICU 的工作制度和收治流程入手，非常详细地描述了心血管重症患者的心电、血流动力学监测，各种抢救的实施措施，各种仪器（IABP、ECMO、血滤机、起搏器、呼吸机等）的使用规范，临床常见心血管急危重症患者的诊治流程和处理要点，常用检查、常用药物的使用，ICU 护理的特色等，突出心内科 ICU 重症病房的特色，包括危重症心脏病患者的监测管理，各种重症的处理流程，如心肺复苏、危及生命的心律失常、严重心力衰竭、重症心肌炎、急性冠脉综合征、急性肺栓塞、重症高血压和主动脉夹层等各种复杂危重患者的诊治。其突出的专业性、实用性和可操作性，能为广大心血管临床医生、接受专培的医生和临床轮转研究生及本科生提供有针对性的学习参考。

　　《阜外心血管重症手册》是阜外医院老中青几代专家在长期的临床实践中，通过不断地摸索和总结，逐渐形成的非常规范的诊治体系，尤其在复杂的心血管危重症患者的综合诊治方面更能彰显阜外品牌特色，代表国内先进的医疗水平。阜外医院专家们希望能毫无保留地将临床诊治经验以《阜外心血管重症手册》的形式进行传播和推广,让大家能拥有一本很实用的"口袋书"来学习和借鉴。

　　《阜外心血管重症手册》的出版是全体参编人员共同的愿望,希望能成为心内科医生的良师益友,造福更多的心血管病患者。

朱　俊　谭慧琼　刘亚欣

2019年2月

北京协和医学院研究生
教改项目立项资助
（项目编号：100232019002）

目　　录

第1章

心血管重症的概述

重症监护病房(intensive care unit, ICU)是一种集现代化医疗、护理技术为一体的医疗组织管理形式,是快速发展的医学领域,是覆盖医学众多分支学科的综合性学科。心血管重症 ICU 是一专科 ICU(国际上称 intensive cardiac care unit, ICCU),收治以心血管疾病为主的各种重症疾病。

目前,我国心血管疾病患病率呈持续上升阶段,2016 年中国心血病报告提示:我国有 2.9 亿心血管疾病患者。2015 年心血管病死亡为城乡居民总死亡原因的首位,农村为 45.01%,城市为 42.61%。心血管病发病以急危重为突出表现,心血管重症 ICU 的救治尤为重要。

第1节　心血管重症的概念

重症监护病房(ICU)管理模式始于 20 世纪 60 年代,基于危重症患者的管理内涵逐渐丰富,随后形成重症医学科概念;ICU 分综合 ICU、专科 ICU,心血管重症集中管理源于心脏外科术后重症监护,是重症医学中非常重要的专科 ICU;20 世纪 80 年代我国各大医院逐步建立 ICU,2008 年正式将重症医学科定位为二级学科。

卫生部〔2009〕23 号文件《重症医学科建设与管理指南》对 ICU 床单位规模、医护人员配置、每床功能配备、监护技术功能、治疗急救及支持仪器设备、收治转出患者指征等均有明确规定。重症医学科集中了一个医院最优势的资源、最先进的监测和抢救治疗仪器,具备快捷的诊治绿色通道及救治措施,足够的医护人员专业抢救团队,收治的疾病包括所有临床上生命体征严重不稳定、有生命危险、潜在危及生命的疾病状态。

1

心脏外科术后 ICU 和冠心病重症监护（CCU），均是亚专科 ICU。心外科 ICU 主要收治的是心外科术后患者，如冠状动脉旁路移植术、心脏瓣膜置换术、主动脉手术等术后，目前已明确良好的心脏手术效果除了手术操作本身，尚依赖于重症监护病房中最佳的术后监护治疗。CCU 主要收治冠心病危重症患者，如不稳定心绞痛、急性心肌梗死、冠心病伴严重心律失常、冠心病介入治疗并发症等，20 世纪 80 年代后我国急性心肌梗死病死率大幅下降得益于 CCU 的建立。心脏外科 ICU 及 CCU 收治的病患均有极强的针对性，但病种相对单一。

心血管 ICU 是重要的亚专科之一，主要收治复杂疑难危重的心肌病、心肌炎、危及生命的心律失常、瓣膜病、感染性心内膜炎、心包疾病、肺血管病、缺血性心肌病等心血管疾病危重患者。随着医学发展，获知的心血管疾病谱不断扩大以及老龄化社会的到来，将有更多高龄心血管疾病且病情复杂危重患者，今后将日益受到关注并逐渐对其诊治发展完善。微创技术，包括通气循环机械支持装置，如呼吸机、主动脉内球囊反搏（IABP）、体外膜式氧合支持（ECMO）、心室机械辅助装置（LVAD）使用的不断增加，连续的肾替代治疗（CRRT）等医疗新技术应用变得越来越广泛，使得普通专科医护、常规病房缺乏必要的条件来完成；而综合 ICU、CCU、心外科 ICU 的常规治疗和管理策略对此类患者很难确保最佳治疗；只有经过培训的心血管病综合性重症监护的医师、护士团队，他们掌握专科技术，使用最精尖的设备，给予最佳治疗，才能最大限度挽救患者的生命，降低病死率。

ICU 将危重症患者集中管理，在人力、物力和技术上给予最佳保障，危重症患者救治模式 ICU 为急危重症患者快速救治提供优质服务平台。但为了使 ICU 进入健康发展轨道，有计划地培养一支高水平的专业 ICU 医护队伍尤为重要，他们不但需要具有必备的理论知识和操作技能，还需善于监测，预判患者疾病发展，做出最佳诊治决策，同时需要协调好 ICU 与其他专科的关系。

（谭慧琼　朱　俊）

第2节　心血管重症诊治思路的原则

心血管重症的诊治思路原则实质上与临床治疗原则一致，但需要强调的是：时效性，预判性，危险分层分级处理，受益原则——获益大于风险，人权观念——尊重个人意愿、患者的知情同意权，无害原则和公正原则（社会公认的益处和风险）等。

一、时　效　性

心血管病重症患者的病情危重、病情变化很快，常常以分钟甚至秒计，不允许有任何时间耽搁，抢救治疗强调时效性，抢救治疗措施要及时有效！如心脏骤停患者需要启动紧急救治体系，立即进行有效的心肺复苏、电除颤等抢救治疗；室颤或无脉性室性心动过速等危及生命的心律失常最佳抢救是紧急电复律而非考虑药物；急性心肌梗死（AMI）的早期血运重建对挽救心肌，改善患者生存质量，降低病死率十分关键，2017ESC 更新的 ST 抬高急性心肌梗死诊治指南强调，一旦诊断 AMI 后选择溶栓治疗策略应在 10 分钟内进行；选择 PCI 治疗应在诊断后 90 分钟内开始，越早越好。

二、预　判　性

心血管病重症监护给我们提供实时高效的临床观察、了解患者生命体征体内内环境状态；结合患者基础疾病状态，为我们提供某些危重状态或致命先兆的预判性证据；关键因素在于需要 ICU 医师予以高度重视，尽早识别和预判。如急性心肌梗死或慢性心力衰竭急性加重患者，Swan-Ganz 漂浮导管监测发现肺动脉楔压（PAWP）在逐渐增高，此征象早于急性左心衰临床表现发生之前，此时依据急性左心衰竭处理，予以血管扩张剂、利尿剂等处理，可以避免危及生命的严重急性左心衰竭发生。器质性心脏病患者在心衰利尿治疗时出现低钾、心电图心动过缓 QT-c 延长，心电监测发现频发期前收缩，且期前收缩长间歇后的 QTC 延长更加明显，需警惕获得性尖端扭转型室性心动过速的发生，及时补钾、补镁，避免应用可能延长 QT 的任何药物，必要时临时起搏器治疗，可能避免发生严重危及生命的尖端扭转型室性心动过速；或者此类患者发生了多形性室性心动过速、室颤，我们可依据判断其为尖端扭转型室性心动过速，采取规范治疗，避免忽略此病的特殊性而常规应用胺碘酮治疗加重疾病状态。心源性休克患者，器官组织灌注不足、酸中毒、呼吸肌缺氧乏力导致外周性呼吸困难；脑供血不足，呼吸中枢功能失调导致中枢性呼吸衰竭，一旦出现呼吸功能障碍，缺氧加重心源性休克进入恶性循环，诊治处理不仅仅是及时纠正休克状态，有经验的临床医师会预判患者可能随后出现的呼吸衰竭，能在恰当时机及时给予呼吸机辅助，为进一步治疗基础疾病争取时间，以挽救患者生命，提高救治存活率。

三、危险分层分级管理

心血管病重症监护管理模式实质上是分级管理，对于都是重症患者的病情仍需要进行危险分层，评估濒危、危重、重症。危险分层是一个连续的过程，需要根据临床情况不断更新最初的评估，分别采取相应的抢救处理。例如 2014 ESC 急性肺栓塞诊治指南建议采取肺栓塞严重指数（PESI）进行早期死亡风险评估，参数有 11 项：年龄、性别、肿瘤病史、慢性心衰、慢性心脏病史、心率≥110 次 /min、收缩期血压 <100mmHg、呼吸 >30 次 /min、体温 <36℃、精神状态改变、动脉血氧饱和度 <90%。Ⅰ级分值≤65、Ⅱ级 66~85、Ⅲ级 86~105、Ⅳ级 106~125、Ⅴ级 >125，住院期间 /30 天内死亡风险由低危递增至高危，病死率分别为 0%~1.6%、1.7%~3.5%、3.2%~7.1%、4.0%~11.4%、10.0%~24.5%。也可以采取简化的肺栓塞严重指数（sPESI）来评估，参数有 5 项：年龄 >80 岁、肿瘤病史、慢性心衰或心脏病史、心率≥110 次 /min、收缩期血压 <100mmHg，每项 1 分，30 天病死率 0 分者低 1.0%；≥1 分者高达 10.9%。建议临床医师基于急性肺栓塞早期死亡风险对患者分层管理，根据是否出现休克或低血压、肺栓塞严重指数、影像学有无右室功能障碍、心肌标志物来判断是高危，中危，低危患者，以合理选择早期治疗策略。对于高危患者应采取积极溶栓、取栓治疗，必要时呼吸、循环支持；对于低危患者仅需抗凝治疗，当 PESI 评估Ⅰ～Ⅱ级或者 sPESI 评估 0 分者可考虑早期出院、门诊治疗。优质治疗的关键是危险分层、个性化治疗。对于经重症监护治疗后的相对稳定患者，即可转出 ICU，转入普通病房，卫生部〔2009〕23 号文件《重症医学科建设与管理指南（试行）》明确规定如：①急性器官或系统功能衰竭已基本纠正；②病情转入慢性状态；③患者不能从继续加强监护治疗中获益者，应当转出重症医学科，转入过渡病房或普通病房进一步诊断治疗。

四、受 益 原 则

心血管病危重症患者的诊治措施应根据患者实际情况综合考虑风险 / 获益比，以获益大于风险权衡定夺。例如心力衰竭患者合并心房颤动，常规治疗应该考虑抗凝预防血栓，实施治疗前需要进行 CHA_2DS_2-VASc 血栓栓塞风险和 HAS-BLED 出血风险评估。

CHA$_2$DS$_2$-VASc 评分危险因素有 8 项：充血性心衰、高血压、年龄≥75 岁、年龄 65~74 岁、糖尿病、卒中 /TIA/ 栓塞史、血管疾病（心肌梗死、主动脉斑块或外周动脉疾病）病史、女性。卒中 /TIA/ 栓塞史及年龄≥75 岁各积 2 分，其余各项积 1 分，最大积分为 9 分，积分为 1 者年血栓栓塞风险 0.78％。随着积分的增加，卒中风险也相应升高，分别递增为：2.01％、3.71％、5.92％、9.27％、15.26％、19.74％，当积分≥8 时，患者的年血栓栓塞风险≥22.38％。

HAS-BLED 出血风险评估的危险因素有 7 项：未控制的高血压、肝 / 肾功能异常、卒中、出血、INR 值不稳定、年龄 >65 岁、药物 / 饮酒，最高积 9 分。积分为 0、1、2、3、4、≥5 的年出血风险分别为 1.02％、1.13％、1.88％、3.74％、8.7％、≥12.5％。随着积分的增加，大出血风险也相应升高，当积分≥3 时，属于高出血风险，但并不表明患者不能使用口服抗凝药进行卒中预防，而是提醒需要减少可纠正的出血因素、严密观察和随访。制定治疗策略时需综合考量血栓栓塞与出血风险，效益 / 安全性是永恒的主题。

五、人　权　观　念

医患关系应该是信托和救护的关系，这是最纯粹、最神圣的关系。生命之托重于泰山，因此要本着"以人为本，以患者为中心"关爱生命的服务宗旨。在诊疗和危重症抢救过程中，尊重个人意愿，在患者入住 ICU 时即应与患者及家人沟通商量，预判可能出现的状态，是否采取相应的抢救辅助治疗，获取患者及家人的知情同意；医师与患者之间不仅仅满足于疾病的医学治疗，人文关怀在医患关系中的重要性亦逐渐凸显，强调换位思考，即人文关怀的重要性；ICU 为了保护患者避免交叉感染，严格的层流病区，实行全封闭管理，从基础护理到治疗都由重症病房的医护完成，住院期间无陪护，因此建议 ICU 医护工作环境为开放性，更多地在患者床旁，全方位关注患者身心状态，及时为患者解难。

六、无害原则和公正原则
（社会公认的益处和风险）

需要清楚的是，现代医学在治疗领域仍然是有边界的。人体是一个特别复杂的系统，一方面是有些疾病根本没有有效的治疗方法；另一方面是不少疾病即使目前有规范治疗方案，但它永远不可能完美，还有许多疾病至今医学界对其束手无策。医学不能解决所有问题，也不太可能达到100%的治愈率。对于某些疾病状态，例如针对心血管病重症主要是：①心脏复苏后脑死亡、永久性不可逆昏迷者；②心血管病重症晚期伴多器官衰竭的临终患者。应该由 ICU 转出至医联体、社区医院或临终关怀病房，增加人文关怀，实施以减少患者疾苦、缓解家人情感创伤为主的治疗护理，尽可能减少无益、无效和浪费的治疗。

（谭慧琼 朱 俊）

第3节 心血管重症相关指南核心内容解读

近 10 余年来，随着医学的发展，各项心血管疾病大规模临床研究获得的结果，各种疾病指南不断推出或指南更新、专家共识发布，在此笔者仅就有代表性的心血管病重症作简单摘要，提醒关注。

一、2016ESC"急、慢性心力衰竭诊断和治疗指南"

该指南对入往 ICU/CCU 有明确的标准：有持续、严重呼吸困难或血流动力学不稳定的患者，如果需要，应分诊至能够提供立即复苏支持的治疗机构。对高危患者（即有持续、严重呼吸困难，血流动力学不稳定，反复心律失常，合并 ACS 的 AHF），应在高度独立的环境（ICU/CCU）中提供诊疗。入住 ICU/CCU 的标准包括如下任意一项：①需要气管插管（或已经插管）；②低灌注的体征/症状；③氧饱和度（SpO_2）<90%（尽管已补氧）；④动用了辅助呼吸肌，呼吸频率 >25次/min；⑤心率 <40 次/min 或 >130 次/min；⑥收缩压 <90mmHg。

强调正规培训多学科团队管理共同实施治疗，机械循环支持，入住 ICU 或者 CCU 同等重要。从 ICU/CCU 的降阶诊疗由临床稳定性和病情的缓解来决定，进一步治疗将与多学科团队的参与和出院计划相延续。

二、2017"成人暴发性心肌炎诊断与治疗中国专家共识"

该共识提出暴发性心肌炎作为心肌炎中发病迅速、病情危重的特殊类型，其血流动力学不稳定，药物难以维持而且效果不佳，相比于其他危重病，机械辅助生命支持治疗对于协助患者度过急性期具有极其重要的意义。临床医师应予以高度重视，尽早识别和预判，尽早实施全方位救治，严密监护，不轻易放弃，将最新的一些抢救措施，如 IABP、ECMO 和 CRRT 等应用到位，即"以生命支持为依托的综合救治方案"实施救治，争分夺秒，以提高救治存活率，挽救患者生命。临床上一旦怀疑或拟诊本病，需高度重视，入住心血管病 ICU 监护治疗无疑是最佳选择，尽早识别，快速反应，多学科合作，全力救治，帮助患者度过危险期。

三、聚焦危及生命的心律失常的诊治

1. 2017AHA 美国室性心律失常管理和心源性猝死预防指南　急性处理建议简介如下：对心脏骤停患者应立即实施心肺复苏（推荐类型 / 证据级别：Ⅰ /A）；血流动力学不稳定的室性心律失常（VA）患者应立即直流电复律（Ⅰ /A）；血流动力学不稳定的 VA 采取最大能量电击后持续存在或复发的患者，进一步除颤应静脉注射胺碘酮以获取稳定心律（Ⅰ /A）；宽 QRS 波心动过速患者若无法确诊，应按室性心动过速（VT）处理（Ⅰ /C）；室颤（VF）或多形性 VT 引发心脏骤停的患者，若 CPR、除颤及血管加压疗法无效，静脉注射利多卡因或许有益（Ⅱ a/B）；心肌缺血导致的多形性 VT 患者，静脉注射 β 受体阻滞剂是有益的（Ⅱ a/B）；近期发生心梗的 VT/VF 患者，若直流电复律和抗心律失常药物治疗（VT/VF 风暴）后仍反复发作，静脉注射 β 受体阻滞剂是有益的（Ⅱ a/B）；发生心脏骤停的患者，CPR 期间给予肾上腺素（每 3~5 分钟 1mg）或许是合理的（Ⅱ b/A）。此外，更多的是对合并不同疾病患者的针对性管理建议。

2. 2016 ESC 心房颤动管理指南　建议临床使用改良的 EHRA 评分用以量化房颤的相关症状（Ⅰ /C）。评价房颤的症状严重性，结合伴存不同疾病的房颤给出室率控制、节律控制的建议推荐以及卒中预防策略。

3. 2015 AHA 心肺复苏及心血管急救指南更新　强调早期预警系统、快速反应小组和紧急医疗团队的无缝连接。细化生存链流程，对院内心脏骤停者，强化对于心血管病高危患者的监测预防→识别和启动应急反应系统→即时高质量心肺复苏→快速除颤→高级生命维持及骤停后护理。

4. 2013 年我国心律失常紧急处理专家共识　提出心律失常紧急处理的总体原则：首先识别并纠正血流动力学障碍，对血流动力学状态不稳定的异位快速心律失常应尽早采用电复律终止,对于严重的缓慢性心律失常要尽快采用临时起搏治疗;血流动力学相对稳定者,可根据心电图的特点、结合病史及体检进行诊断及鉴别诊断,选择相应治疗措施。抢救治疗过程需衡量效益与风险比,对危及生命的心律失常应采取积极措施,追求抗心律失常治疗的有效性,挽救生命;对非威胁生命的心律失常的处理,需要更多地考虑治疗措施的安全性,过度治疗可能导致新的风险。

纵观国内外指南建议对于心律失常的处理策略总体是一致的。心律失常的危害除了心律失常类型之外,心律失常的危害程度及预后尚取决于基础心脏病及其严重程度,因此同时针对基础疾病的治疗尤为重要。

心血管重症患者的救治,尽管个性化处理相当重要,但各项指南为不同病种患者的治疗提供了规范化的指导。高度疑诊为心血管重症患者应早期转送至有重症监护室的医院监护诊治;严密监测,早期识别可能出现的并发症并及时处理;一旦发现呼吸、循环不稳定,应早期给予机械辅助,尽最大努力拯救病患。

(谭慧琼　朱　俊)

第 2 章
心血管重症的监测

第1节 心 电 监 测

心电监测是心脏病危重患者的基本监测内容之一，因其无创且方便，对所有重症患者均应实施。心电监测通过持续监测患者的心电活动，并在监护仪上用波形和数值将它显示出来，实时了解患者的心率及心律情况，能及时发现各种心律失常，对植入起搏器的患者还可评估起搏器的起搏和感知功能。此外，通过观察 ST-T 变化有助于监测心肌缺血的发生，并能间接反映电解质异常，在心脏病重症患者的病因诊断、治疗效果评估和预后判断方面均具有极其重要的意义。

一、心电监测前准备

1. 皮肤准备　由于皮肤是电的不良导体，因此良好的皮肤与电极接触对于保证良好心电图（ECG）信号非常重要。应选择皮肤完好的部位，必要时刮去相应部位的体毛，用肥皂水洗净，待皮肤完全晾干后粘贴电极。有时为改善电极粘贴部位的传导性，可使用备皮纸轻柔地摩擦皮肤以去掉死皮。但不要用乙醇清洁皮肤，它们会使皮肤干燥而增加电阻。

2. 电极及导联　根据使用的导联数准备相应数量的电极片。如为按扣式导联线，应在粘贴电极前将导联线扣在电极上。

二、电极位置的选择

1. 标准 3 导联　见图 2-1，其中 1 为右锁骨下，靠近右肩；2 为左锁骨下，靠近左肩；3 为左下腹上。分别代表右臂，左臂和左腿。

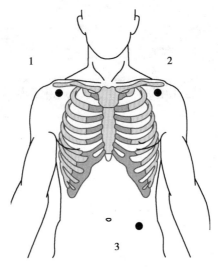

图2-1　标准3导联位置

2. 标准5导联　见图2-2，其中1为右锁骨下，靠近右肩；2为左锁骨下，靠近左肩；3为右下腹上；4为左下腹上；5为胸骨右缘第4肋间。分别代表右臂，左臂，右腿，左腿和胸。

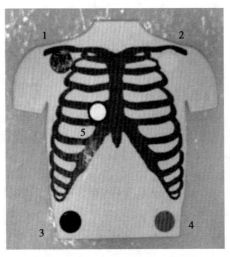

图2-2　标准5导联位置

三、滤波方式的选择

滤波设定定义了如何对 ECG 波形进行平滑处理。在滤波方式的选择时应针对监测目的进行设置。

1. 监护仪　在正常测量状态下使用。

2. 滤波器　如果信号受高频或低频干扰,就必须选择滤波器方式。滤波减小了对信号的干扰,可提高 ECG 波形的质量,但也可能降低 P 波,T 波,使 ST 变形,产生虚假的 ST 段抬高或降低,QRS 波变圆钝,特别是可能滤掉起搏信号。如在正常测量状态下选择滤波器方式则可能干扰对监护仪上显示的 ECG 的临床评估,但这并不影响监护仪进行的 ECG 分析。

3. 诊断　当以监测心肌缺血为目的时应选择诊断性滤波,该方式频率带宽 0.05~100Hz,有助于监测 ST 段的变化,发现心肌缺血。

四、在监护仪上选择合适的导联
进行心律失常监测

1. 对于自主心律的患者　应选择 QRS 波群高而窄(推荐的幅度为 >0.5mV)的导联,同时 R 波应在基线以上或基线以下(但不是双相的),T 波应小于 1/3 的 R 波高度,P 波应小于 1/5 的 R 波高度。

2. 对于起搏心律的患者　所选导联应能监测起搏信号,QRS 波群应当至少是起搏脉冲高度的 2 倍。

五、心电监测的回顾与记录

临床上使用的大部分心电监护仪都具有回顾(至少 24 小时)和记录功能。对有严重心律失常事件发生的患者,应及时进行回顾并记录心律失常图形,尤其应描记心律失常的起始和终止过程,这一点极其重要,它有助于判断心律失常的类型和发现可能的诱因。如临床上发生多形性室速时,应注意回顾多形性室速发作前的心电监测,测量室速发作前的 QT 间期有无延长,了解室速发作前 RR 间期有无"短 - 长 - 短"周期变化,以及相应的 T 波改变,以此判断是尖端扭转型室速抑或 QT 间期正常的多形性室速,对临床治疗具有重要的指导意义。对没有严重心律失常事件发生的患者,也应每天对患者的心电监测进行回顾,了解患者的心率及心律情况。

六、注　意　事　项

1. 心电监护仪上的时间应核对准确，确保描记的心律失常监测图上的时间与病程记录中的时间完全一致。

2. 由于心血管重症患者有可能随时发生严重心律失常，包括室速、室颤，随时有电复律或电除颤的可能，因此在进行心电监测时，放置电极的位置应注意避开心尖和心底部，防止影响电除颤。电极的放置还应避开心脏听诊区，并避免贴在易摩擦和经常活动的部位，以免产生干扰。

3. 记录患者心率或心律时，不能只看监护仪上显示的数字，而应结合波形。有时监护仪上显示的心率与实际不符。比如当选择的导联不适当或 QRS 波振幅小于 0.5mV 时，难以触发心率计算，或将 T 波误识别为 QRS 波，将使监护仪上显示的心率低于或高于实际心率。有时患者规律的肢体运动也会产生干扰，比如刷牙、扇扇子等动作被误识别为室速(图 2-3)，此时应结合患者实际的临床情况，并仔细辨别心电监测记录中规律出现的 QRS 波群。

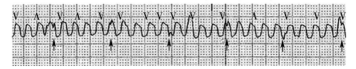

图 2-3　规律的肢体运动导致的干扰波，箭头所示为 QRS 波群

4. 设置合适的心律失常报警，及时发现心律失常并给予相应处理。心律失常处理后，应及时关闭报警声音，以免影响患者休息。

5. 心电监测不能代替常规 12 导联 ECG。当发生心律失常且患者血流动力学稳定时，或心电监测发现 ST 段改变，临床怀疑有心肌缺血时，描记常规 12 导联甚至 18 导联 ECG 是必要的。将心电监测与常规 12 导联 ECG 相结合，能更好地判断心律失常的类型和病因，并给予适当的治疗。比如对心电监测发现的宽 QRS 心动过速，结合患者的 12 导联心电图以及患者的既往病史有助于作出室性心动过速或室上性心动过速合并束支阻滞的鉴别。

（于丽天）

第2节　血流动力学监测

血流动力学不稳定是心血管重症患者的突出表现，如果得不到及时、正确的抢救治疗将直接影响患者的预后。因此，对血流动力学指标的监测在心血管重症患者的病情评估和抢救治疗中显得尤为重要。血流动力学监测是依据物理学的定律，结合生理和病理生理学概念，对循环系统中血液运动的规律性进行定量地、动态地、连续地测量和分析，并将这些数据反馈性用于对病情发展的了解和对临床治疗的指导。循环系统的稳定取决于正常的心排血量（CO），而CO受心率、心脏前负荷、心脏后负荷以及心肌收缩力的影响。心脏前负荷是指心室舒张末容积，由于临床上直接测量容积较困难，常用压力替代。中心静脉压（CVP）或右房压（RAP）用来代表右室前负荷，肺动脉楔压（PAWP）代表左室前负荷。在临床应用时必须考虑到当以CVP和PAWP反映心脏前负荷时会受心室顺应性的影响。心脏后负荷是指心室在射血过程中所必须克服的阻力，临床上分别以体循环阻力（SVR）和肺循环阻力（PVR）代表左心室和右心室后负荷，两者分别受体循环压力（平均动脉压）和肺循环压力（平均肺动脉压）以及CO的影响。心肌收缩力是指与心室前、后负荷无关的心室肌本身的收缩力，心肌收缩力强弱直接与CO有关。因此，心率、动脉血压、CVP/RAP、PAWP、肺动脉压（PAP）、CO是临床常用的血流动力学监测指标。

一、外周袖带血压监测

血压作为基本生命体征之一用于评估患者的全身循环状态。血压的监测有无创和有创两种类型。外周袖带血压监测由于其无创、安全、方便，是临床最常用的方法。原则上对所有重症患者均应首先进行无创袖带血压监测。

（一）监测方法

外周袖带血压监测是将袖带平整地缠于上臂后，由人工或通过微型电动机自动向袖带内充气，至肱动脉搏动消失后再缓慢放气，随着肱动脉搏动再次出现，通过听诊法或振荡测压法判断血压。

无创袖带血压监测时选择合适的袖带非常重要，袖带内的气囊至少应包裹80%的上臂，根据臂围的不同选择相应规格的袖带。大多数人的臂围在25~35cm，宜使用长30~35cm，宽13~15cm的袖带。臂围大者应使用更大规格的袖带,儿童应使用小袖带。每次测量前应将袖带内的残余气体排尽,袖带要紧贴缚在被测量者的上臂,袖带下缘应在肘弯上 2~3cm 处,且松紧适宜,以能插入两指为准。袖带上的动脉标志应对准肱动脉搏动最明显处。手工测量时放气速度以每秒 2~3mmHg 为宜,放气过快时测得的收缩压偏低。

(二) 注意事项

1. 当患者存在低血压时,电子血压测量值会高于实际血压,有时在心肺复苏过程中甚至会出现与实际不符的异常高值,此时不应盲目相信并记录,应采用听诊法测量核实。

2. 存在心律失常,尤其是房颤时,电子血压测量易产生偏差,建议采用听诊法测量。

3. 不要在有静脉输液或有动脉插管的肢体上捆绑袖带,避免袖带充气时输液受阻,液体外渗导致周围组织损伤。

4. 心血管重症患者有时存在两侧血压不一致,或下肢血压低于上肢血压,如存在外周动脉硬化性狭窄病变、多发性大动脉炎、主动脉夹层等,建议初次进行双侧上肢血压测量,必要时监测四肢血压,以后以血压较高的一侧进行监测。

二、动脉内血压监测

动脉内血压监测是经周围动脉插管直接测量动脉内血压的方法。可连续测量收缩压、舒张压及平均压,通过换能装置在显示器上既显示血压数值,又显示血压波形。动脉内血压是血压的"金标准",其数值准确可靠,实时读取。对低血压或应用较大剂量血管活性药物的患者能真实地反映血压情况。同时,根据动脉血压波形的变化可初步判断心肌收缩能力。

(一) 适应证

1. 血流动力学不稳定或有潜在危险的患者;
2. 重症患者、复杂手术的术中和术后监护;
3. 应用较大剂量血管活性药进行治疗的患者;
4. 需反复动脉取血的患者;
5. 无创血压测量有困难的患者。

(二) 禁忌证

有严重凝血功能障碍以及穿刺部位血管病变的患者属相对禁忌,无绝对禁忌证。

（三）操作准备及步骤

1. 穿刺部位选择　最常采用桡动脉，也可选择肱动脉、股动脉。

2. 仪器与物品准备

（1）动脉穿刺套管针。

（2）消毒用品及穿刺包。

（3）冲洗装置：包括压力换能器、三通开关、延伸连接管、输液器和压力袋。为保持管路通畅，应用每毫升含 2~4U 肝素的生理盐水冲洗管路。

（4）电子测压系统。

3. 经桡动脉插管操作步骤

（1）穿刺侧手腕下放入垫子，背曲 60°。

（2）术者以食指和中指触摸桡动脉搏动，选择搏动最明显处的远端 0.5cm 为穿刺点。

（3）常规消毒，铺巾，以 1% 利多卡因行局部麻醉。

（4）套管针与皮肤呈 30°，于穿刺点进针，对准中指摸到的桡动脉搏动方向，直到针尾有血溢出为止。抽出针芯，如有血喷出，表明套管在血管内，顺势推进套管，血流出通畅表示穿刺成功。

（5）如针尾无血溢出，将套管针调整为与皮肤呈 30°，并缓慢后退，直到针尾有血溢出为止，余步骤同上。

（6）穿刺成功后，将排尽气泡的测压管路边冲洗边连接至套管，连接压力换能器和监测仪。用敷料固定穿刺针，除去腕下垫子。调整零点后即可监测动脉内血压。保持压力袋的压力在 200mmHg。

（四）结果判读及临床意义

1. 正常动脉压波形　动脉压波形分为收缩相和舒张相。收缩相始于主动脉瓣开放，血液快速射入主动脉，动脉压迅速上升至峰值，即为收缩压。随后血液从主动脉流向周围动脉，压力逐渐降低。主动脉瓣关闭后进入舒张相，动脉内压力进一步降低，直至下一次心脏收缩之前，最低点即为舒张压。主动脉瓣关闭反映在动脉压波形上表现为重搏切迹，也是收缩相和舒张相的分界点（图 2-4）。

2. 异常动脉压波形

（1）波形高尖：见于高血压、动脉硬化、主动脉瓣关闭不全、应用升压药和正性肌力药。

（2）波形低钝：见于低心排综合征、低血压、休克、主动脉瓣狭窄以及导管不通畅。

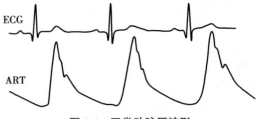

图 2-4   正常动脉压波形

（3）波幅不规则，大小不等：见于心律失常，尤其是房颤。

3. 平均动脉压的意义   在每一个心动周期中，动脉血随心室的收缩和舒张而产生的压力波动的平均值为平均动脉压，是在一个心动周期中持续推动血液向前流动的平均推动力，其值为舒张压加 1/3 脉压。正常成年人平均动脉压通常 >60mmHg，以确保重要脏器的血液供应。平均动脉压与动脉压力曲线下面积呈正比，与心动周期成反比。对于两个血压数值完全一样的患者，如果压力波形不同，导致曲线下面积不同，尽管从数值计算出的平均动脉压数值一样，但实际动脉内血流的平均推动力是不同的。因此，动脉内血压监测更能反映血流动力学的真实情况。临床应用时除关注血压数值外，压力波形的监测也同样具有意义。

（五）预防并处理并发症

1. 血管损伤   进行动脉穿刺时可引起出血、血肿，或损伤血管引起假性动脉瘤，因此操作时应动作轻柔、规范，如出现上述情况给予适当压迫。

2. 穿刺动脉血栓形成或闭塞   动脉内血压监测过程中应定时用肝素盐水冲管，保持管路通畅，防止血栓形成。动脉内血压监测可能导致穿刺动脉闭塞，甚至影响手掌血供。手掌由桡动脉和尺动脉双重供血，二者之间存在侧支循环。经桡动脉置管前应行 Allen's 试验，评价尺动脉掌浅弓的血流是否良好，如掌弓侧支循环不良，则禁忌使用该侧桡动脉穿刺插管，以防出现动脉闭塞，引起该侧手掌缺血。同时严密观察插管肢体远端血供情况，如发现肢体末梢循环不良，应及时拔除导管，更换测压部位。

3. 感染   为防止出现局部或全身感染，应严格无菌操作，定期更换穿刺处敷料，并尽量缩短置管时间。不常规应用抗生素预防感染。一旦考虑有穿刺部位或全身感染，应及时拔除导管并应用抗生素治疗。

（六）其他注意事项

1. 在连接测压管时应排尽空气，使整个管路充满肝素盐水，并保持动脉插管及连接管各部件之间连接紧密。

2. 重症患者体位随时可能改变，在每次记录血压测量值前需校正零点，确保数值的准确性。

三、中心静脉压监测

CVP 是指接近右心房的腔静脉内的血压，相当于 RAP 或右室舒张压，因此可以反映右心室前负荷。目前 CVP 监测在临床上应用较广，主要用于评价血容量、右心前负荷及右心功能。

（一）适应证

1. 休克及低血压患者评价血容量状态；

2. 大量补液或心脏病患者补液时监测血容量；

3. 急性心力衰竭；

4. 重症患者、复杂手术的术中和术后监护。

（二）禁忌证

上腔静脉阻塞综合征和穿刺静脉局部感染或血栓形成是中心静脉置管的绝对禁忌证，相对禁忌证为凝血功能障碍。

（三）中心静脉置管

1. 穿刺部位选择　首选颈内静脉，其次为锁骨下静脉、股静脉和颈外静脉。

2. 仪器与物品准备

（1）静脉穿刺套管针。

（2）消毒用品及穿刺包。

（3）冲洗装置：包括压力换能器、三通开关、延伸连接管、输液器和压力袋。为保持管路通畅，应用每毫升含 2~4U 肝素的生理盐水冲洗管路。

（4）电子测压系统。

3. 颈内静脉穿刺操作方法

（1）患者平卧，头后仰 20°~30°，并转向穿刺对侧。

（2）确定胸锁乳突肌的胸骨头、锁骨头和锁骨形成的三角区，可采用中央径路、前侧径路或后侧径路进针。中央径路以三角区的顶端为穿刺点，针尖指向右侧乳头方向；前侧径路在甲状软骨水平，胸锁乳突肌内侧缘，颈动脉搏动的外侧缘平行进针；后侧径路在胸锁乳突肌与颈外静脉交点的上缘进针，针尖指向骶骨，向前对准胸骨上切迹。

（3）常规消毒，铺巾，以1%利多卡因行局部麻醉。

（4）将穿刺针连接在抽有肝素生理盐水的注射器上，左手食指和中指定位，右手持针，在选定的穿刺点进针，针轴与额面呈45°。

（5）一般进针深度为2.5~3.0cm，边进针边抽回血，当有暗红色静脉血被顺畅回抽时表明穿刺成功，经注射器针尾插入导引钢丝，退出穿刺针，沿导引钢丝插入静脉导管，一般导管插入深度为15cm。调整位置后用缝线固定导管。

（6）确认导管回血通畅，连接测压系统。

（7）用透明敷料局部覆盖固定。

4. 锁骨下静脉穿刺操作方法

（1）患者平卧，必要时取头低足高位，床脚抬高15°~25°，以提高静脉压使静脉充盈，防止发生空气栓塞。两肩胛之间放置小枕使锁骨中段抬高，便于锁骨下静脉与肺尖分开。患者面部转向穿刺对侧。

（2）穿刺点为右锁骨中1/3与外1/3交界处，锁骨下缘1~2cm。或左锁骨内1/3~1/4处，沿锁骨下缘进针。

（3）常规消毒，铺巾，以1%利多卡因行局部麻醉。

（4）将穿刺针连接在抽有肝素生理盐水的注射器上，针头与皮肤呈30°~35°向内向上穿刺，针头指向胸骨上窝方向，紧靠锁骨内下缘缓慢推进，边进针边抽回血，一般进针深度为4.0cm。如进针4~5cm仍不见回血，应缓慢后撤针并边退边抽回血，仍无回血则将针头撤至皮下，改变进针方向为针尖指向甲状软骨，以同样方法缓慢进针。

（5）当有暗红色静脉血被顺畅回抽时表明穿刺成功，以下步骤同颈内静脉穿刺操作方法（5）。一般导管插入深度左侧不宜超过15cm，右侧不宜超过12cm。调整位置后用缝线固定导管。

（6）确认导管回血通畅，连接测压系统。

（7）用透明敷料局部覆盖固定。

（四）临床应用

1. 正常CVP波形　正常CVP波形由3个正向波a、c、v和2个负向波x、y组成（图2-5）。a波由右心房收缩产生，对应于ECG的P波，峰值稍晚于P波；c波代表三尖瓣关闭，心室等容收缩期时三尖瓣朝向右房运动而产生，对应于ECG的R波，峰值稍晚于R波；v波反映心室收缩晚期右心房充盈，对应于ECG的T波，峰值在 T 波后；x 降支由心房舒张产生；y 降支代表三尖瓣开放，右心房排空。

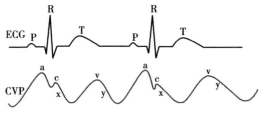

图 2-5　正常 CVP 波形示意图

2. 异常 CVP 波形

（1）a 波高大：见于右心衰竭、三尖瓣狭窄、三度房室传导阻滞和某些结性心律。

（2）v 波高大：见于三尖瓣反流。

（3）a 波与 v 波均升高：见于心脏压塞和缩窄性心包炎，但二者亦有区别。心脏压塞时仅收缩期 x 降支陡峭，舒张期 y 降支平缓或消失，是由于心包积液使舒张早期从心房到心室的血流受限。缩窄性心包炎时由于心脏充盈受限，静脉回流受阻，心脏充盈压明显升高，且舒张末期心脏四腔的压力相等。缩窄性心包炎时 CVP 波形所有时相的波形成分均被放大，即升高的 a 波和 v 波，陡的 x 和 y 降支，呈锯齿样 M 形（心率快时）或 W 形（心率慢时）。限制型心肌病和右室心梗时的 CVP 波形类似于心包缩窄。

（4）a 波消失：见于心房颤动。

（5）a 波与 c 波融合：见于心动过速。

3. CVP 正常值　CVP 正常值为 5~10mmHg（6~12cmH₂O），机械通气时可升高 3~5cmH₂O。小于 5mmHg 提示血容量不足，大于 15mmHg 表示容量过多或心功能不全。

4. CVP 异常的病理意义

（1）CVP 升高：见于血容量过多、用力呼气或正压通气、张力性气胸、三尖瓣病变、心功能不全、肺循环梗阻、胸腔积液、心脏压塞、缩窄性心包炎、血管收缩、腹内压增高等。

（2）CVP 降低：见于血容量不足、血管扩张、深吸气或负压通气。

5. CVP 的影响因素

（1）神经体液因素：交感神经兴奋，儿茶酚胺、抗利尿激素、肾素和醛固酮分泌增加，血管张力增加使 CVP 升高；某些扩血管物质使 CVP 降低。

（2）药物因素：去甲肾上腺素等血管收缩药使 CVP 升高，血管扩张剂使 CVP 降低。

（3）其他因素：缺氧，机械通气，患者躁动，骨骼肌收缩等使 CVP 升高，麻醉过深使 CVP 降低。

6. 应用 CVP 监测指导补液试验　当患者出现低血压怀疑血容量不足时，通过监测 CVP 可评价患者的右心前负荷，并指导临床补液。补液过程中除观察 CVP 的变化外，还应结合血压和脉搏的变化以及尿量和外周灌注情况。

（五）预防并处理并发症

1. 动脉损伤，出血和血肿　进行颈内静脉穿刺时用一只手触及动脉搏动处，穿刺时避开动脉，必要时可行超声引导下穿刺防止动脉损伤。如发生出血和血肿应予压迫，避免反复穿刺。

2. 气胸和血胸　COPD 和过度通气的患者容易发生气胸，穿刺时应准确定位，避免进针过深。如发生气胸或血胸，禁止行对侧颈内静脉或锁骨下静脉穿刺，必要时行胸腔闭式引流。

3. 空气栓塞　由于静脉压较低，为避免空气栓塞，穿刺时应封闭管腔。取头低足高位，以提高静脉压使静脉充盈，防止发生空气栓塞。

4. 胸导管及周围神经损伤　穿刺时动作应轻柔，防止损伤周围组织。

5. 心律失常　密切心电监测，避免导丝推送过深。

6. 血栓形成和栓塞　监测导管的通畅性，定时用肝素盐水冲洗导管。

7. 感染　严格无菌操作，定期更换敷料，必要时应用有抗菌涂层的中心静脉导管。不建议常规预防性应用抗生素。怀疑发生导管相关感染、出现静脉炎或导管故障时应及时拔除导管。

（六）其他注意事项

1. 中心静脉置管后应常规行胸部 X 线检查，以了解导管位置并发现可能的并发症。

2. 每天对保留导管的必要性进行评估，不需要时及时拔除。不应为预防感染而定期更换中心静脉导管。

3. 描记 CVP 波形时应同步记录 ECG，通过判断与 ECG 的对应关系确定 CVP 波形的组份，从而更准确地分析其临床意义。

4. CVP 只能反映右心前负荷，不能代表左心。比如在急性右室心肌梗死时由于右室心排血量降低,一方面出现左心前负荷减低,患者表现为低血压,另一方面出现右室舒张末压升高,CVP/RAP升高,此时绝不能因CVP升高而限制补液。

5. 个体化评价"正常值",心血管重症患者常有心脏解剖或瓣膜功能异常,可能导致CVP升高。比如三尖瓣反流时CVP升高并不代表真正的血容量过多。因此,针对不同的患者CVP的"正常值"可以是不同的,临床应用时应区别对待,同时要考虑上述CVP的影响因素,寻找个体化的最适值。

四、肺动脉导管监测

肺动脉导管又称Swan-Ganz导管,是由Jeremy Swan与William Ganz合作研制的顶端带气囊,血流导向的肺动脉漂浮导管,于1970年在爱德华实验室诞生并随后广泛应用于临床。Swan-Ganz导管的问世是血流动力学发展史上的里程碑。Swan-Ganz导管不仅能提供CVP/RAP、右室压(RVP)、肺动脉压(PAP)和PAWP的波形和数值,而且可应用热稀释法测量心排血量,还能测定混合静脉血氧饱和度,使血流动力学指标更全面和系统,更具临床指导意义。

Swan-Ganz气囊漂浮导管全长110cm,自导管顶端起每10cm有一刻度,可作为插管深度的指示。距导管顶端约1mm处有一个气囊,可充入1.5ml空气,充胀后的气囊直径约13mm。导管尾部经一开关连接一1.5ml的注射器,用以充气或放气。导管顶端有一腔开口,可做肺动脉压力监测,亦可采集混合静脉血标本,此为双腔导管。三腔导管是在距导管顶端约30cm处,有另一腔开口,可做右心房压力监测。如在距顶部4cm处加一热敏电阻探头,则可做心排血量的测定,即为临床最常应用的四腔漂浮导管。成人多使用7F四腔漂浮导管,儿童多使用5F导管。在四腔漂浮导管基础上增加右房输液腔则为五腔漂浮导管。在四腔漂浮导管基础上增加热敏阻丝和光学纤维成为六腔漂浮导管,具有连续心排血量监测和混合静脉血氧饱和度监测功能。如在六腔漂浮导管基础上增加右房输液腔则为七腔漂浮导管。此外,尚有一些具有特殊功能的Swan-Ganz导管,如可进行临时起搏的Swan-Ganz导管。

(一)适应证

1. 有并发症的严重心肌梗死;

2. 严重心力衰竭;

3. 严重呼吸衰竭;

4. 多脏器功能不全的重症患者;

5. 高危患者术中、术后监测;

6. 心脏移植患者的评估;

7. 评价药物的血流动力学作用。

(二)禁忌证

1. 导管经过的通路上有严重的解剖畸形使导管无法通过或加重原有疾病,如三尖瓣或肺动脉瓣狭窄、右室流出道梗阻、肺动脉严重畸形等;

2. 凝血功能障碍及出血性疾病;

3. 感染性心内膜炎;

4. 右心及血管内血栓或肿物;

5. 未控制的严重室性心律失常;

6. 完全性左束支传导阻滞为相对禁忌证。

(三)Swan-Ganz导管置管方法

按上述中心静脉置管方法将外套管插入选择的静脉内,将Swan-Ganz导管的黄色末端与测压装置相连,边看压力波形边将导管送至中心静脉内,根据压力波形的变化判断导管顶端的位置。当导管进入右心房时监护仪上显示出心房压力波形,同CVP波形,幅度在0~8mmHg,此时将气囊充气1.5ml,继续送进导管。当导管通过三尖瓣口进入右心室时压力波形突然出现明显改变,收缩压明显升高,达20~30mmHg,舒张压不变或略有下降,为0~5mmHg,呈右心室压力波形。在气囊充气的状态下继续迅速而轻柔地送入导管,导管将在气囊的引导下随血流通过右心室流出道进入肺动脉,肺动脉压力波形的收缩压与右室收缩压基本一致,而舒张压明显升高,达8~12mmHg,且压力波形的下降支出现顿挫。此时继续缓慢向前送入导管即可嵌入肺小动脉分支,压力波形出现收缩压下降,舒张压略下降,脉压明显缩小,类似于右房压波形,为肺动脉楔压的波形,压力波动范围在6~8mmHg。此时应停止继续向前送入导管,并使气囊放气,正常情况下导管应后退至肺动脉,监护仪上再次出现肺动脉压力波形,气囊再次充气1.5ml时又出现肺动脉楔压的波形,说明导管位置适当。将气囊放气并固定导管,记录导管插入深度。置管过程中各部位压力波形见图2-6。

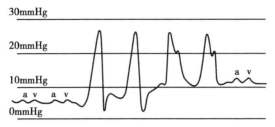

图 2-6　右房压、右室压、肺动脉压和肺动脉楔压的压力波形

床旁置管法主要根据压力波形来判断导管位置，另外，根据导管的插入深度也能间接判断导管的位置。如从右颈内静脉或左 / 右锁骨下静脉置管时，导管插入 20cm 通常能进入右心房，导管到达右心室和肺动脉的置管深度通常为 30~35cm 和 40~45cm，50cm 左右将嵌入肺小动脉分支。如导管插入超过以上深度但仍未显示相应压力波形则应考虑导管在心腔或大血管内盘绕，应将导管回撤后再重新送管。有时因为操作时间较长，导管变得柔软而增加了置管的困难，此时可将导管撤出后用肝素盐水冲洗和浸泡片刻再重新插入。

当送入 Swan-Ganz 导管有困难或失败后，可在 X 线下将未充气的导管尖端送入左或右肺动脉第一分支，将气囊充气 1.5ml 并继续向前送入导管，当见到原来随心搏跳动的导管尖端不再跳动时，提示导管已嵌入肺动脉分支，此时连接测压装置，按上述方法判断导管位置是否合适，最后将气囊放气并固定导管。

无论床旁置管亦或 X 线下置管，都应在置管前先将导管袖套套在导管末端，以保证鞘管外的一段导管不被污染，以便必要时调整导管位置。

（四）肺动脉导管压力监测

Swan-Ganz 导管在置管过程中可连续获得 RAP、RVP、PAP 和 PAWP 的波形和数值。

1. PAP　Swan-Ganz 导管到位后将气囊放气，导管即退至肺动脉主干，此时持续监测的是 PAP 的波形和数值。

2. PAWP　当需要测量 PAWP 时，将气囊充气 1.5ml，导管自动前行嵌入肺小动脉分支，显示 PAWP 的波形和数值。读取 PAWP 数值后应尽快放气，通常不超过 15~30 秒，以免气囊长时间嵌顿肺小动脉而导致动脉损伤或血栓形成。PAWP 间接代表左心前负荷。

3. RAP　当需要测量 RAP 时，将压力换能器与右心房管腔相连则可测得 RAP 的波形和数值。间接代表右心前负荷。

4. RVP　RVP 的波形和数值只有在导管插入和退出的过程中可测得。

5. RAP 与 PAWP 的测量方法　通常 RAP 和 PAWP 的测量取 a 波的平均值。有时监护仪显示的数值不准确，应将压力波形与 ECG 同时打印，以便根据 ECG 的 P 波和 T 波判断 RAP 和 PAWP 的 a 波和 v 波，并根据标尺上的刻度人工读取。房颤时由于 a 波缺失，应读取 QRS 波群结束时的压力。有时因为心律失常出现间歇性巨大 a 波，应等待 a 波正常时测量。为了避免胸腔内压力的影响，RAP 与 PAWP 数值的读取应在呼气末进行。

6. 肺动脉导管压力参数正常值　表 2-1 为肺动脉导管可测量的心腔内压力正常值范围。

表 2-1　肺动脉导管压力参数及正常参考值范围

压力	正常参考值（mmHg）
右房压（RAP）	5~10
右室收缩压（RVSP）	20~30
右室舒张压（RVDP）	0~8
肺动脉收缩压（PASP）	20~30
肺动脉舒张压（PADP）	4~12
肺动脉平均压（MPAP）	10~20
肺动脉楔压（PAWP）	6~12

7. 异常压力波形及数值　右房压力及波形改变意义同 CVP。RVSP 升高见于肺动脉高压、肺动脉瓣狭窄以及增加肺血管阻力的因素。RVSP 降低见于低血容量、心源性休克、心脏压塞。RVDP 升高见于高血容量、充血性心力衰竭、心脏压塞、限制型心包疾病。PASP 升高见于原发性肺动脉高压、二尖瓣狭窄或反流、充血性心力衰竭、限制型心肌病、显著左向右分流、肺部疾病。PASP 降低见于低血容量、肺动脉瓣狭窄、肺动脉瓣上或瓣下狭窄、埃布斯坦（Ebstein）畸形、三尖瓣狭窄、三尖瓣闭锁。PAWP 的 a 波升高见于二尖瓣狭窄。PAWP 的 a 波缺失见于房颤、房扑、交界性心律。PAWP 的 v 波升高见于二尖瓣反流、室间隔缺损。PAWP 的 a 波和 v 波均升高见于

心脏压塞、限制型心包疾病、左心衰竭、容量超负荷。PAWP 平均压降低见于低血容量、传感器零点水平过高。PAWP 平均压升高见于血容量过多、左心衰竭、二尖瓣狭窄或反流、主动脉瓣狭窄或反流、心肌梗死。

(五) 心排血量监测

CO 是临床上了解循环功能最重要的基本指标之一。CO 指心脏每分钟将血液泵至周围循环的血量，可反映整个循环系统的功能状况。CO 的测量技术经历了上百年的发展，最早由 Adolph Fick 于 19 世纪 70 年代提出，称为 Fick 法。它是通过测量动 - 静脉氧含量之间的差别来显示机体摄取的氧量，从而计算心排血量。其理论基础是：某个器官（肺）对一种物质（氧）的摄取或释放是流经这个器官的血流量和动、静脉血中这种物质含量的差值的乘积。由于临床上很难同步测量机体的氧耗量，因此其应用受到局限。1897 年，Stewart 提出指示剂稀释法用于测量 CO，随后 Hamilton 和同事于 1932 年做了修改。其理论基础是：一种已知浓度的指示剂加入体液中，经过足够时间的混合，通过指示剂的稀释程度就可得到这种体液的量。血中指示剂的浓度利用密度仪测量，得到浓度 - 时间曲线，曲线下面积与指示剂平均浓度呈函数关系。根据 Stewart-Hamilton 公式可测得 CO。CO= 注入指示剂的量（mg）×60s/min/ [指示剂平均浓度（mg/ml）× 曲线时间]。

1. **热稀释法 CO 测定**　1971 年第一个在患者床边即可监测 CO 的热稀释漂浮导管问世。从那时起，热稀释法测定 CO 就成了临床实践中的金标准。其理论基础同指示剂稀释原理，利用温度变化作为指示剂。将冰水从 Swan-Ganz 导管的近端孔注入右心房，冰水立即与血液混合，随着这部分血液流经右心室并被泵入肺动脉，血液的温度也逐渐升高，Swan-Ganz 导管的温度感受器可以感知这种温度的变化，并得到时间 - 温度曲线，根据改良的 Stewart-Hamilton 公式计算出 CO。

热稀释法测定 CO 的优点在于其易操作性和可靠性好，但当三尖瓣或肺动脉瓣存在反流，或心内存在分流时，由于温度的变化受到干扰，不适于用热稀释法测量 CO。

热稀释法测定 CO 对操作者和患者都有一定要求。首先，注射生理盐水的温度最好与肺动脉血温相差 10℃ 以上，如用冰水，应在取出后 30 秒内使用；其次，注射冰水应快速、均匀地在 4 秒钟内将冰水注入右心房；第三，每次注射冰水的量应与不同导管相适应；另外,患者的呼吸,心率,体位和肢体活动对 CO 的测定也有影响。因此,一般连续测量 3 次,取其平均值。

CO 正常值 4~8L/min,由于不同体表面积者 CO 有差异,临床上采用心脏指数(CI)使不同体型的患者具有可比性。CI=CO/ 体表面积,正常值为 2.5~4.2L/(min·m^2)。CO 或 CI 增加见于感染中毒性休克早期的高动力状态、贫血性心脏病代偿阶段。CO 或 CI 降低见于各种原因导致的心力衰竭、心源性休克和心包疾病。

2. 连续 CO 测定(CCO) 1993 年问世了带热敏导丝的导管(六腔漂浮导管)。热敏导丝长 10cm,位于右房和右室之间,可反复通过开关模式随机释放脉冲能量信号,使血温发生变化,不再需要人工注射冰水,从而可连续进行 CO 测定。其原理是从导管热电阻丝向心腔内脉冲式释放一已知的正性热量,在其下游部位即肺动脉内借助热敏电极记录到反应血液温度差的温度 - 时间变化曲线,根据热稀释原理计算出 CO。CCO 测定与传统的温度稀释法高度相关,每隔 30 秒显示一次新的测定值,反映测量前 3~5 分钟的平均 CO。该方法减少了仪器定标和注射盐水带来的许多影响因素,减轻了噪音、温度基线漂移和呼吸、心动周期不规则对测定 CO 的影响,亦减少了人力,临床应用更具有优势。但由于 CCO 测定需使用特殊的导管和相应的监测仪,因此费用较热稀释法增加,增加了患者的医疗负担。

(六)循环阻力监测

根据肺动脉导管测定的 RAP,PAP,PAWP 及 CO,结合患者身高、体重、心率和动脉压等指标,可计算出更多血流动力学参数,更全面地评价患者的血流动力学状态,指导临床治疗。后负荷是重要的血流动力学参数之一,它与前负荷、心率、心肌收缩力共同影响 CO。循环阻力代表后负荷,分为体循环阻力和肺循环阻力。表 2-2 列出循环阻力及其他心功能指标的计算公式和正常参考值。

(七)血流动力学心功能分型

根据 PAWP、CI 及患者的容量负荷和组织灌注状态可以对急性心力衰竭进行分型,即 Forrester 分型法,表 2-3 显示 Forrester 心功能分型及相应处理措施。

(八)混合静脉血氧饱和度监测

混合静脉血氧饱和度(SvO$_2$)指肺动脉血中的血氧饱和度,它反映全身氧利用的程度,受氧供(DO$_2$)和氧耗(VO$_2$)的影响。

表 2-2　间接计算的血流动力学参数及正常参考值

参数	公式	正常值	单位
心脏指数 （CI）	CO/ 体表面积	2.2~4.2	L/(min·m²)
外周血管 阻力（SVR）	(MAP-CVP)×80/CO	1200~1500	dyn·s·cm⁻⁵
肺血管阻力 （PVR）	(MPA-PAWP)×80/CO CO×1000/HR	100~300 60~90	dyn/(s·cm⁵) ml/beat
每搏指数 （SI）	SV/ 体表面积	20~65	ml/beat/m²
右室每搏山 做功指数 （RVSWI）	0.0136×(MPA-CVP)×SI	30~65	g.m/beat/m²
左室每搏 做功指数 （LVSWI）	0.0136×(MAP-PAWP)×SI	46~60	g.m/beat/m²

表 2-3　Forrester 心功能分型及相应处理措施

分型	肺淤血 水肿	周围 灌注 不足	PAWP （mmHg）	CI（L/ min·m²）	治疗原则
I	−	−	≤18	>2.2	观察
II	+	−	>18	≥2.2	血压正常者 - 利尿剂 血压高者 - 血管扩张剂
III	−	+	<18	<2.2	血压低，心率快 - 扩容 血压低，心率慢 - 临时 起搏
IV	+	+	>18	<2.2	血压正常 - 血管扩张剂 血压低者 - 正性肌力药 和辅助循环

　　DO_2 指单位时间内由左室向全身组织输送的氧总量，由氧含量和 CO 组成。合适的 DO_2 依赖于有效的肺气体交换，血红蛋白水平，足够的氧饱和度和 CO。

VO_2 指单位时间内组织细胞实际消耗的氧量，代表全身氧利用的情况，可以通过动脉和静脉的 DO_2 差值计算出来。正常 VO_2 为 200~250ml/min。

正常情况下 DO_2 约为 VO_2 的 4 倍，氧摄取约为 25%，所以氧需求并不依赖于 DO_2，当 DO_2 减少时，如 CO 或氧输送减低时，细胞可以通过摄取更多的氧以维持 VO_2 的正常水平，所以 SvO_2 降低。正常时混合静脉血氧分压为 40mmHg，SvO_2 为 75%。

SvO_2 不仅受呼吸功能、氧合状态的影响，也反映循环功能和组织的氧消耗，是组织氧利用的综合标志，可早期预测心肺功能不全。是严重心肺疾病患者重要的监测指标之一。

1. 适应证

（1）严重肺功能受损；

（2）严重心功能受损；

（3）多脏器功能不全的重症患者；

（4）全身炎症反应综合征或脓毒症患者。

2. SvO_2 监测方法

（1）取血测定：经 Swan-Ganz 导管的肺动脉端取血进行血气分析可测得 SvO_2。取血时应注意速度不宜过快，也不能在远端气囊充气时取血，这样可能将肺毛细血管中已经氧合的血液取出而使监测结果高于实际水平。

（2）连续监测：带有光学纤维的六腔漂浮导管可每 1~2 秒测量一次 SvO_2，因此可连续监测。其原理是利用分光光度反射技术，即一定波长的光线通过导管内的光导纤维传到血流经过的导管末端，反射光经由另一根纤维返回到光电探测仪。由于血红蛋白与氧合血红蛋白吸收不同波长的光线，光电探测仪可以测量不同波长的光线吸收的量，从而计算出 SvO_2。

由于血细胞比容对 SvO_2 的测量有较大影响，因此，当血细胞比容降低时应进行校正。

3. 中心静脉血氧饱和度（$ScvO_2$） $ScvO_2$ 是从中心静脉取血进行血气分析测得的静脉血氧饱和度。研究表明，在没有解剖异常的情况下 $ScvO_2$ 与 SvO_2 结果接近，通常可用来替代 SvO_2，但存在脓毒症时 $ScvO_2$ 与 SvO_2 相差较多，不适用于脓毒症患者。

4. SvO_2 与 $ScvO_2$ 的临床意义 SvO_2 正常说明组织有充足的 DO_2；SvO_2 下降提示 DO_2 减少或氧需增加。DO_2 减少的常见原因为 CO 下降导致的循环血量不足、周围循环衰竭、心源性休克、贫血及变性血红蛋白症、肺部疾患等各种原因导致的氧合功能减低。研究显示，SvO_2 和 CI、LVSWI 之间有很高的相关性，因此通过测定 SvO_2 能较准确地反映 CO。氧需增加常见于体温增高、疼痛、寒战、癫痫发作等。SvO_2 低于 60% 时，通常提示组织耗氧增加或心肺功能不佳。现在认为 SvO_2 检查对严重心肺疾患的监测具有重要价值。

SvO_2 增高见于机体 DO_2 增加、氧需减少或组织不能利用氧。氧需减少的常见原因是机体代谢降低，如低温，麻醉状态或使用镇静剂，组织利用氧能力降低常见于疾病的严重状态，如脓毒症，多脏器功能衰竭，氰化物中毒等。

有时临床上提示组织氧合不足但 SvO_2 正常或升高，可能与检测误差有关，比如肺动脉导管楔住，但也可能是疾病状态的表现，如动静脉血混合，血流分布异常，组织中毒性缺氧。

（九）肺动脉导管应用的并发症预防和处理

1. 穿刺期间的并发症　包括邻近动脉（如颈内或锁骨下动脉）损伤、出血和血肿、神经损伤、气体栓塞和气胸。超声引导静脉穿刺技术可降低误穿的危险。

2. 导管置入时的并发症　心律失常是导管置入期间的主要并发症。轻度心律失常，如室性期前收缩和房性期前收缩，常发生于导管置入或退出时，在导管通过或退出右心室后，心律失常会自动消失。偶尔也会出现室性心动过速或室颤。推进导管时可出现右束支传导阻滞，在已经存在左束支传导阻滞的患者，有导致完全性房室传导阻滞的可能。导管打结可发生在右心房或右心室，可以是导管自身打结，也可能与心内结构（乳头肌、腱索）或同时存在的其他导管（如起搏电极）打结。导管的插入深度应与压力波形提示的部位相吻合，如超过预计深度 10cm 以上仍未出现相应的压力波形应考虑导管打结，应将导管退出并重新置入。导管进入肺动脉时有诱发肺动脉痉挛的危险，特别在有肺动脉高压的患者。

3. 导管留置期间的并发症　包括静脉血栓、肺栓塞及肺梗死；导管移位、气囊破裂；感染、心内膜炎；肺动脉破裂、心脏瓣膜损伤等。

（十）肺动脉导管应用的注意事项

1. 当导管置入并固定好位置后应进行床旁 X 线胸片检查以确定导管位置是否合适并了解有无并发症发生。通常合适的位置应是导管顶端位于左心房水平。若导管插入较深，气囊可发生偏心充气或部分充气后导管顶端提前固定,不仅压力波形改变,更可造成肺动脉损伤或破裂,此时应将气囊放气,退出1~2cm。

2. 当持续监测PAP时应注意压力波形的变化,及时发现导管移位。

3. 为获得准确的压力数值,在每次测压前均应校正零点,使换能器置于患者右心房水平。如压力出现异常或患者体位改变时均应重新校正零点。

4. 测量PAWP时气囊充气时间不可过长,充气量不得超过1.5ml,当获得理想的PAWP波形后即应放气。

5. 应尽量缩短漂浮导管的留置时间,通常不超过48小时,以防止发生栓塞和感染。穿刺部位每天消毒并更换辅料,全身应用抗生素。

五、脉搏指示剂连续心排血量监测

脉搏指示剂连续心排血量监测(pulse indicator continuous cardiac output, PiCCO)技术是经肺热稀释技术和脉搏波形轮廓分析技术的结合,用于血流动力学监测和容量管理。

(一)适应证

1. 任何原因引起的血流动力学不稳定患者,尤其适用于肺动脉漂浮导管应用禁忌的患者,如完全性左束支阻滞、右心及血管内血栓或肿物、严重室性心律失常等;

2. 任何原因引起的血管外肺水增多患者,如急性呼吸窘迫综合征(ARDS)、心力衰竭、水中毒、严重感染、重症胰腺炎、严重烧伤、围术期患者等。

(二)禁忌证

1. 穿刺局部有感染;

2. 凝血功能障碍及出血性疾病;

3. 接受主动脉内球囊反搏(IABP)治疗的患者。

(三)监测方法

PiCCO的测定需要两根导管,一根常规的中心静脉导管用于注射冰水,该导管置于上腔静脉或右心房;另外需要一根特殊的动脉导管置于股动脉,可连续监测动脉压力,监测仪通过分析动脉压力波型曲线下面积来获得连续心排血量(PCCO)。动脉导管带有特殊的温度探头,用于测定注射冰水后大动脉内血液温度的变化。当冰水从中心静脉注入,经过上腔静脉,依次到达右心房、右心室、肺动脉、血管外肺水、肺静脉、左心房、左心室、升主动脉、股动脉、PiCCO导管接受端，监测仪利用热稀释法测量单次的心排血量，并对动脉压力波型曲线下面积获得的 PCCO 进行校正。通常需要测定 3 次心排血量，求其平均值来校正 PCCO。

（四）监测参数及正常值

PiCCO 技术从中心静脉导管注射室温水或冰水，在大动脉（通常是股动脉）内测量温度 - 时间变化曲线，因而可测量全心的相关参数，而非仅以右心代表全心；其所测量的全心舒张末期容积（GEDV）、胸腔内血容量（ITBV）能更充分反映心脏前负荷的变化，避免了以往以 CVP、PAWP 等压力代容积的缺陷。ITBV 已被证明是一项可重复、敏感，且比 PAWP、右心室舒张末期压（RVEDP）、CVP 更能准确反映心脏前负荷的指标，且不受机械通气和通气时相的影响。利用经肺温度稀释法还可测定血管外肺水（EVLW），EVLW 是床旁定量监测肺部状态和肺通透性损伤情况的唯一参数。

PiCCO 可连续监测下列参数：CO 及 CI、动脉压（AP）、HR、SV 及 SVI、每搏量变化（SVV）、SVR 及其指数（SVRI）、ITBV 及其指数（ITBI）、GEDV 及其指数 GEDI、EVLW 及其指数 ELWI、心功能指数（CFI）、全心射血分数（GEF）、肺血管通透性指数（PVPI）。

PiCCO 主要测定参数正常值见表 2-4。

表 2-4　PiCCO 主要测定参数正常值

参数	正常值	单位
CI	3.0~5.0	$L/(min \cdot m^2)$
SVI	40~60	ml/m^2
GEDI	680~800	ml/m^2
ITBI	850~1000	ml/m^2
ELWI	3.0~7.0	ml/kg
PVPI	1.0~3.0	
SVV	≤10	%
GEF	25~35	%
CFI	4.5~6.5	L/min
HR	60~90	b/min
MAP	70~90	mmHg
SVRI	1700~2400	$dyn \cdot s \cdot cm^{-5}$

（五）PiCCO 的优势

1. PiCCO 测量的参数较多，除可监测 CO、CI、AP、SVR 外，尚能更准确地判断前负荷和肺水肿情况。

2. 创伤小，操作简单，只需建立中心静脉导管和动脉通路，无需使用肺动脉导管。

3. 成人及儿童均可采用。

4. 导管留置时间相对较长，临床应用更方便。

（六）影响因素

1. 影响温度稀释的因素　当存在心内分流、主动脉瘤、主动脉狭窄及肺叶切除和体外循环等手术时易出现测量偏差。当中心静脉导管置入股静脉时，测量 CO 过高。

2. 影响脉搏轮廓的因素　包括动脉压力监测管路中有气泡、严重主动脉瓣病变、心律紊乱、应用主动脉内球囊反搏等。

（于丽天）

六、右 心 导 管

右心导管和肺动脉导管（pulmonary artery catheter，PAC）属于同一概念，也叫漂浮导管或 Swan-Ganz 导管（以发明者命名）。通常从颈内静脉或股静脉置入，经上腔或下腔静脉，进到右房、右室，再进入肺动脉及其分支。漂浮导管是靠血流作用于导管气囊上的推力进入肺动脉，且由于充胀的气囊使导管尖端不超出气囊表面，而减少了对心内膜的刺激。右心导管是心脏急重症和休克患者诊断和病情观察、治疗评估必不可少的有创监测方法。

1. 右心导管血流动力学监测适应证

（1）心源性休克在支持治疗时；

（2）患者右室和左室心衰程度不一致；

（3）严重心衰患者需应用正性肌力药物，血管收缩剂和血管扩张剂；

（4）怀疑假性败血症（高心排血量，低外周血管阻力，中心静脉压和肺动脉楔压升高）的患者；

（5）有可能可逆的收缩性心衰的患者，如暴发性心肌炎和围生期心肌病；

（6）血流动力学方面进行肺动脉高压的鉴别诊断；

（7）评价毛细血管前和混合型肺动脉高压患者对治疗的反应；

（8）心脏移植前准备。

2. 禁忌证　三尖瓣或肺动脉瓣为机械瓣、右心血栓或肿物、三尖瓣或肺动脉瓣感染性心内膜炎、紫绀型先天性心脏病如法洛四联症、橡胶过敏。相对禁忌证为永久起搏器或 ICD 置入术后、凝血功能障碍。在其他高危心脏和非心脏病患者，不推荐常规进行肺动脉导管检查。

3. PAC 放置的基本设备和操作

（1）Swan-Ganz 导管监测所需仪器设备：Swan-Ganz 导管、导管保护套、穿刺物品包括穿刺针、导丝、扩张管和鞘管、压力测量装置、监护仪、除颤器及其他抢救物品及药品、敷料等。

（2）PAC 种类型号：成人一般使用内径 7F 导管，临床常用的 PAC 导管有多种，本节介绍常用的四腔导管：黄色的远端腔终止于导管的尖端，用于肺动脉压力监测；红色的腔用于膨胀气囊；蓝色腔用于右房压力监测和热稀释法测量心排血量时推注冰盐水；圆形接头是热敏电阻接头，用于测定心排血量（图 2-7）。

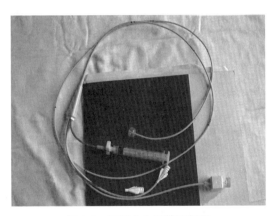

图 2-7　四腔右心导管示例图

（3）PAC 置入途径：常用经皮右颈内静脉和股静脉穿刺置入。右颈内静脉是置入 PAC 的最佳途径，此外也可从左锁骨下静脉置入。

（4）操作技术：经颈内静脉途径进入的导管，在置入 20cm 左右时，管端即可达右心房，可记录到低平右房压波形；给予气囊充气，PAC 顺血流通过三尖瓣进入右心室，导管尖端达右心室时，压力突然升高，下降支又迅速回落接近零点，出现典型的右心室波形。当置入 35cm 左右后，导管进入肺动脉，此时收缩压改变不大，而舒张压显著升高，大于右心室舒张压，呈现肺动脉压力波形。将导管继续推进，即可嵌入肺小动脉分支，并出现 PAWP 波形；气囊放气后可再现肺动脉波形（图 2-8）。操作原则为每次进管前均充气，每次退管前均放气，需要监测波形或与 X 线透视相结合。

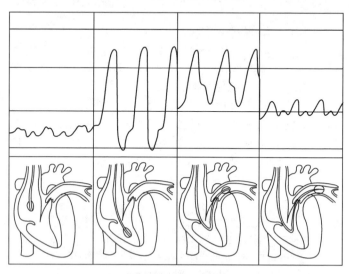

**图 2-8 上图为置入导管过程中记录到的连续压力变化曲线，
下图为导管尖端位置示意**

4. 右心导管参数正常值及其意义

（1）右心房压（RAP）：一般来说，右心房压 = 中心静脉压（CVP），其正常值范围 1~7mmHg。右房平均压降低表示低血容量。当输液过量、右室衰竭、肺动脉高压、左室衰竭引起右室衰竭、三尖瓣狭窄或反流、肺动脉瓣狭窄或反流时，均可引起右心房压力增高。CVP 可以用于指导液体治疗以及判定血管活性药物治疗的效果。测定 CVP 时应注意，不应仅以 CVP 的单次测定值来决定体内的容量状态，应动态连续观察 CVP 变化，特别是液体负荷试验，来判断循环血容量和心血管功能间的关系。

（2）右室压（RVP）：正常范围收缩压 20~30mmHg，舒张压0~5mmHg，舒张末压 2~6mmHg。收缩压升高见于肺动脉高压、肺动脉瓣狭窄、其他增加肺血管阻力的因素；收缩压降低见于低血容量、心源性休克、心脏压塞等；舒张压升高见于高血容量、充血性心力衰竭、心脏压塞、心包疾病等；舒张压降低见于低血容量。

（3）肺动脉压（PAP）：正常值收缩压 20~30mmHg，舒张末压 6~12mmHg，平均压 10~20mmHg。静态下，如果 m PAP ≥ 25mmHg，即可诊断肺动脉高压。

（4）肺动脉楔压（PAWP）：正常值 6~12mmHg。

由于左心房压可逆向经肺静脉传至肺毛细血管，如无肺血管病变，肺动脉楔压可反映左房压。如无二尖瓣病变，肺动脉楔压可以间接反映左心室舒张末期压力（LVEDP），用于判定左心室的前负荷。PAWP 可以估计肺循环状态和左心室功能，鉴别心源性或肺源性肺水肿。PAWP 升高见于液体过量、左室衰竭、二尖瓣狭窄（左房衰竭）、主动脉瓣狭窄或反流等。PAWP 大于 18mmHg，反映左心功能衰竭，PAWP 大于 25mmHg 提示存在急性肺水肿。PAWP 降低见于低血容量、传感器零点水平过高。一般来说，PAWP 低于肺动脉舒张压的差值为 1~4mmHg（所谓"水涨船高"），所以左心疾病也可通过肺动脉舒张压间接监测。舒张压力阶差（DPG）= 肺动脉舒张压 –PAWP，如果其值大于 7mmHg，提示毛细血管前肺高压，用于肺动脉高压的鉴别诊断。

（5）心排血量（CO）和心脏指数（CI）：心排血量（CO）即心脏每分钟射血的总量，正常值 4.0~8.0L/min。CO 在不同个体之间的差异较大，因此临床上常采用心脏指数来评价心脏的泵功能。心脏指数 = 心排血量 / 体表面积，正常心脏指数是 2.4~4.0L/（min·m²），指数在 2.0~2.2L/（min·m²）以下，临床将出现心功能低下，若心脏指数低于 1.8~2.0L/（min·m²），则可能出现休克。测定心排血量对于心功能的评价非常重要，可以计算血流动力学其他参数，如外周血管总阻力等，以指导滴定重症休克患者的扩容、血管活性药物治疗（表 2-5）。测量的经典方法是应用热稀释法测定心排血量。根据血流动力学还可以对心力衰竭进行严重程度分级（Forrester 法），以此进行危险分层并指导治疗（表 2-6）。

（6）混合静脉血氧饱和度（SvO₂）：混合静脉血氧饱和度是衡量机体氧供需平衡的综合指标，其正常值范围为 70%~75%。SvO₂ 小于 60% 反映全身组织氧合受到威胁，提醒重症医学医师进行积极处理。SvO₂ 用于对全身的氧供需平衡状态进行监测，其他条件固定时还可用 SvO₂ 追踪 CO 的变化趋势。

表2-5 不同种类休克的血流动力学特点

休克类型	动脉压	心排血量	中心静脉压	肺动脉楔压	体循环阻力
低血容量性	↓→	↓	↓	↓	↑
心源性	↓→	↓	↑	↑	↑
梗阻性	↓	↓	↑	↑→	↑→
分布性	↓	↑	↓	↓	↓

表2-6 根据血流动力学特点进行心功能分级

分级	肺动脉楔压（mmHg）	心脏指数 L/（min·m²）	组织灌注状态
Ⅰ级	≤18	>2.2	无肺淤血，无组织灌注不良
Ⅱ级	>18	>2.2	有肺淤血
Ⅲ级	≤18	≤2.2	无肺淤血，有组织灌注不良
Ⅳ级	>18	≤2.2	有肺淤血，有组织灌注不良

5. 血流动力学监测地位及争论 有创血流动力学的监测有助于判断血容量的状态，也有助于区别引起血流动力学不稳定的其他疾病，如肺疾病或脓毒血症。在难治性心衰中，通过漂浮导管来测定心排血量和肺动脉楔压，这是评价心脏移植适应证的标准检查方法。由于迄今为止尚无更为有效的替代手段能如此准确地量化血流动力学状态，因此血流动力学监测在重症监护中仍占有重要的地位。对危重症患者，应用漂浮导管并不增加总病死率或延长住院时间，也不减少病死率。但可能产生严重并发症，包括死亡，尤其是不适当应用时。多个随机临床试验结果表明，在高危急性冠脉综合征和非急性冠脉综合征患者中常规床旁应用漂浮导管没有指征。

6. 右心导管并发症 主要为穿刺并发症及导管并发症。

（1）心律失常：常由于导管尖端接触心肌内壁或心瓣膜所致。将导管退出后，室性期前收缩很快会消失。严重心律紊乱，如室性心动过速、心室颤动时应立即拔除心导管，给予药物治疗及包括电转复的急救处理。

（2）导管气囊破裂：发现气囊破裂而暂不需拔除心导管者，应做好标记，避免再做气囊充气。发生空气栓塞时需给100%氧气并机械通气支持。

（3）肺动脉血栓形成：为预防导管阻塞，应予预防性抗凝治疗，肝素盐水持续冲洗导管。导管腔内有血块部分阻塞时先回抽血，再推注液体冲洗导管。

（4）肺动脉破裂：应及时检查导管位置，放气后拔出导管。必要时停止抗凝治疗。考虑选择性支气管插管，给予 PEEP，必要时外科手术修复。

（5）导管在心腔内扭曲、打结：可用导丝插入导管内解除打结退出，如不奏效，只好将结拉紧，缓缓拔出。必要时外科开胸手术。

（6）为避免感染及血栓性静脉炎，必须强调术中及术后操作的无菌要求，皮肤插管处每日换药并保持局部清洁干燥，漂浮导管留置时间以最多不超过 72 小时为佳。

（高　鑫）

第 3 节　呼 吸 监 测

一、脉搏血氧饱和度监测

血氧饱和度是指血液中被氧结合的血红蛋白的容量占全部可结合血红蛋白容量的百分比，也就是氧含量和氧容量的百分比，即血液中血氧的浓度，通常指动脉血氧饱和度（SaO_2）。脉搏血氧饱和度（SpO_2）监测即使用血氧饱和仪通过分光光度测定和血液容积描记原理经外周动脉获得血氧饱和度。该方法操作简便，安全可靠，能进行连续动态检测，及时发现患者的缺氧状况，避免了传统的反复动脉采血测定血氧给患者带来的痛苦及并发症，也减轻了医护人员的工作量。

（一）适应证

1. 呼吸系统疾病重症患者；

2. 心血管系统疾病重症患者；

3. 围术期患者。

（二）血氧饱和度监测仪的使用

1. 监测部位　常选择手指、足趾、耳廓；

2. 仪器的放置应确保光发射管与光检出器的位置正对，所有发射的光线均穿过患者的组织；

3. 每 2~3 小时变换一次测量部位，以免因长时间佩带在固定手指使血液循环受阻而影响测量精度；

4. 避免在强光下使用,必要时遮蔽强光。

（三）结果判读

成人正常 $SpO_2 \geqslant 95\%$,SpO_2 90~94% 为失饱和状态,<90% 为低氧血症。

（四）影响因素及注意事项

1. 确保探头、导线及监测仪连接紧密,无松动脱落。

2. 指套的位置及松紧度　选择合适的指（趾）端,使发出的光正对甲床,避免指套移位。

3. 肢端温度　肢端冰冷会使 SpO_2 读数偏低或无法读取,应注意肢体保暖。

4. 指甲异常或异物　指甲油、灰指甲、指端污垢等影响 SpO_2 的准确性,监测时应将指甲清洗干净,避免在有灰指甲的指（趾）端监测。

5. 监测肢体的循环状态　休克患者、外周动脉硬化致脉搏减弱者影响 SpO_2 测定,应避免采用监测血压的一侧肢体同时监测 SpO_2。

6. 血管活性药物　血管活性药物由于影响血管的收缩和扩张从而使检查结果不准确,在结果判读时应予注意。

二、呼吸频率及节律监测

（一）概念

每分钟呼吸的次数称为呼吸频率,正常成人静息状态下呼吸规律而舒适,频率 12~20 次 /min,呼吸与脉搏之比为 1:4。

（二）结果判读

1. 呼吸频率异常

（1）呼吸过速:呼吸频率 >20 次 /min,常为呼吸功能不全的早期表现,可见于发热、贫血、疼痛、心力衰竭等。一般体温升高 1℃,呼吸大约增加 4 次 /min。

（2）呼吸过缓:呼吸频率 <12 次 /min,常为生命终末期或呼吸暂停前表现,亦可见于麻醉剂和镇静剂过量、颅内压增高等。

2. 呼吸深度异常

（1）呼吸浅快:除呼吸中枢抑制外,呼吸深度变浅常伴呼吸频率增快,见于肺炎、胸膜炎、胸腔积液、气胸等肺部疾病以及呼吸肌麻痹、腹胀、腹水、严重肥胖等。在机械通气时,常以浅快呼吸指数,即呼吸频率 / 潮气量作为脱机指标,浅快呼吸指数 <100,提示可成

功脱机，>105 提示难以脱机。

（2）呼吸深快：见于正常人剧烈运动后、代谢性酸中毒、糖尿病酮症酸中毒、尿毒症等。严重代谢性酸中毒时，可出现呼吸深大、节律规整的库斯莫尔（Kussmaul）呼吸。

3. 呼吸节律异常

（1）潮式呼吸：又称陈 - 施（Cheyne-Stokes）呼吸，潮式呼吸是病情危重、预后不良的表现。是一种由浅慢逐渐变为深快，再由深快变为浅慢，随后出现一段呼吸暂停，再开始如上变化的周期性呼吸，周期可达 30 秒 ~2 分钟，暂停期可持续 5~30 秒。常见于药物引起的呼吸抑制、充血性心力衰竭、大脑损伤等。

（2）间停呼吸：又称比奥（Biots）呼吸，发生机制与潮式呼吸大致相同，所见疾病也大致相关，但病情更重、预后更差，常为临终前表现。其表现为一段有规律呼吸后，出现一段时间呼吸暂停，再开始呼吸，周而复始。

三、呼气末二氧化碳监测

（一）概念

呼气末二氧化碳 (ETCO$_2$) 监测即通过二氧化碳 (CO$_2$) 描记法，以波形图的形式显示每次呼吸末期呼出的混合肺泡气含有的二氧化碳分压（P$_{ET}$CO$_2$）或二氧化碳浓度（C$_{ET}$CO$_2$）。通常采用红外线吸收光谱技术，CO$_2$ 主要吸收波长为 4260nm 的红外光，当红外光通过检测气样时，其吸收率与 CO$_2$ 浓度相关。该方法反应迅速，测定方便。P$_{ET}$CO$_2$ 系呼吸终末部分气体的二氧化碳分压，它反映所有通气肺泡二氧化碳分压（P$_A$CO$_2$）均值，在无明显心肺疾患且通气 / 血流 (V/Q) 比值正常时，P$_{ET}$CO$_2$ 可以反映动脉二氧化碳分压 (PaCO$_2$)，正常人 P$_{ET}$CO$_2 \approx$ P$_A$CO$_2 \approx$ PaCO$_2$。

（二）适应证

1. 气道定位　人工气道定位、鼻胃管定位、人工气道患者转运监测；

2. 呼吸监测　治疗性低通气监测、高危低通气患者通气监测、气道梗阻判断、优化通气条件；

3. 循环监测　自主循环恢复、复苏预后、容量反应性；

4. 辅助诊断　肺栓塞、代谢性酸中毒；

5. 病情评估　住院死亡风险评估、脓毒症、创伤病情评估。

（三）监测方法

依据传感器在气流中的位置不同，常采用以下方法取样。

1. 主流型 主流取样适用于插管患者,是将传感器连接在患者的气道内检测。由于直接与气流接触,识别反应快。该方法不丢失气体,气道内分泌物或水蒸气对监测效果影响小。但传感器重量较大,增加额外无效腔量(约20ml)。

2. 旁流型 旁流取样适用于未插管患者,是经取样管从气道内持续吸出部分气体作测定,最小取样容积100~150ml。传感器并不直接连接在通气回路中,不增加回路的无效腔量,且不增加部件的重量。与主流型相比,该方法识别反应稍慢,可因水蒸汽或气道内分泌物而影响取样,且不适合新生儿。对于未插管的新生儿,可采用微流型,取样容积50ml。

(四)结果判读

1. 正常 $P_{ET}CO_2$ 波形

(1)常用时间 - 二氧化碳分压波形:可分为四个时相。Ⅰ相,呼气基线,是呼气的开始部分,为呼吸道内无效腔气体;Ⅱ相,呼气上升支,为肺泡和无效腔的混合气;Ⅲ相,呼气平台,为呼出肺泡气时间,曲线成水平或微向上倾斜,平台终点为呼气末气流,为 $P_{ET}CO_2$ 值;Ⅳ相,吸气下降支,新鲜气体进入气道,下一次吸气开始。正常 CO_2 波形图见图2-9。

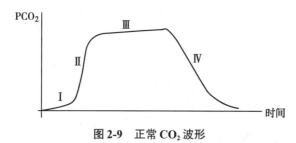

图2-9 正常 CO_2 波形

(2)$P_{ET}CO_2$ 正常值为 35~45mmHg,$P_{ET}CO_2$ 波形应从基线(吸入 CO_2 浓度)、高度(呼吸 CO_2 浓度)、形态(正常波形与异常波形)、频率(呼吸频率)及节律(呼吸中枢和呼吸肌的功能)5个方面观察及判读。

2. 异常 $P_{ET}CO_2$ 波形 凡能影响 CO_2 生成量、肺换气、肺灌注的因素及监测机器故障均会导致 $P_{ET}CO_2$ 异常波形的出现。

(1)$P_{ET}CO_2$ 升高

1)逐渐升高:见于 CO_2 外源性吸收增加或潮气量(V_T)和分钟通气量(V_E)降低,如部分气道阻塞、呼吸机小量漏气、回路障碍。

2)突然升高:见于肺循环中 CO_2 总量升高,如静脉注射碳酸氢钠、放松止血带。

3）基线和 $P_{ET}CO_2$ 同时逐渐升高：见于呼出的 CO_2 在回路中被重吸收，如 CO_2 吸收剂耗竭、活瓣失灵。

4）基线和 $P_{ET}CO_2$ 同时突然升高：由于抽样瓶内有水汽或黏液等杂物。

（2）$P_{ET}CO_2$ 降低

1）突然降低到零附近：情况危急，如气管插管误入食管、连接处导管脱落、气道严重阻塞。

2）突然降低到非零水平：呼出气道不完整，如连接处导管漏出、气囊充气不足。

3）呈指数下降：预示心脏骤停，如循环低灌注、肺动脉栓塞。

4）持续低浓度：即平台缺失，吸气前换气不彻底或呼出气体被新鲜气体稀释，如支气管痉挛或分泌物增多致小气道阻塞。

5）$P_{ET}CO_2$ 降低但平台良好：即 $P_{ET}CO_2$ 与 $PaCO_2$ 之间存在较大差异，如 V/Q 失调所致生理无效腔增大。

（3）$P_{ET}CO_2$ 平台逐渐降低：CO_2 生成减少、组织内 CO_2 返回到肺的数量减少，如低体温、血容量绝对或相对不足。

（4）波形突然中断、平台突然塌陷：人机对抗，如停用肌肉松弛药物、麻醉性阵痛药物后。

（五）注意事项

1. 测量前应常规调零点，并定期用标准浓度 CO_2 定标，以保证测量的准确性。

2. 定期检查取样管有无堵塞，如发现堵塞应及时清理或更换。

3. 避免漏气和混杂空气。

4. 呼吸频率快时肺泡气不能完全呼出，使监测结果偏低。

5. 呼气流速慢时，如取样气体流速快将使监测结果偏低。

四、血 气 分 析

（一）概念

血气分析是指应用血气分析仪，通过测定人体血液中各种气体张力来了解人体呼吸功能与酸碱平衡状态的方法，其结果是评价患者呼吸、氧合和酸碱平衡状态的必要指标，目前临床上采用的标本多为动脉血。此外，置入动脉穿刺套管针，通过光化学传感器与监测仪连接可进行持续动脉血气监测，但目前尚未普及应用。

（二）适应证

1. 评价肺功能及酸碱平衡；
2. 指导如何氧疗；
3. 指导机械通气参数的调整；
4. 评估已知肺部疾病的进展；
5. 术前评估手术的耐受性；

（三）禁忌证

均与动脉穿刺有关，均为相对禁忌证，主要包括凝血异常、穿刺部位皮肤或皮下病变。

（四）常用测定指标及正常值

1. 酸碱度（pH） 7.35~7.45。

2. $PaCO_2$ 是动脉血液中物理溶解的 CO_2 分子所产生的压力。正常 35~45mmHg。

3. 动脉氧分压（PaO_2） 指动脉血液中物理溶解的氧（O_2）分子所产生的压力。正常 80~100mmHg。

4. SaO_2 指动脉血氧与血红蛋白的结合程度，是单位血红蛋白含氧百分数。正常 95%~98%。

5. 肺泡 - 动脉氧分压差（$P_{A-a}O_2$） 是肺泡氧分压（P_AO_2）和 PaO_2 之间的差值。海平面呼吸空气时，当吸入的 O_2 进入气道后，由于上呼吸道的水蒸气饱和作用，呼吸道内氧分压（PiO_2）降低。到达肺泡后，肺泡细胞摄取 O_2，取而代之的是 CO_2，从而进一步降低 P_AO_2。P_ACO_2 产量和 P_AO_2 消耗量的比值由呼吸商决定，该比值为 0.8。因此，P_AO_2 等于 PiO_2 和 P_ACO_2 的差值。$P_{A-a}O_2$= 吸入氧浓度 ×（760–47）–1.25×$PaCO_2$–PaO_2=150–1.25×$PaCO_2$–PaO_2（吸入空气时）。正常 15~30mmHg。

6. 实际碳酸氢根（AB） 22~27mmol/L。

7. 标准碳酸氢根（SB） 22~27mmol/L。

8. 剩余碱（BE） 即在 38℃，$PaCO_2$ 为 40mmHg，将 1 升全血用酸或碱滴定，使 pH 7.4 时所需酸或碱的量。正常 –3~+3mmol/L。

9. 血乳酸 1~1.5mmol/L。

血气分析中尚可测定血电解质。

（五）结果判读

1. 氧合情况 主要通过 PaO_2、SaO_2、$P_{A-a}O_2$ 反映。

（1）PaO_2：PaO_2<60mmHg 时可诊断呼吸衰竭，主要影响因素为患者年龄，正常值常需根据患者年龄进行校正。常用校正公式为：

$PaO_2 = (100 - 0.33 \times 年龄) \pm 5mmHg$。其他影响因素主要包括大气压、温度、吸氧条件等。

(2) SaO_2：间接反映组织缺氧程度，$SaO_2 < 90\%$ 时 PaO_2 通常 $< 60mmHg$。

(3) $P_{A-a}O_2$：反映氧弥散情况，其升高反映换气功能障碍，明显升高提示肺本身病变。

2. 通气情况　主要通过 $PaCO_2$ 反映。

(1) 通气不足时：$PaCO_2$ 升高，如慢性阻塞性肺病（COPO）、哮喘、呼吸肌麻痹等疾病时。Ⅱ型呼吸衰竭时 $PaCO_2 > 50mmHg$，同时 $PaO_2 < 60mmHg$。肺性脑病时，$PaCO_2$ 一般 $> 70mmHg$。Ⅰ型呼吸衰竭时，$PaCO_2$ 可正常或略降低，但 $PaO_2 < 60mmHg$。

(2) 通气过度时：$PaCO_2$ 降低，见于各种原因所致的肺泡通气过度。

3. 酸碱平衡分析　通常采用六步法。

(1) 评估血气检测是否合格：pH 改变 0.01 单位，$[H^+]$ 浓度改变 1mmol/L，而 $[H^+] = 24 \times PaCO_2 / [HCO_3^-]$ (mmol/L)，如 pH 与估测 $[H^+]$ 数值不一致，则该血气结果可能是错误的。pH 与估测 $[H^+]$ (mmol/L) 关系见表 2-7。

表 2-7　动脉血气中 pH 与估测 [H⁺] (mmol/L) 关系

pH	7.00	7.05	7.10	7.15	7.20	7.25	7.30	7.35	7.40	7.45	7.50	7.55	7.60	7.65
估测 $[H^+]$	100	89	79	71	63	56	50	45	40	35	32	28	25	22

(2) 判断是否存在酸血症或碱血症：看 pH，pH 大于 7.45 为失代偿性碱中毒，小于 7.35 为失代偿性酸中毒。pH 在正常范围可能为正常或代偿性酸碱中毒。

(3) 判断原发酸碱平衡紊乱是呼吸性或代谢性：看 pH、$PaCO_2$ 以及 HCO_3^- 浓度。pH < 7.35，如果 $PaCO_2$ 升高，则说明存在原发性呼吸性酸中毒；如果 HCO_3^- 浓度降低，则说明存在原发性代谢性酸中毒。pH > 7.45，如果 $PaCO_2$ 降低，则说明存在原发性呼吸性碱中毒；如果 HCO_3^- 浓度升高，则说明存在原发性代谢性碱中毒。

(4) 判断原发异常是否代偿：代偿是指人体为纠正酸碱平衡紊乱而进行的一系列应答。正常的代偿途径包括①缓冲系统：其中包括血红蛋白、血浆蛋白、碳酸氢盐以及磷酸盐。这一应答可在数分钟内发生。②呼吸应答：可在数分钟到数小时内发生，经过 12~24 小时后终止。代谢性酸中毒时，控制呼吸的中枢性和周围性化学感受器受到刺激后，可以导致肺泡通气量的增加；代谢性碱中毒很难通过减少通气量来代偿。③肾脏应答：发生在3~5天内，可能需要1周时间。呼吸性酸中毒时，肾脏对碳酸的排泄以及对碳酸氢盐的重吸收增多；呼吸性碱中毒时，肾脏通过减少碳酸氢盐的重吸收及氨的排泄发挥代偿作用。通过识别代偿有助于将原发性酸碱平衡紊乱和继发的改变区分开来。对于存在单一酸碱平衡紊乱的患者，如果酸碱平衡紊乱不严重，可以完全代偿，最终可获得正常的pH。如果pH正常，但HCO_3^-和$PaCO_2$异常，应考虑混合型酸碱平衡紊乱。应记住原发性酸碱平衡紊乱的预期代偿程度，其中急性和慢性酸碱平衡紊乱可出现不同的代偿反应。如果某一参数的变化超出了预期的代偿程度，则很可能是混合型酸碱平衡紊乱。预期代偿见表2-8。

表2-8　原发酸碱平衡紊乱预计代偿公式

原发异常	预期代偿反应
代谢性酸中毒	$PaCO_2 = (1.5 \times [HCO_3^-]) + 8 \pm 2$
急性呼吸性酸中毒	$[HCO_3^-$升高$] = \Delta PaCO_2/10 \pm 3$
慢性呼吸性酸中毒	$[HCO_3^-$升高$] = 3.5 \times \Delta PaCO_2/10 \pm 5.58$
代谢性碱中毒	$PaCO_2$升高 $= (0.9 \times [\Delta HCO_3^-]) \pm 5$
急性呼吸性碱中毒	$[HCO_3^-$下降$] = 2 \times (\Delta PaCO_2/10) \pm 2.5$
慢性呼吸性碱中毒	$[HCO_3^-$下降$] = 4.9 \times \Delta PCO_2/10 \pm 1.72$

　　（5）判断有无阴离子间隙（AG）升高性代谢性酸中毒：在人体内，阳离子和阴离子的数目是相等的。化验血液时可以测出大部分的阳离子（主要为Na^+），但只能测出少量的阴离子（主要为Cl^-和HCO_3^-）。未测出的阴离子即为阴离子间隙。因此，把所测得的阴离子和阳离子各自相加，两者的差值即为未测出的阴离子（如血浆白蛋白）量。$AG = [Na^+] - [Cl^-] - [HCO_3^-]$，正常值为8~16mmol/L，平均12mmol/L。在阴离子间隙（8~16mmol/L）中，11mmol/L往往由白蛋白组成，所以，白蛋白浓度的下降可以降低阴离子间隙的基础值。白蛋白浓度每下降10g/L，阴离子间隙就会降低2.5mmol/L。当存在低蛋白血症时应计算校正的AG。

　　校正AG=AG+[40−血白蛋白（g/dl）]×2.5

　　（6）判断AG升高与[HCO_3^-]降低关系：如 $\Delta AG/\Delta [HCO_3^-] < 1.0$，可能并存阴离子间隙正常的代谢性酸中毒；如 $\Delta AG/\Delta [HCO_3^-]$

>2.0,可能并存代谢性碱中毒。

(六) 临床意义

1. **呼吸性酸中毒**　当肺泡通气及换气功能减弱,不能充分排出体内生产的 CO_2 以致 $PaCO_2$ 升高,引起高碳酸血症,常见于:①中枢受到抑制(镇静剂过量、中枢神经系统疾病、肥胖低通气);②胸膜疾病(气胸);③心肺疾病(急性肺水肿、重度 COPD、肺炎、肺组织广泛纤维化);④肌肉骨骼疾病(脊柱畸形、格林巴利、重症肌无力、脊髓灰质炎);⑤呼吸机使用不当。

2. **呼吸性碱中毒**　由于肺泡通气过度,体内生成的 CO_2 排出过多,以致 $PaCO_2$ 降低,最终引起低碳酸血症,血 pH 上升,常见于:①刺激性中枢疾病(脑出血);②药物(水杨酸、睾酮);③肺顺应性下降;④肝硬化、肝功能衰竭;⑤焦虑、癔症、疼痛、发热、妊娠;⑥呼吸机辅助通气过度。

3. **代谢性酸中毒**　由于酸性物质积聚或产生过多,或 HCO_3^- 丢失过多引起,分为高 AG 性和正常 AG 性代谢性酸中毒。

(1)高 AG 性代谢性酸中毒:常见于:①尿毒症;②酮症;③乙醇、甲醇、水杨酸中毒;④乳酸性酸中毒(败血症、左心衰)。

(2)正常 AG 性代谢性酸中毒:常见于:①胃肠道、肾脏 HCO_3^- 的丢失;② HCO_3^- 抑制剂;③肾小管酸中毒;④氯化铵、盐酸精氨酸、盐酸等摄入。

4. **代谢性碱中毒**　由于体内 H^+ 丢失或 HCO_3^- 增多所致,常见于:①胃液丧失过多(严重呕吐、长期胃肠减压);②过度利尿;③低钾、低氯血症;④碱性物质输入过多;⑤糖皮质激素/盐皮质激素分泌过多。

(七) 注意事项

1. 标本送检时应标明患者吸氧状态、呼吸机参数等。

2. 正常呼吸情况下,改变吸氧浓度后至少 20~30 分钟、机械通气至少 10 分钟、COPD 患者至少 30 分钟动脉血气才能反应,因此应间隔一定时间再考虑复查。

3. 标本应及时检测,室温条件下标本要在 15 分钟内检测,冰浴条件下 1 小时内检测。

4. 白细胞明显升高会使 $PaCO_2$ 下降很快,测量前要摇动混匀。

5. 标本中有气泡会使 $PaCO_2$ 下降、PaO_2 升高,但 PaO_2 一般不超过 150mmHg。

(于丽天　高东方)

第4节　感　染　监　测

一、手　卫　生

根据《医院感染管理办法》和《医务人员手卫生规范》制定本制度。

1. 设施要求　ICU 病房均按照《医务人员手卫生规范》的要求配备方便、有效的手卫生设施和相关物品。

应配足非手触式洗手设施和速干手消毒剂。洗手设施与床位数比例不低于1:2,单间病房每床1套,应使用一次性包装皂液,干手用品宜使用一次性干手纸巾。床旁配速干手消毒剂。

2. 培训　ICU 科室每季度组织一次手卫生培训,新员工(新入院的医护、进修、实习生)上岗前培训手卫生相关培训,使医务人员掌握手卫生知识和正确的手卫生方法,保障洗手和手消毒的效果。

3. 监督检查　本科室感控员每月对 ICU 医务人员手卫生进行正确性督察并 ATP 抽样检查,提高医务人员手卫生依从性。

手卫生达标要求:ICU 病房医务人员手卫生培养法≤5fu/cm^2,ATP 荧光快速监测为≤30RLU。

二、导管相关血流感染(CRBSI)预防与控制

留置血管内导管是救治危重患者、实施特殊用药和治疗的医疗操作技术。置管后患者存在发生感染的危险。血管内导管相关血流感染的危险因素主要包括:导管留置的时间、置管的部位及其细菌定植情况、无菌操作技术、置管技术、患者免疫功能和健康状态等因素。

1. 置管时

(1)严格执行无菌技术操作规程。置管时应当遵守最大限度的无菌屏障要求:置管部位应最大无菌屏障、置管人员应当戴帽子、口罩、无菌手套,穿无菌手术衣。

(2)严格按照《医务人员手卫生规范》:认真洗手戴手套,尽量避免接触穿刺点皮肤。置管过程中手套污染或破损应当立即更换。

(3)置管使用的医疗器械、器具等医疗用品和各种敷料必须达到灭菌水平。

（4）选择合适的静脉置管穿刺点：成人中心静脉置管时，应当首选锁骨下静脉，尽量避免使用股静脉。

（5）采用卫生行政部门批准的皮肤消毒剂消毒穿刺部位皮肤，自穿刺点由内向外以同心圆方式消毒，消毒范围应当符合置管要求。消毒后皮肤穿刺点应当避免再次接触。皮肤消毒待干后，再进行置管操作。

（6）患疖肿、湿疹等皮肤病或患流感等呼吸道疾病，以及携带或感染多重耐药菌的医务人员，在未治愈前不应当进行置管操作。

2. 置管后

（1）应当尽量使用无菌透明、透气性好的敷料覆盖穿刺点。对于高热、出汗、穿刺点出血、渗血的患者应当使用无菌纱布覆盖。

（2）应当定期更换置管穿刺点覆盖的敷料。更换间隔时间为：无菌纱布为 2 天 / 次，无菌透明敷料为 7 天 / 次，如果纱布或敷料出现潮湿、松动、可见污染时应当立即更换。

（3）医务人员接触置管穿刺点或更换敷料时，应当严格执行手卫生规范。

（4）保持导管连接端口的清洁，注射药物前，应当用 75% 乙醇横截面侧面反复消毒，时间 >15 秒，待干后可注射药物。如有血迹等污染物应当立即更换输液接头。

（5）在输入血液制品、脂肪乳后 24 小时内或停止输液后，应当及时更换输液管路。外周及中心静脉置管后，应当用生理盐水或 10U/h 肝素盐水进行常规冲管，预防导管内血栓形成。

（6）严格保证输注液体的无菌。

（7）紧急状态下的置管，若不能保证有效的无菌原则，应当在 48 小时内尽快拔出导管，更换穿刺部位后重新进行置管，并作相应处理。

（8）怀疑患者发生导管相关感染，或者患者出现静脉炎、导管故障时，应当及时拔除导管。必要时应进行导管尖端的微生物培养。

（9）医务人员应每日对保留导管的必要性进行评估，不需要时应尽早拔出导管。

（10）不以常规更换导管为预防感染的手段。

三、呼吸机相关性肺炎（VAP）的预防与控制

1. 严格执行《医务人员手卫生规范》，执行无菌吸痰技术。

2. 按需吸痰,给予肺部物理治疗。

3. 每日评估是否可以停用呼吸机,尽早脱机或拔管。

4. 及时倾倒集水器中的冷凝水,预防倒灌入呼吸道。

5. 抬高床头 30°~45°,床尾略微抬高。

6. 镇静患者执行"每日唤醒"计划。

7. 预防消化道溃疡。

8. 预防深静脉栓塞。

9. 每日氯己定(洗必泰)漱口液口腔护理。

10. 避免用生理盐水冲洗气管插管。

11. 保持气管插管气囊内压力在 25~30cmH$_2$O。

12. 充分口、鼻腔吸痰。

13. 每隔 7 日更换呼吸机管道。

14. 合理使用抗生素,每周 3 次痰培养及药敏试验。

四、ICU 环境物表清洁监测

1. 物体表面清洁消毒

(1)ICU 区域的物体表面(使用中的监护仪按钮、治疗车、微量泵、除颤器、呼吸机、IABP 机等治疗仪器和治疗本、护理记录夹子等文具)由白班责任护士每日用 75% 乙醇消毒 1 次并记录。治疗室、药疗室设备和各种物品由药疗护士每日用 75% 乙醇消毒 1 次并记录。注意要用清水擦干消毒剂,防止消毒剂残留对物表的腐蚀。

(2)一般性诊疗器械(如听诊器、叩诊锤、手电筒、软尺等)宜专床专用,如交叉使用应一用一消毒。

(3)普通患者交叉使用的医疗设备(如超声诊断仪、除颤仪、心电图机等)表面,直接接触患者的部分应每位患者使用后立即清洁消毒,不直接接触患者的部分应每日清洁消毒 1 次。

(4)多重耐药菌感染或定植患者使用的医疗器械、设备应专人专用。物体表面应用 1000mg/L 的有效氯溶液擦拭消毒 2 次 / 日。注意医疗仪器的屏幕用 75% 乙醇擦拭 3 遍,清水擦干消毒剂,防止消毒剂残留对物表的腐蚀。

2. 空气消毒

(1)安装具备空气净化消毒装置的集中空调通风系统。

(2)空气洁净技术应做好空气洁净设备的维护与监测,保持洁净设备的有效性。空气净化系统出、回风口应每周清洁消毒

1~2 次。

(3)紫外线灯照射消毒:应遵循 WS/T367 的规定。

(刘 媛)

五、多重耐药菌感染患者的 抗菌药物管理

1. 关于耐药的定义 多重耐药细菌(multi-drug resistant bacteria,MDR)主要是指对临床常用抗菌药物主要分类的三类或三类以上抗菌药物同时呈现耐药的细菌。

广泛耐药细菌(extensively drug resistant bacteria,XDR)是指对常用抗菌药物几乎全部耐药的细菌,革兰阴性杆菌仅对多黏菌素和替加环素敏感,革兰阳性球菌仅对糖肽类和利奈唑胺敏感。

泛耐药细菌(pandrug-resistant bacteria,PDR)是指对所有分类的常用抗菌药物全部耐药的细菌,革兰阴性杆菌对包括多黏菌素和替加环素在内的全部抗菌药物耐药,革兰阳性球菌对包括糖肽类和利奈唑胺在内的全部抗菌药物耐药。

2. 临床常见的多重耐药菌及泛耐药菌

(1)多重耐药菌

1)球菌类:包括耐甲氧西林或耐苯唑西林的金黄色葡萄球菌(MRSA);耐甲氧西林凝固酶阴性的葡萄球菌(MRCNS);耐万古霉素的金黄色葡萄球菌(VRSA);耐万古霉素的肠球菌(VRE),临床上比较多见的有粪肠球菌和屎肠球菌。

2)杆菌类:包括产超广谱 β- 内酰胺酶(ESBLs)细菌如肺炎克雷伯菌、大肠埃希菌等;产染色体介导Ⅰ型 β- 内酰胺酶(AmpC)细菌如阴沟肠杆菌、弗劳地枸橼酸杆菌等;耐碳青霉烯类抗菌药物肠杆菌科细菌(CRE)或产碳青霉烯酶(KPC)的肠杆菌科细菌。多重耐药的结核分枝杆菌(MDR-TB)。

(2)泛耐药菌:泛耐药的鲍曼不动杆菌(PDR-AB);泛耐药铜绿假单胞菌(PDR-PA);产Ⅰ型新德里金属 β- 内酰胺酶细菌(NDM-1)。

3. 细菌耐药监测结果

(1)2016 年北京市细菌耐药监测网三级医院耐药监测结果(2015 年 10 月—2016 年 9 月)(表 2-9~2-12)。

表 2-9   革兰阳性菌中前五位分离菌及占比情况

序号	细菌	菌株数	百分率（%）
1	金黄色葡萄球菌	8130	25.0
2	表皮葡萄球菌	4342	13.4
3	粪肠球菌	4273	13.1
4	屎肠球菌	4250	13.1
5	溶血葡萄球菌	2180	6.7

表 2-10   革兰阴性菌中前五位分离菌及占比情况

序号	细菌	菌株数	百分率（%）
1	大肠埃希菌	17 422	23.8
2	肺炎克雷伯菌	14 241	19.4
3	铜绿假单胞菌	12 268	16.7
4	鲍曼不动杆菌	8664	11.8
5	阴沟肠杆菌	3287	4.5

表 2-11   主要革兰阳性菌对抗菌药物的耐药率

抗菌药物	金黄色葡萄球菌	屎肠球菌	粪肠球菌
苯唑西林或甲氧西林	44.1%	—	—
氨苄西林	—	90.6%	6.1%
利福平	19.9%	73.9%	69.3%
复方磺胺甲噁唑	17.5%	—	—
呋喃妥因	0.5%	57.9%	3.5%
万古霉素	0	8.6%	1.1%
替考拉宁	0	4%	1.2%
利奈唑胺	0	1.2%	1.7%

表 2-12 主要革兰阴性菌对抗菌药物的耐药率

抗菌药物	铜绿假单胞菌	鲍曼不动杆菌	嗜麦芽窄食单胞菌	大肠埃希菌	肺炎克雷伯菌
头孢哌酮/舒巴坦	13.2%	42.2%	–	6.5%	20.2%
哌拉西林/他唑巴坦	11.6%	61.8%	–	3.6%	19.3%
头孢他啶	14.5%	61.2%	–	25.1%	26.3%
亚胺培南	26.5%	62.2%	–	2.0%	17.8%
美罗培南	23.4%	65.4%	–	1.8%	17.0%
阿米卡星	5.9%	53%	–	2.7%	11.2%
环丙沙星	15.1%	63.8%	–	58.5%	27.2%
左氧氟沙星	16.1%	47.9%	9.6%	55.5%	25.2%
米诺环素		22.4%	2.2%	–	–
复方磺胺甲噁唑	–		7.2%	54.3%	27.7%

(2) 2017 年阜外医院全年抗菌药物耐药监测结果: 2017 年阜外医院革兰阳性菌分离前 5 位分别为金黄色葡萄球菌、肺炎链球菌、凝固酶阴性葡萄球菌、屎肠球菌和粪肠球菌; 革兰阴性菌分离前 5 位分别为肺炎克雷伯菌、铜绿假单胞菌、阴沟肠杆菌、大肠埃希菌和粘质沙雷菌 (表 2-13、表 2-14)。

表 2-13 阜外医院主要革兰阳性菌对抗菌药物的耐药率

抗菌药物	金黄色葡萄球菌	屎肠球菌	粪肠球菌
苯唑西林	24.4%	–	–
氨苄西林	–	100%	3.3%
利福平	2.0%	–	–
复方磺胺甲噁唑	19.2%	–	–
呋喃妥因	0	54.1%	3.6%
万古霉素	0	7.7%	6.7%
利奈唑胺	0	0	0

表 2-14 阜外医院主要革兰阴性菌对抗菌药物的耐药率

抗菌药物	肺炎克雷伯菌	铜绿假单胞菌	阴沟肠杆菌	大肠埃希菌	粘质沙雷菌
头孢哌酮/舒巴坦	5.0%	3.5%	3.5%	4.9%	0
哌拉西林/他唑巴坦	4.4%	1.0%	2.5%	1.1%	0.7%
头孢他啶	11.4%	2.5%	23.1%	29.0%	1.4%
亚胺培南	2.9%	8.7%	3.1%	1.1%	2.2%
美罗培南	2.5%	6.9%	2.0%	0.5%	2.2%
阿米卡星	1.5%	1.4%	0	1.6%	1.4%
环丙沙星	5.9%	2.7%	5.0%	45.2%	1.4%
左氧氟沙星	5.2%	2.3%	3.0%	41.4%	0
替加环素	0	-	0	0	0

4. 耐药菌感染患者的选药原则

(1)耐甲氧西林金黄色葡萄球菌(MRSA):确诊为重度 MRSA 感染患者,可选用万古霉素、替考拉宁、利奈唑胺等一线治疗药物,必要时还可与其他药物联用。

如果不是重度 MRSA 感染患者,则不必选用上述一线药,可根据药敏试验结果选用。

疑似重度 MRSA 感染患者,可经验性选用万古霉素、替考拉宁、利奈唑胺,药敏试验证实不是 MRSA 感染则应停用上述药物,选用敏感药物。

(2)耐万古霉素肠球菌(VRE):应根据药敏结果选用四环素、氟喹诺酮类、利福平、替考拉宁、利奈唑胺等抗菌药物。

(3)产超广谱 β- 内酰胺酶(ESBLs)革兰阴性杆菌:产 ESBLs 革兰阴性杆菌,不建议使用包括三代头孢菌素在内的 β- 内酰胺类抗生素,也不提倡应用头孢吡肟等第四代头孢菌素。可选用阿莫西林/克拉维酸钾、头孢哌酮/舒巴坦、哌拉西林/他唑巴坦等 β- 内酰胺酶抑制剂复合制剂。氨基糖苷类、喹诺酮类、头霉素类(头孢西丁)可能对产 ESBLs 革兰阴性杆菌保持一定的疗效,可根据药敏结果选用。最有效的抗菌药物仍然是碳青霉烯类药物。

(4)产染色体介导Ⅰ型 β- 内酰胺酶(Ampc 酶)革兰阴性杆菌:

对青霉素类、头霉素类、单环 β- 内酰胺、氧头孢烯类和第一、二、三代头孢菌素均耐药，不宜选用。可选择第四代头孢菌素、碳青霉烯类药物。

（5）铜绿假单胞菌（PA）：对于非耐药铜绿假单胞菌可根据药敏结果选用哌拉西林、氨基糖苷类药物（阿米卡星）、第三代头孢菌素（头孢哌酮、头孢他啶）、含酶抑制剂复合制剂（哌拉西林 / 他唑巴坦、头孢哌酮 / 舒巴坦）、第四代头孢菌素（头孢吡肟）、喹诺酮类药物（环丙沙星、左氧氟沙星）、碳青霉烯类（亚胺培南、美罗培南）以及多黏菌素等药物。

对于多重耐药铜绿假单胞菌应采用联合、足量给药治疗。有效的联合方案包括：抗 PAβ- 内酰胺类 + 氨基糖苷类，或抗 PAβ- 内酰胺类 + 抗 PA 喹诺酮类，或抗 PA 的喹诺酮类 + 氨基糖苷类；也可采用双 β- 内酰胺类药物治疗，如哌拉西林 / 他唑巴坦 + 氨曲南。而对碳青霉烯类耐药尤其是 PDR-PA 肺部感染，国外推荐在上述联合的基础上再加多黏菌素。

（6）鲍曼不动杆菌（AB）

1）非多耐药鲍曼不动杆菌感染：可根据药敏结果选用 β- 内酰胺类等抗菌药物。

2）MDR-AB 感染：根据药敏结果选用头孢哌酮 / 舒巴坦、氨苄西林 / 舒巴坦或碳青霉烯类抗菌药物，可联合应用氨基糖苷类或氟喹诺酮类抗菌药物等。

3）XDR-AB 感染：常采用两药联合方案，甚至三药联合方案。

两药联合用药方案有：①以舒巴坦或含舒巴坦的复合制剂为基础的联合，联合以下一种：米诺环素（或多两环素）、多黏菌素 E、氨基糖苷类、碳青霉烯类抗菌药物等；②以多黏菌素 E 为基础的联合，联合以下一种：含舒巴坦的复合制剂（或舒巴坦）、碳青霉烯类抗菌药物；③以替加环素为基础的联合，联合以下一种：含舒巴坦的复合制剂（或舒巴坦）、碳青霉烯类、多黏菌素 E、喹诺酮类、氨基糖苷类抗菌药物。

三药联合方案有：含舒巴坦的复合制剂（或舒巴坦）+ 多西环素 + 碳青霉烯类抗菌药物、亚胺培南 + 利福平 + 多黏菌素或妥布霉素等。

（7）嗜麦芽窄食单胞菌：对多种抗菌药物天然耐药。治疗药物可选用 SMZ/TMP、β- 内酰胺类 /β- 内酰胺类酶抑制剂复合剂（头孢哌酮 / 舒巴坦、替卡西林 / 克拉维酸）、氟喹诺酮类（环丙沙星、左氧氟沙星、莫西沙星）、四环素类（米诺环素、多西环素）、替加环素。

5. 多重耐药菌的防控措施

(1)医务人员手卫生：医务人员在直接接触患者前后，进行无菌技术操作和侵入性操作前，接触患者使用的物品或处理其分泌物、排泄物后，必须洗手或使用速干手消毒剂进行手消毒。

(2)严格实施隔离措施

1)尽量选择单间隔离，也可以将同类多重耐药菌感染患者或定植患者安置在同一房间。隔离房间应当有隔离标识。不宜将多重耐药菌感染或者定植患者与留置各种管道、有开放伤口或者免疫功能低下的患者安置在同一房间。多重耐药菌感染或者定植患者转诊之前应当通知接诊的科室，采取相应隔离措施。没有条件实施单间隔离时，应当进行床旁隔离。

2)与患者直接接触的相关医疗器械、器具及物品，如听诊器、血压计、体温表、输液架等要专人专用，并及时消毒处理。轮椅、担架、床旁心电图机等不能专人专用的医疗器械、器具及物品要在每次使用后擦拭消毒。

3)医务人员对患者实施诊疗护理操作时，应当将高度疑似或确诊多重耐药菌感染患者或定植患者安排在最后进行。接触多重耐药菌感染患者或定植患者的伤口、溃烂面、黏膜、血液、体液、引流液、分泌物、排泄物时，应当戴手套，必要时穿隔离衣，完成诊疗护理操作后，要及时脱去手套和隔离衣，并进行手卫生消毒。

(3)遵守无菌技术操作规程：医务人员应当严格遵守无菌技术操作规程，特别是在实施各种侵入性操作时，应当严格执行无菌技术操作和标准操作规程，避免污染，有效预防多重耐药菌感染。

(4)加强清洁和消毒工作

1)要使用专用的抹布等物品进行清洁和消毒；

2)对医务人员和患者频繁接触的物体表面(如心电监护仪、微量输液泵、呼吸机等医疗器械的面板或旋钮表面、听诊器、计算机键盘和鼠标、电话、患者床栏杆和床头桌、门把手、水龙头、开关等)采用适宜的消毒剂进行擦拭、消毒；

3)被患者血液、体液污染时应当立即消毒；

4)出现多重耐药菌感染暴发或者疑似暴发时，应当增加清洁、消毒频次；

5)在多重耐药菌感染患者或定植患者诊疗过程中产生的医疗废物，应当按照医疗废物有关规定进行处置和管理。

(5)合理使用抗菌药物：应当认真落实抗菌药物临床合理使用

的有关规定,严格执行抗菌药物临床使用的基本原则,切实落实抗菌药物的分级管理,正确、合理地实施个体化抗菌药物给药方案,根据临床微生物检测结果,合理选择抗菌药物,严格执行围术期抗菌药物预防性使用的相关规定,避免因抗菌药物使用不当导致细菌耐药的发生。

(6)加强对多重耐药菌的监测:对多重耐药菌感染患者或定植高危患者要进行监测,应及时采集有关标本送检,必要时开展主动筛查,以及时发现、早期诊断多重耐药菌感染患者和定植患者。患者隔离期间要定期监测多重耐药菌感染情况,直至临床感染症状好转或治愈方可解除隔离。

6. 阜外经验

(1)重视医务人员手卫生,严格遵守无菌操作规程,加强清洁和消毒工作,严格实施隔离措施。

(2)对于危重症患者的抗感染处理,首先应去除感染灶(脓肿引流、更换导管及气管套管),留取标本送检,然后再进行抗感染处理。

(3)优化抗菌药物治疗策略,包括降阶梯治疗(最初经验性治疗"广覆盖"、明确病原学诊断后降级换用相对窄谱抗菌方案)、短程治疗(减少抗菌药物暴露时间,以减少耐药菌的选择)、优化药动学/药效学原则(减少细菌耐药性的产生)。

(刘亚欣　陈星伟)

第 3 章

心血管重症相关的特殊影像及检查

第 1 节 超声心动图和血管超声

一、超声心动图

1. 床旁超声的概念

（1）在床边进行超声检查，设备可以是掌上超声、便携式超声、小型台式超声，也可以把大型超声设备推至床边。

（2）即时超声的概念：即时超声（point of care ultrasound，POCUS）的概念，早在 2011 年《新英格兰医学杂志》刊发文章提出，并在 2014 年再次刊文强调临床医师及麻醉医师应该掌握这门技能，POCUS 不同于超声科医师所掌握的技能，其具有床旁、即时的特点，尤其适用于紧急临床状况下，号称临床医师的"可视化听诊器"。

2. 开展床旁超声的意义 急诊床旁超声不是超声科传统超声的简单模仿，而是急诊医师运用其独有的临床思维模式，借助超声影像技术，选择性地针对急危重症的快速评估，指导早期诊断和干预，是传统超声的补充和延伸。

3. 床旁超声的适用范围 ①患者行动不便，卧床，需要了解病情变化的；②重症监护室的患者；③介入导管室及手术室患者，需要术前再评估、术中监测。

4. 床旁超声心动图

（1）床旁超声心动图的常见适应证

1）卧床患者；

2）心衰患者；

3）循环不稳定患者;

4）术后患者留观期;

5）心包积液及胸腔积液的定量及定位;

6）发热患者,怀疑感染性心内膜炎。

（2）床旁超声心动图的声窗部位及常用切面

1）胸骨旁:胸骨旁左室长轴切面;胸骨旁大动脉短轴;二尖瓣口水平左室短轴切面;乳头肌水平左室短轴切面;心尖水平左室短轴。

2）心尖部:心尖四腔心切面;心尖二腔心切面;心尖三腔心切面。

3）胸骨上窝:主动脉弓长轴切面;左肺动脉导管切面。

4）剑突下:四腔心切面;双房切面;左室短轴右室流出道肺动脉长轴。

（3）床旁超声心动图的临床应用及优势:是心脏急重症工作中病情判断的重要手段,广泛应用于急诊的诊断及鉴别诊断。

1）在急性胸痛中诊断及鉴别诊断,鉴别主动脉夹层、急性冠脉综合征、胸膜炎、急性心包炎、主动脉窦瘤破裂、张力性气胸;

2）在急性左心衰病因诊断中,鉴别扩张型心肌病、心脏瓣膜病、急性心梗后并发症及爆发性心肌炎;

3）在右心衰病因诊断中,鉴别急性肺栓塞、限制型心肌病、致心律失常右室心肌病,右室心肌梗死、三尖瓣下移畸形、三尖瓣脱垂及肺动脉高压;

4）在心包积液诊断中,诊断及鉴别介入术后反应、外科术后、夹层破裂前兆、心梗后心脏破裂、急性心包炎;

5）介入及外科术后随访;

6）呼吸困难的鉴别诊断:急性左心衰、肺源性心脏病;

7）外科术后容量控制:低血压、血色素下降、心功能;

8）CPR评估;

9）急性心梗后并发症评估:急性左心衰、急性乳头肌功能不全、室间隔穿孔、心脏破裂。

（4）急诊中常见疾病的超声影像表现

1）主动脉夹层:主动脉内飘动内膜片、真假腔、主动脉壁局部新月形增厚,主动脉扩张、主动脉内异常回声。

2）急性冠脉综合征:室壁节段性运动减低或可能并发的乳头肌功能不全。评价节段性室壁运动情况:室壁运动不同步／不协调,运动幅度减低(收缩期室壁增厚率<30％,心内膜运动≤5mm)、消失(心内膜运动≤2mm)、矛盾运动、正常运动。

3)急性肺栓塞:急性右心扩大,三尖瓣反流、肺动脉压增高,右室扩大,室间隔平直,左室收缩期呈D型。

4)急性心包炎。

5)心包积液及填塞:定量及穿刺定位。

6)主动脉窦瘤破裂:主动脉窦与周边结构交通,持续性分流。

7)瓣膜赘生物:部位、数量、大小、穿孔、瓣膜毁损程度。

8)评价左室收缩功能:目测心功能:左室短轴向心运动,径线缩小,内径变化率 >50%,甚至排空,提示左室高动力状态;内径变化率 10%~25%,室壁增厚率 30%~50%,提示左室收缩功能中度减低;内径变化率 <10%,室壁增厚率 <30%,提示左室收缩功能重度减低;M型超声:可以快速测量左室 EF;双平面辛普森法测量左室EF,LVEF<50%,提示左室收缩功能减低。

9)左室容量评估:下腔静脉较瘪,二尖瓣乳头肌"亲吻征"提示左室容量不足,见于低血容量性休克。

10)各种休克的超声影像特点

低血容量休克:心脏收缩增强,心腔变小;下腔静脉、颈静脉塌陷;血管超声可发现主动脉瘤、主动脉夹层。

心源性休克:心源性休克可以出现在心肌病晚期、心肌梗死或者急性瓣膜衰竭的患者中。其典型的超声表现包括:心脏收缩减弱,心室腔扩大,下腔静脉、颈静脉扩张;可出现胸腔积液、腹腔积液。

梗阻性休克:通常由心脏压塞、张力性气胸或肺动脉栓塞导致。其典型超声特点包括:心脏收缩增强;中 - 大量心包积液,心脏压塞;右室壁塌陷;心脏血栓;下腔静脉、颈静脉扩张;肺滑行征消失(气胸)。

分布性休克:分布性休克是由于血管系统扩张,以致有效血容量不足以维持终末器官灌注。其典型病例是脓毒症休克。除此之外,还包括神经源性休克(脊髓损伤导致)、过敏性休克。其典型超声特点包括:心脏收缩亢进(脓毒症早期)或减弱(脓毒症晚期);下腔静脉正常或变窄(脓毒症早期);可出现胸腔积液和(或)腹腔积液。

11)心肺复苏:直接显示有无心脏运动,判断心搏骤停。在心肺复苏过程中,自主循环恢复的识别可以评估心肺复苏的效果和预后,可以早期识别引起心脏骤停的可治疗的可逆性原因,包括心脏压塞、低血容量、气胸、栓塞(肺栓塞)等,为早期纠正这些病因争取时机。

12)为急性胸痛患者的早期诊断和干预提供帮助。

13）围术期主要运用于两方面，一方面为引导穿刺，包括超声引导下神经阻滞、动静脉血管穿刺、组织（心包积液、腹腔积液、胸腔积液等）穿刺引流等。另一重要方面是围术期机体状态的实时监测，包括循环监测、呼吸功能的监测等。通过超声实时监测，及时发现问题，积极采取干预措施，同时通过超声监测结果反馈干预的治疗效果；评价膈肌功能。

14）超声引导定位的中心静脉置管及动静脉穿刺。

15）胸腔和腹腔积液的监测：急诊床旁超声心动图的阳性率较高，常在85％以上，诊断心血管疾病准确率也较高，检查用时及诊断用时相对较少，利于急性心血管疾病的快速诊断与早期干预治疗。床旁超声心动图为急危重症心血管疾病的诊断及治疗提供便捷、及时、安全、可靠的信息，也是监测病情变化、判断疗效和预后的重要工具，具有重要的临床应用价值。

16）人工心肺支持的监测和评估，包括心室辅助装置、体外膜肺氧合。

二、颈部血管超声

1. 概念　颈部血管超声包括颈动脉、椎动脉、颈内静脉、椎静脉的血管超声检查。

2. 适应证

（1）颈动脉及椎动脉超声检查适应证

1）合并脑血管病高危因素（高血压、高脂血症、糖尿病）的患者；合并脑卒中、短暂性脑缺血发作（TIA）、黑矇等神经症状的患者；颈部血管杂音或合并心脏杂音的患者或计划接受心血管手术的患者；

2）既往发现颈动脉狭窄病变者；

3）颈部介入操作史，颈部搏动性包块；

4）主动脉夹层的患者；

5）大动脉炎患者。

（2）颈内静脉超声检查适应证

1）颈内静脉置管患者；

2）颈部血管杂音。

3. 操作手法

（1）颈动脉检查手法

1）颈部横切，由锁骨上窝向上连续滑行扫查，显示颈动脉、颈静脉短轴截面，可以观察血管内中膜层次变化及血管腔内回声情况；

2）颈部纵切,沿血管长轴,可由内向外侧滑,显示颈动脉内径最大直径,近场及远场管壁平行,启动多普勒,可以显示腔内血流状态并矫正角度,进行流速及阻力指数的测量;

3）对颈动脉近心段及远段线阵探头观察不满意,或颈部组织较厚的,可以使用凸阵或相控阵探头探查,补充血流信息。

（2）椎动脉检查手法

1）颈动脉长轴基础上,向外侧滑动探头,一般可显示椎间隙声像图,椎体回声强,椎间隙可见椎静脉、椎动脉平行排列,椎静脉在前,多普勒有助于识别;

2）椎动脉颅内部分可由枕骨大孔处探查,采用相控阵探头;

3）逆行向下可追溯椎动脉起始段及锁骨下动脉。

4. 意义

（1）了解颈动脉是否存在动脉硬化及血管狭窄或闭塞;

（2）椎动脉有无狭窄或闭塞;

（3）颈静脉有无血栓、静脉置管血栓;

（4）夹层是否累及颈动脉;

（5）颈部血管杂音属性:血管狭窄或动静脉瘘,动脉瘤;

（6）是否存在椎动脉窃血。

5. 注意事项

（1）操作轻柔,避免压迫;

（2）尽量清晰显示颈动脉分叉及颈内动脉远端。

三、外周四肢动脉及静脉超声

1. 概念

（1）外周四肢动脉:上肢动脉包括锁骨下动脉、腋动脉、肱动脉、尺动脉、桡动脉。下肢动脉包括股总动脉、股深动脉、股浅动脉、腘动脉、胫前动脉、胫腓干、胫后动脉、足背动脉。

（2）外周四肢静脉:上肢静脉包括锁骨下静脉、腋静脉、肱静脉、肘静脉、尺静脉、桡静脉、贵要静脉及头静脉。下肢静脉包括股静脉、腘静脉、胫前静脉、胫后静脉、大隐静脉及小腿肌间静脉。

2. 适应证

（1）四肢的肿胀、疼痛;

（2）血管穿刺介入手术术后出现局部疼痛加剧、血管杂音、包块、搏动性包块、皮肤瘀斑或无脉;

（3）可疑肺栓塞患者;

（4）间歇性跛行患者；

（5）糖尿病患者；

（6）双上肢血压不对称、脉弱患者；

（7）起搏器植入、深静脉置管、PICC 置管患者。

3. 操作手法

（1）动脉检查讲究追根溯源，由近到远，或逆行由末端到近心段，横切及纵切扫查，注意管壁及血流频谱变化；

（2）静脉检查采用间断按压探头，探头加压管腔消失，解除压力管腔回复。挤压远端血管，近端回心血量增加；直立位或屏气动作，下肢静脉血管充盈，静脉瓣关闭，反之解除压力，静脉回流增加。

4. 意义

（1）可以诊断动脉硬化及程度，有无狭窄；

（2）诊断动脉内血栓、闭塞及侧支情况；

（3）诊断静脉内血栓及闭塞后再通情况；

（4）评价静脉瓣功能；

（5）穿刺并发症：皮下血肿、假性动脉瘤、动静脉瘘；

（6）监测引导动静脉瘘及假性动脉瘤的治疗：局部压迫或注入凝血酶。

5. 注意事项

（1）血管检查动作要轻柔，压力过大动脉壁也可压瘪；

（2）高度怀疑静脉内新鲜血栓的，尽量避免压迫。

四、肾动脉超声

1. 概念　评价肾动脉有无狭窄、肾内血流分布情况及移植肾评估。

2. 适应证

（1）高血压患者排除肾血管性高血压；

（2）肾动脉狭窄；

（3）肾动脉病变治疗效果评价；

（4）移植肾评估。

3. 手法

（1）腹主动脉评价：纵切评价腹主动脉结构，测量血流频谱流速；

（2）肾动脉肾外段血管评价：腹正中横切显示肾动脉主干及开口，冠状面横切或肋缘下横切扫查。

4. 意义

（1）排除肾血管性高血压；

（2）肾动脉狭窄疗效评估；

（3）休克或低血压状态下肾灌注情况的评估；

（4）移植肾的灌注，是否排异反应；

（5）肾动静脉瘘诊断。

五、腹部大血管超声

	腹主动脉及髂动脉	下腔静脉及髂静脉
适应证	腹痛，高度怀疑主动脉夹层	肺栓塞
	腹部搏动性包块	下肢肿胀
	既往主动脉夹层	右心衰竭
	既往腹主动脉瘤	肺动脉高压
	主动脉手术史或创伤史	下腔静脉滤器
	股动脉脉弱或频谱异常	外科术后患者
		长期卧床
意义	腹主动脉夹层并累及髂动脉	下腔及髂静脉血栓
	腹主动脉瘤	布加综合征
	大动脉炎累及主动脉	髂静脉狭窄
	腹主动脉、髂动脉狭窄	指导补液
	髂动静脉瘘	估测右房压力及右心功能

（江 勇）

第2节 心脏磁共振

心脏磁共振成像（cardiac magnetic resonance imaging，CMR）是评估心脏、纵隔、胸膜及胸壁疾病的一项重要工具，其优势包括：具有良好的时间、空间和软组织分辨率，大视野多平面显像的能力，对血流敏感及无电离辐射。基于上述特点，使其能在心脏形态、功能、心肌活性及分子成像中发挥真正的一站式（one-stop-shop）检查作用。

一、基 本 原 理

CMR 是通过对静磁场中的人体施加某种特定频率的射频（radiofrequency，RF）脉冲，使人体组织中的氢质子受到激励而发生磁共振现象，当终止射频脉冲后，质子在弛豫过程中感应出 MR 信号，经过对 MR 信号的接收、空间编码和图像重建等处理过程，即产生 MR 图像。人体内氢核丰富，而且用它进行磁共振成像效果最好，因此目前 CMR 常规用氢核来成像。

二、适 应 证

1. 冠状动脉粥样硬化性心脏病（急、慢性心肌梗死）及心肌缺血治疗（如冠脉搭桥术、血管成形术及溶栓治疗）效果的评价；

2. 心肌病的诊断与鉴别诊断；

3. 瓣膜病、心包病变及心肌炎性病变；

4. 各种先天性心脏病；

5. 心脏肿瘤的诊断与鉴别诊断；

6. 大血管疾患。

三、禁 忌 证

安装有心脏起搏器或除颤装置（ICD）植入的患者，胸腔内有金属异物存留者、动脉瘤手术或其他术后大血管上有金属夹者，心室辅助装置和主动脉内球囊反搏泵等禁忌行 CMR 检查的状态。

四、操作准备及步骤

1. 磁共振兼容的监护仪　危重患者及麻醉患者需监测血压、心律、心率、呼吸及血氧饱和度；

2. MR 设备　确定机器状态正常，无影响扫描的错误信息提示；

3. ECG 门控设备　按规定贴好电极片；

4. 磁共振兼容高压注射器　确定机器状态正常；

5. 对比剂增强扫描　建议使用 20G 及以上的动脉留置针，不推荐使用 24G 的静脉留置针（头皮针）；

6. 急救药品　包括常规准备（β 受体阻滞药、硝酸甘油、氨茶碱）及急救包（全套急救药品）。

五、常规扫描方案

1. 黑血序列　TSE（T1WI，T2WI，T1WI+FS，T2WI+FS）、IR-TSE、HASTE；

2. 亮血序列　GRE、FLASH（SPGR）、Turbo FLASH、TrueFISP；

3. 电影序列   GRE、FLASH、TrueFISP；

4. 心肌灌注序列   Turbo FLASH、TSENSE-EPI-GRE；

5. 对比剂延迟强化序列   PSIR Turbo FLASH T1WI、PSIR TrueFISP T1WI；

6. 血流测定（Flow）   Phase-contrast Cine。

六、结果判读及检查意义

1. 正常心脏大血管图像

（1）心脏形态：右心房横轴位呈不规则四边形，右心耳呈宽基底的三角形。左心房呈长方形，左心耳呈管状。右心室呈三角形，内壁粗糙，肌小梁粗大。左心室呈类圆形，内壁光滑，肌小梁纤细。

（2）信号特点：①心肌呈均匀中等信号，与胸壁信号强度相似。乳头肌呈条带状中等信号。左心室心肌的收缩期厚度比舒张期增加 30% 以上。②心腔呈无或极低信号。③房间隔与瓣膜呈线状中等信号，略低于心肌。④心外膜脂肪和心内膜分别呈线状高信号和较高信号。⑤心包 T1WI、T2WI 上均呈弧线状低信号，心包腔在舒张期的厚度约为 0.5~1.2mm。大血管及冠状动脉血管呈圆形或管状无或低信号。根据横断面扫描的数据，应用多种后处理软件可重建出冠状动脉、肺动脉的二维及三维图像。正常人的 CMR 图像（图 3-1）显示左心室心肌清晰，信号分布均匀，静息时右心室通常不显影，心房亦不显影。

2. 异常征象

（1）心脏异常

1）心肌异常：①心肌薄厚改变：肥厚型心肌病时显示非对称性心肌肥厚，心肌梗死患者心肌局部变薄及室壁瘤形成。②心肌的信号改变：急性缺血时，局部心肌含水量增加，T2WI 信号增高。心肌缺血性损害，心肌纤维由结缔组织取代，表现为心肌信号 T2WI 降低。心肌信号中断时提示房、室间隔缺损。③心肌运动异常：心肌梗死时局部心肌运动反常，运动消失。

2）心腔异常：①心腔大小的改变：显示心腔的扩张或缩小，室壁瘤时心腔局部向外扩张；②心腔内密度或信号的改变：新鲜附壁血栓在 T1WI 上呈中高信号，T2WI 信号强度不变，陈旧附壁血栓在 T1WI 上呈中等信号，T2WI 信号高于心肌。黏液瘤在 T1WI 呈中等强度信号，在 T2WI 呈中等强度高信号。

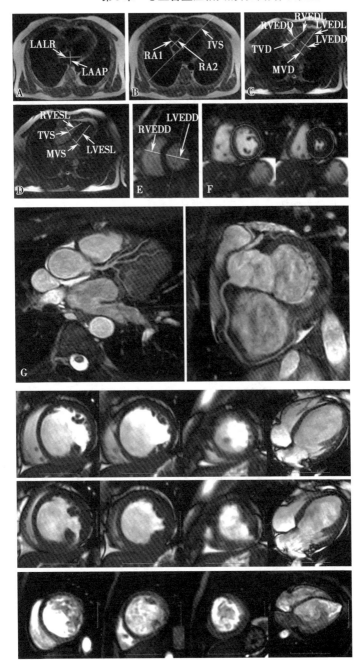

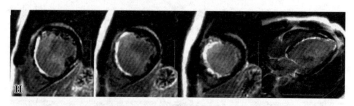

图3-1 正常人的心脏 MRI 图像

A. 黑血（HASTE）序列左心房横截面图。LAPP：左心房前后径；LALR：左心房左右径

B. HASTE 序列右心房轴面图。RA1：右心房径线1（垂直于房间隔）；RA2：右心房径线2（垂直于三尖瓣口）；IVS：室间隔，长虚线为房间隔参考线，短虚线为三尖瓣口参考线

C. 真实稳态自由进动（TrueFISP）序列标准心室长轴舒张末期四腔心切面。TVD：舒张末三尖瓣口径；MVD：舒张末二尖瓣口径；LVEDL：四腔心切面舒张末左心室长轴径；RVEDL：四腔心切面舒张末右心室长轴径；LVEDD：四腔心切面舒张末左心室断轴径；RVEDD：四腔心切面舒张末右心室断轴径

D. TrueFISP 序列标准心室收缩末期长轴四腔心切面。TVS：收缩末期三尖瓣口径；MVS：舒张末期二尖瓣口径；LVESL：四腔心切面收缩末期左心室长轴径；RVESL：四腔心切面收缩末期右心室长轴径

E. 舒张末心室短轴最大切面 TrueFISP 电影图。长虚线为通过前后组乳头肌连线；LVEDD 径线垂直于该虚线；RVEDD 则在 LVEDD 径线的延长线方向上

F. 左右心功能分析示意图，分别勾画左右心室在舒张末期（左图）及收缩末期（右图）心内膜及心外膜边界，其中室间隔分别计算入左右心室心肌质量中

G. 正常全心冠状动脉成像

H. 冠心病 MRI。第1、2排图像左室舒张期及收缩期短轴及四腔位电影示左室前间隔及毗邻前壁远段、下侧壁中远段、心尖部室壁变薄，运动明显减弱；第3排图像首过灌注示上述变薄区域可见灌注减低；第4排图像上述区域可见明显近透壁性及部分透壁性强化

（2）心包异常

1）心包缺损：心包壁层缺如，心包外脂肪层消失，有时可见心脏自缺损突出并成角。

2）心包积液：浆液性积液、渗出液、积血的 T1WI 分别为均匀低信号、不均匀高信号、中高信号。心包积液在 T2WI 多呈高信号。

3）心包增厚和钙化：表现为心包脏、壁层界限不清，心包腔不规则，T1WI 为中、低信号，但钙化难以显示。

4）心包肿块：表现为心包肿块伴有心包增厚、积液。常见于心包间皮瘤。

3. 大血管异常

（1）位置异常：右位主动脉弓、左上腔静脉等。

（2）管腔异常：CMR 可直接测量动脉壁、瘤壁的厚度并显示附壁血栓。①主动脉瘤时管腔内径增大；主动脉缩窄时内径变小。②主动脉夹层表现为动脉中层出现假腔，内膜有破口，内膜片移位；③信号异常；④大血管近瓣膜处信号改变提示局部有反流，GRE 序列表现为血池亮白信号内的低信号；⑤主动脉夹层真、假腔内血流速度不同可出现信号差异；⑥腔静脉的瘤栓可致管腔内出现异常软组织信号。

七、并发症及处理

磁共振增强扫描最主要的并发症是造影剂的过敏反应，依据表现症状的不同可分为轻、中、重 3 种。轻度反应主要为面色潮红、头晕、头痛、恶心、呕吐、眼结膜充血、局部荨麻疹等。中度反应主要有胸闷、呼吸急促、声嘶、血压升高或降低、全身荨麻疹、轻度颜面部及喉头水肿、胸腹部疼痛等。重度反应较罕见，除具有以上两种症状外，还可同时出现惊厥、重度喉头水肿或支气管痉挛、突然意识丧失、大小便失禁、晕倒、昏迷、休克等。此类反应严重危及生命，需立即采取紧急抢救措施。

1. 轻度副反应的处理　使患者安静休息，吸入新鲜空气或低流量给氧；观察病情进展；大量饮水，口服抗组胺药物：扑尔敏或苯海拉明；静脉注射地塞米松 10mg。

2. 中度副反应的处理　无高血压、心脏病、甲亢者：肾上腺素 0.3~0.5mg，皮下注射；静注地塞米松 10~20mg 或氢化考的松 50mg；5%~10% 葡萄糖盐水 100ml+ 氢化考的松 100mg 静脉滴注；给氧；喉头水肿者：加用地塞米松 5mg、肾上腺素 1mg 做喉头喷雾。

3. 重度毒副反应的处理

（1）一般处理：即刻平卧位，松解裤带、领带等；呼吸困难者，适当抬高上半身；意识丧失者，头侧位，抬起下颌，以防舌根后坠堵塞气道；吸氧；清除口、鼻、咽、气管分泌物。

（2）抗过敏、抗休克药物治疗：首选 0.1% 肾上腺素 0.5~1mg 立即肌内或皮下注射；严重者可用 0.5ml+50%GS 40ml 静脉注射；如以上处理无效,可3~5分钟后重复注射肾上腺素;糖皮质激素:地塞米松5~10mg或氢化可的松200~300mg+5%~10%葡萄糖500ml静脉滴注。钙制剂:10%葡萄糖酸钙10~20ml缓慢静脉注射;升压药:阿拉明20~60mg+5%~10%葡萄糖500ml静脉滴注;中分子或低分子右旋糖酐或平衡盐水;补充血容量:先500~1000ml/30~50分钟内注入,以后酌情补充,注意并发肺水肿可能。

(3)其他紧急处理:心脏骤停:立即心脏按压;严重喉头水肿:气管切开术;无法缓解的气管痉挛:气管插管或辅助人工呼吸;防治并发的肺水肿、脑水肿、心脏骤停、代谢性酸中毒等。一旦发生造影剂过敏反应,扫描医师应立即配合护士抢救,首先通知最近的具备抢救能力的科室,援助抢救,准确告知发生过敏地点,同时告知手术麻醉科配合抢救,完成以上任务后主动配合护士给予患者吸氧,对心脏骤停的患者给予心脏按压。

八、注意事项

1. 磁共振无论开机与否,均存在高强度磁场。故任何非磁共振兼容金属器械,包括普通检查床、金属担架、金属轮椅、听诊器、手术器械、除颤器、微量泵、球囊反搏器等其他铁磁性物质均严禁带入检查室。

2. 大多数冠脉支架及外周血管支架都是弱磁性或非磁性的。支架植入6~8周后可因周边组织的生长覆盖而牢固固定于血管壁内,保护其在磁共振检查中不发生移位。

3. 心脏外科手术中的胸骨固定钢丝及大多数的心脏瓣膜及人工成型环行磁共振检查是安全的。包括封堵伞、左心耳封堵器、下腔静脉滤器、栓塞弹簧栓等基本都是无磁性的。

4. 目前临床常用的行心肌灌注和血管造影时的磁共振对比剂为钆离子的螯合物,其对于严重肾功能不全患者可能会引起肾系统性纤维化(NSF),因此对于该类患者需行增强磁共振检查前应充分评估其安全性。

(兰　天)

第3节　心肌灌注显像

心肌灌注显像是心肌显像中最常用的一种,也是核心脏病学中最重要的检查方法。根据患者的检查是在运动或药物负荷状况下还是在静息状态下进行的,可分为运动负荷心肌灌注显像、药物负荷心肌灌注显像、静息心肌灌注显像。心肌灌注显像最有价值的临床应用是与负荷试验相结合评价缺血性心肌病。对于不能耐受负荷试验的患者,静息心肌灌注显像可以提供静息状态下的心肌血流灌注情况。

一、基 本 原 理

利用正常或有功能的心肌细胞选择性摄取某些碱性阳离子或核素标记化合物的作用,应用 γ 照相机进行心肌平面显像或 SPECT(单光子发射计算机断层显像)行断层显像,可使正常或有功能的心肌显影,而坏死的心肌以及缺血心肌则不显影(缺损)或影像变淡(稀疏),从而达到诊断心肌疾病和了解心肌供血情况的目的。由于心肌局部放射性药物的蓄积量与局部心肌血流量(myocardium blood flow)成比例关系,而且心肌细胞摄取心肌灌注显像剂依赖于心肌细胞本身功能或活性,因此,心肌灌注显像图除能准确反映心肌局部的血流情况外,心肌对显像剂的摄取也是反映心肌细胞存活与活性(viability)的重要标志。

二、适 应 证

1. 估计心肌细胞活性;

2. 急性缺血综合征的评价:心肌顿抑与心肌梗死后可挽救心肌的估计;

3. 心肌缺血治疗(如冠脉搭桥术、血管成形术及溶栓治疗)效果的评价;

4. 心肌病和心肌炎的辅助诊断等。

三、显 像 剂

理想的心肌灌注显像剂应具备的条件:①首次通过(first pass)心肌组织的摄取率高;②不受其他药物的影响;③心肌的摄取量与局部心肌血流量呈正比关系。目前用于心肌灌注显像的药物较多,常用的有两类:一类是单光子发射显像的药物,如 ^{201}Tl 和 ^{99m}Tc- 甲氧基异丁基异腈(^{99m}Tc-sestamibi, ^{99m}Tc-MIBI)等;另一类为正电子发射显像的心肌灌注显像药物,如 ^{13}N-NH3、^{82}Rb 和 ^{15}O-H$_2$O 等。不同的显像剂其生物学特性、显像方法及临床价值有一定差别。

目前作为 SPECT 心肌灌注显像的显像剂，^{99m}Tc 标记化合物是目前应用最广泛的心肌灌注显像剂。阜外医院核医学科静息心肌灌注显像使用的显像剂为 ^{99m}Tc-MIBI，^{99m}Tc-MIBI 发射 140keV 的 γ 射线，物理半衰期为 6 小时，具有合适的物理特性和较低的辐射吸收剂量，故允许给予较大的剂量。在注射显像剂后 1~2 小时的常规显像时间内，该显像剂的结合是相对牢固的，半清除时间大于 5 小时，而没有明显的再分布现象，因此，注射显像剂后几小时内的显像仍然反映注射当时的心肌血流分布。该显像剂主要从肝胆和肾脏排出，故胆囊的显影有时会干扰心肌显像。

四、显 像 方 法

1. SPECT 心肌灌注显像　①静息状态下，静脉注射 ^{99m}Tc-MIBI 740 MBq（20mCi）；②嘱患者在注射 ^{99m}Tc-MIBI 后 30 分钟喝 250~500ml 牛奶或吃两个油炸鸡蛋；③注射 ^{99m}Tc-MIBI 后 60~90 分钟行静息心肌 SPECT 显像。SPECT 心肌显像可以三维地显示心肌，减少了心内及心外的组织重叠，因而图像清晰，各室壁分界明确，提高了心肌灌注显像对冠心病诊断的准确性。

2. 门控 SPECT 心肌灌注显像　门控心肌灌注显像是以心电图 R 波触发采集不同心动周期时段的心肌灌注图像。通常将一个心动周期分为 8~10 个时段。将每个心动周期相应时段的放射性计数叠加起来，形成收缩期、舒张期不同时段的心肌灌注图像，利用电影显示、半定量方法，可同时观察心肌灌注、左心室室壁运动，并可测量左心室收缩功能及室壁收缩同步性。

五、结果判读及检查意义

1. 正常图像　心肌断层图像从短轴、水平长轴和垂直长轴三个断面综合全面分析，观察内容主要包括心肌显影质量、心脏大小、形态、放射性分布等。分析时应注意正常的生理变异，如室间隔膜部，正常不含心肌组织，因此在室间隔膜部出现放射性分布缺损是属于正常现象。其次还应注意组织衰减，如女性患者的乳房对左心室前壁的影响，横膈对下壁的影响，由于组织衰减出现局部的放射性分布稀疏，并非病理现象。正常人的心肌灌注图像（图 3-2）显示左心室心肌清晰，放射性分布均匀，静息时右心室通常不显影，心房不显影。

2. 异常图像及解释　临床上常将静息时心肌显像图像与负荷

试验后的显像对比分析，并根据放射性分布缺损的类型不同，分为可逆性缺损、部分可逆性缺损、固定缺损。单纯静息心肌灌注显像没有进行负荷试验，没办法显示可逆性缺损和部分可逆性缺损，只能显示固定缺损，见于以下情况：①梗死心肌，局部心肌为纤维瘢痕替代，心肌灌注显像表现为固定放射性缺损（图 3-3）；②冬眠心肌，冬眠心肌为灌注受损但存活的心肌，在静息灌注显像中也表现为固定缺损，需要通过 PET 心肌代谢显像方法进行鉴别诊断。因此，固定缺损不能简单地诊断为心肌梗死，应全面综合分析。

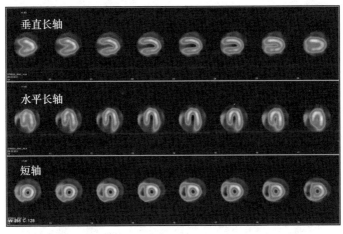

图 3-2　正常 SPECT 心肌灌注显像

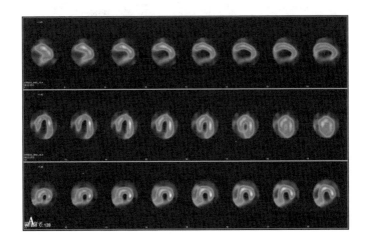

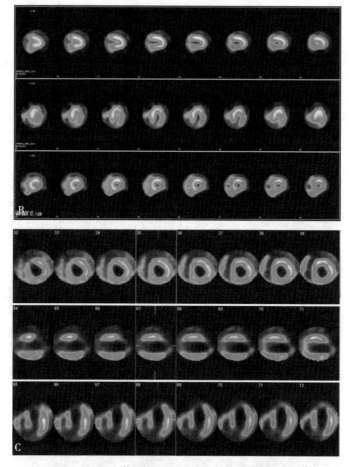

图 3-3 静息 ^{99m}Tc-MIBI SPECT 心肌灌注显像，不同部位心肌梗死所致的血流灌注受损
A. 下壁心肌血流灌注受损；B. 侧壁心肌血流灌注受损；
C. 心尖部、前壁心尖段、间隔部心肌血流灌注受损

临床应用于急性心肌梗死患者梗死部位、范围的评价；既往无明确心肌梗死病史，心电图提示异常 Q 波患者的心肌梗死诊断；结合 PET/CT 心肌葡萄糖代谢显像，评价心肌存活情况。

六、注 意 事 项

心功能差,需要限制入量的患者,注射显像剂后可以用两个油炸鸡蛋代替 500ml 牛奶促进肝脏内显像剂的代谢,从而提高图像质量。

(孙晓昕)

第 4 节　PET/CT 心肌代谢显像

正电子发射型计算机断层显像(PET)与检测单光子的 SPECT 不同,主要用来检测发射正电子的核素,如 ^{11}C、^{13}N、^{18}F 等,由于这些核素是组成人体组织的元素,故可标记人体所需的代谢底物,如葡萄糖、脂肪酸、氨基酸等。在不同条件下应用相应的标记药物进行代谢显像,了解心肌的代谢状态,从而用于心脏疾病的诊断和心肌细胞存活的判断。PET/CT 则可通过 CT 进行透射扫描和衰减校正,提高检查速度,并且进行解剖定位。

一、基 本 原 理

葡萄糖是心肌工作的重要能量来源物质,用 ^{18}F 标记的脱氧葡萄糖(^{18}F-deoxyglucose,^{18}F-FDG)是当前最常用和最重要的葡萄糖代谢显像剂。心肌葡萄糖代谢显像的独特之处在于能定量代谢过程。^{18}F-FDG 的结构类似于葡萄糖,与葡萄糖不同的是,在己糖激酶作用下经磷酸化后,不再参与进一步的代谢过程,而滞留在心肌细胞内,因此可以应用 PET 进行心肌代谢显像。

二、适 应 证

1. 估计心肌细胞活性;
2. 急性缺血综合征的评价:心肌顿抑与心肌梗死后可挽救心肌的估计;
3. 心肌缺血治疗(如冠脉搭桥术、血管成形术及溶栓治疗)效果的评价;
4. 心肌病和心肌炎的辅助诊断等。

三、显 像 剂

^{18}F-FDG 由加速器生成,半衰期为 110 分钟,是应用最广泛的

心肌葡萄糖代谢显像剂。葡萄糖和脂肪酸是心肌细胞代谢的重要能量底物。在正常情况下，心脏的主要能量代谢底物为脂肪酸，但当各种原因引起血浆脂肪酸浓度降低时，葡萄糖的氧化利用则成为心脏的主要能量来源。正常人禁食状态下，脂肪酸是心脏的主要能量来源，心肌摄取 ^{18}F-FDG 减少，显像不清，而脂肪酸代谢显像则清晰；在葡萄糖负荷下（进餐后），血浆葡萄糖和胰岛素水平上升，血浆脂肪酸水平减低，则心脏主要利用葡萄糖作为能源物质，因此，心肌葡萄糖代谢显像清晰。禁食和运动状态下，缺血心肌可摄取 ^{18}F-FDG，而正常和坏死心肌则不摄取。而在葡萄糖负荷下，正常和缺血心肌都摄取 ^{18}F-FDG。

四、显 像 方 法

1. 注射显像剂前禁食至少 12 小时，检查前避免服用咖啡类饮料，测定空腹血葡萄糖水平，若 <8.3mmol/L（150mg/dl），患者口服葡萄糖 20~50g；如糖尿病患者血糖水平较高，可用胰岛素将血糖控制在 6.66~8.88mmol/L（120~160mg/dl），有利于提高血浆葡萄糖浓度和胰岛素水平，促使心肌充分摄取 ^{18}F-FDG。

2. 注射 ^{18}F-FDG（5~10mCi），60 分钟后进行图像采集。

3. 先进行 CT 透射扫描和衰减校正，通过预扫描确定心脏位置和扫描范围。随后进行 PET 采集，三维模式采集，扫描时间 10~15 分钟。

4. PET 采集的原始数据用有序子集最大期望值迭代（OSEM）法重建，心脏断层重建获得短轴、水平长轴和垂直长轴图像。

五、结果判读及检查意义

临床上，[18]F-FDG 心肌葡萄糖代谢一般与静息心肌灌注显像结合应用。在心肌灌注减低节段，葡萄糖负荷后 ^{18}F-FDG PET/CT 显像显示相应节段 ^{18}F-FDG 摄取正常或相对增加（灌注 - 代谢不匹配，图3-4)，提示心肌缺血但仍然存活；反之，相应节段 ^{18}F-FDG 摄取减低和血流灌注呈固定缺损（灌注 - 代谢匹配，图3-5)提示心肌细胞没有活性。在缺血过程中，能量的产生由游离脂肪酸的氧化转变为葡萄糖，葡萄糖成为心脏能量的主要来源，故其葡萄糖利用率增加，缺血区 ^{18}F-FDG 摄取增高。而在不可逆损伤的心肌节段，组织中葡萄糖的利用与血流量呈平行性降低，因而，[18]F-FDG 显像可有效地鉴别低血流灌注状态但仍存活的冬眠心肌组织与不可逆性损害的心肌组织。

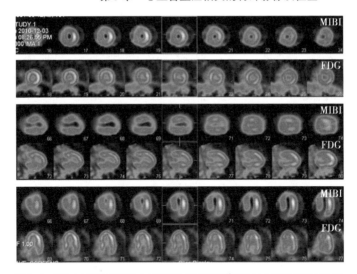

图 3-4 ^{99m}Tc-MIBI 静息心肌灌注 SPECT/^{18}F-FDG 代谢 PET 显像
显示：左心室前壁、心尖心肌灌注 - 代谢不匹配，表明心肌存活

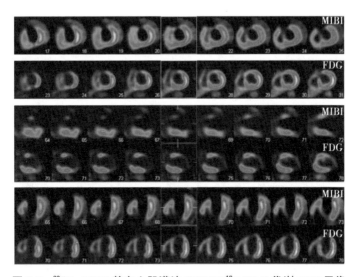

图 3-5 ^{99m}Tc-MIBI 静息心肌灌注 SPECT/^{18}F-FDG 代谢 PET 显像
显示：左心室心尖部、前壁、间隔部、下壁心尖段和中段、侧壁心尖
段灌注 - 代谢匹配，表明心肌无存活

心肌梗死心室功能受损的患者,在进行冠状动脉血管重建术前,判断心肌存活非常必要。如果局部有明显的存活心肌,进行冠状动脉血管重建手术后,可明显改善冠心病患者心脏的局部、整体功能及长期预后,这类患者适合行冠状动脉再血管化手术。如果梗死部位无存活心肌或极少量的存活心肌,手术的危险性很大,术后心脏功能得不到改善,患者的预后差,该类患者不适合进行再血管化手术。

六、注 意 事 项

1. 糖尿病患者,即使在常规胰岛素或口服降糖药的情况下,在有或无葡萄糖负荷时存活心肌都可能出现不摄取 FDG 的现象。在注射 ^{18}F-FDG 前 2 小时,口服阿昔莫司(氧甲吡嗪)的方法可改善大部分糖尿病患者心肌显像的图像质量。

2. 急性心肌梗死早期,梗死心肌部位也可摄取 FDG。近期的研究显示,在空腹 ^{18}F-FDG PET 显像中,心肌梗死部位摄取 ^{8}F-FDG 是心肌损伤的炎症反应。

因此,心肌存活的判断最好结合患者心肌血流灌注显像(如 ^{99m}Tc-MIBI SPECT)综合分析。另外,在急性心肌梗死早期不适宜进行 ^{18}F-FDG PET-CT 心肌存活评价。

(孙晓昕)

第5节 肺动脉和肺部CT

一、概 念

肺血管 CT 检查包括肺部 CT 平扫、肺动脉增强 CT 扫描,胸部 CT 平扫可根据原始图像重建出最小间隔层厚的肺窗及软组织窗图像,可以对肺部原发病变进行诊断,包括肺气肿、肺大疱、间质性肺部疾患,支气管扩张,对肺源性心脏病的诊断意义重大。此外,还可明确有无纵隔淋巴结增大、胸腔积液等。对肺部肿瘤、纤维性纵隔炎等也有很高的诊断价值。肺动脉增强 CT 扫描包括肺动脉期、主动脉期两期扫描,对肺动脉管壁及管腔内的评价有独特优势,可以确诊急性、慢性肺动脉血栓栓塞,对于肺动脉高压的病因提供很高的鉴别诊断价值。此外,该检查在区分肺动脉肿瘤与血栓方面也有诊断价值。

二、适 应 证

1. 临床高度怀疑肺栓塞的患者，明确有无肺栓塞；

2. 肺动脉高压的患者，明确病因诊断；

3. 胸片提示两肺血不对称的患者，需要明确先天性或后天性肺血管疾患的情况；

4. 右心系统或肺动脉肿瘤；

5. 肺动静脉瘘的确诊。

三、禁 忌 证

1. 既往有严重的对比剂过敏反应史；

2. 不能配合扫描和屏气的患者；

3. 怀孕期妇女，育龄妇女需要明确没有怀孕；

4. 临床生命体征不稳定；

5. 严重的肾功能不全。

因肺栓塞是威胁生命的急症，因此，为指导下一步的治疗，临床医师与患者应在检查的禁忌证与临床需要二者之间进行权衡，做出选择。

四、操作准备及步骤

1. 操作前准备

（1）肾功能不全的患者需要提供近 1 个月内血清的肌酐水平，评估肾小球滤过率（GFR）。GFR<60%，则为相对禁忌证；GFR<30%，则为禁忌证。

（2）签署知情同意书。

2. 操作步骤

（1）扫描范围：从肺尖至膈肌。

（2）主要参数：以飞利浦 128 排 CT 为例，管电压 100kV，管电流自动调节，螺距 0.984，准直 0.625×128，准直宽度为 2.5mm，重建层厚 0.625mm，视野（FOV）为 25cm，矩阵 512×512。

（3）对比剂：对比剂浓度 370mgI/ml，采用单筒高压注射器团注，流率 4.0~5.0ml/s，对比剂注射总量 70~90ml。

（4）扫描方案、

1）先行肺部 CT 平扫；

2）进行肺动脉增强 CT 扫描，增强扫描采用对比剂跟踪技术，监测层面设定在上腔静脉入右房的层面，ROI（感兴趣区）设定为上腔静脉，触发阈值定义为100Hu。采用双期扫描：第一期为肺动脉期扫描，第二期为主动脉期扫描，双期扫描的范围一致。

五、结果判读

1. 肺栓塞

（1）肺部CT平扫：急性或慢性肺栓塞可见以下改变：

1）肺组织密度呈"马赛克"样改变，局限性的血管纹理分布不均或稀疏，在肺窗能观察到肺内密度不均匀。

2）肺梗死灶形成，急性期以胸膜为基底的楔形实变，尖端与供血肺动脉相连，周围为磨玻璃样渗出，有时可见支气管充气征；慢性期肺梗死可表现为空洞、陈旧索条等。

3）胸腔积液。

（2）肺动脉增强CT扫描

1）肺动脉期扫描：急性或慢性肺栓塞肺动脉腔内均可见充盈缺损，充盈缺损的位置及形态是区分二者的重要鉴别点，见图3-6 表3-1是急慢性肺栓塞的CT诊断及鉴别要点。二者均可出现继发右心房室增大，肺动脉高压的改变，一般慢性肺栓塞的患者由于病程长，肺动脉高压改变更为显著，右心房室增大的基础上，会有右室心肌肥厚。注意急性肺栓塞的患者如同时伴有卵圆孔未闭或房间隔缺损，需要明确有无矛盾性栓塞。

2）主动脉期扫描：急性肺栓塞无体肺侧支血管形成，慢性肺栓塞会有丰富的体肺侧支形成。上述二者区别详见表3-1。

当急性肺栓塞患者出现右心室功能障碍时，舒张期横轴位测量左、右心室腔最宽处内径，RV/LV>1。肺灌注缺损面积与右心室功能障碍有一定正相关。血栓负荷的评估：肺栓塞负荷可以通过多种评分方法进行评估，根据肺动脉增强CT检查测定的Qanadli肺动脉栓塞指数和Mastora肺动脉栓塞指数是评价肺血栓负荷及其对血流动力学影响的常用参数。

2. 肺动脉高压查因　肺动脉高压的患者进行肺动脉CT检查的最大的价值是用于寻找肺动脉高压的原因，帮助临床进行鉴别诊断（肺实质疾病、先天性心脏病、左心系统疾病，慢性血栓性疾病等），并评估右心室大小及右室壁增厚情况，从而间接估测肺动脉压力情况。

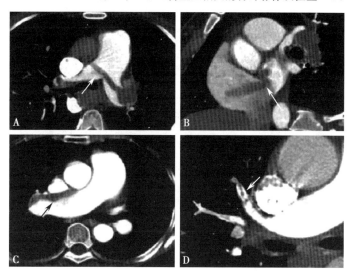

图 3-6　急、慢性肺栓塞 CT 征象

A、B：急性肺栓塞，A 图血栓位于主肺动脉及左右肺动脉主干腔内，并可见"马鞍征"骑跨于主肺动脉分叉处；B 图血栓通过未闭的卵圆孔骑跨于双房之间（白箭），矛盾性栓塞，提示病情的危险；C、D：慢性肺栓塞，C 图病变位于右肺动脉主干前壁，呈条形附壁充盈缺损（黑箭），D 图示右肺上叶肺动脉腔内多不规则条线状充盈缺损，慢性病变（白箭）

表 3-1　急 / 慢性肺栓塞的 CT 诊断及鉴别要点

	急性（亚急性）肺栓塞	慢性肺栓塞（CTEPH）
病程	2 周之内（2 周~3 个月）	3~6 个月（>6 个月）
肺动脉充盈缺损	充盈缺损、蓬松、球形管腔（血管无收缩）	新月形、附壁偏心、机化条带 - 网状、血栓钙化、梗阻再通、血管床闭塞为主
马赛克征	有	有
肺梗死	楔形实变	空洞形成、陈旧条索、结节灶、空洞形成、钙化
小支气管扩张	无	有
侧支循环	无	多见

	急性（亚急性）肺栓塞	慢性肺栓塞（CTEPH）
肺动脉高压	取决于病变范围、程度、时间	取决于病变不同程度及病程：慢性血栓栓塞性肺动脉高压
右心增大	取决于栓塞范围、程度、时间	不同程度右心衰，取决于：病程、肺动脉高压程度

（1）肺部 CT 平扫：①可观察肺实质情况，明确有无间质性改变，获取引起肺源性心脏病的常见病因，如有无肺气肿及慢性支气管炎改变、有无支气管扩张等。②观察有无肺水肿的征象，间隔线有无增厚，如 Kerley B 线，间接了解左心系统的功能。③此外，肺小静脉闭塞症和肺毛细血管瘤病的患者应用肺动脉高压靶向药物治疗后，出现肺内多发渗出，类似于肺水肿的改变，同时肺内胸膜下间质性改变，可提示上述两种罕见疾病的可能，提供鉴别诊断的价值。

（2）肺动脉期扫描：肺动脉高压在增强 CT 横断面图像上的表现主要是：①主肺动脉及左右肺动脉主干扩张，主肺动脉与同水平升主动脉直径比≥1，外围分支纤细，呈残根征。②舒张期横轴位测量左、右心室腔最宽处内径，右心室横径与左心室横径之比大于 1。③右心室游离壁厚度 >4mm。④室间隔平直或凸向左心室侧。⑤右心房增大，上、下腔静脉扩张。右心功能不全可有胸腔积液、腹水等表现。

（3）主动脉期扫描：①可明确有无左向右分流性先天性心脏病，如房间隔缺损、室间隔缺损、动脉导管未闭等。②测量心脏各房室腔大小，大致了解左心功能，除外左心系统相关的肺动脉高压。此外还可观察心脏瓣膜情况，除外二尖瓣病变引起的继发肺循环高压。

肺动脉高压可以是多种肺血管、心血管疾病的共同转归，因此及早对患者进行病因学分析和临床分类是关键。特发性肺动脉高压是排除诊断，临床上，排除已知的肺动脉高压常见病因，如结缔组织病、肺血栓栓塞症、先心病、瓣膜病、冠心病、心肌病等；同时需除外因肝脏疾病或减肥药物相关的肺动脉高压，方可诊断特发性肺动脉高压。

3. 肺血管炎　肺动脉 CT 检查可对段及段以上肺动脉管壁进行评价，由于空间分辨率存在一定限度，对于远端肺动脉评价受限。

大动脉炎累及肺动脉者在临床上相对常见，表现为段及段以上肺血管（大中血管）受累，双肺门区肺动脉管壁增厚、管腔狭窄，并可见狭窄后扩张；右侧多于左侧，以右上叶肺动脉受累最多见，同时发现体动脉受累的征象是诊断大动脉炎累及肺动脉的特有直接证据。血管壁增厚是诊断大动脉炎的一个重要征象。早期或活动期动脉管壁表现为均匀的向心性增厚，呈"双环征"；内膜（"内环"）因水肿、坏死呈低密度，外膜和中膜（"外环"）存在炎性反应呈高密度，增强扫描"外环"可见强化。非活动期平扫管壁密度增高或伴有钙化。随年龄增长，有动脉硬化斑块形成，管壁不规则。早期管腔可无明显变化，晚期管腔狭窄、闭塞，可呈鼠尾状改变，部分可见动脉瘤形成，也可继发血栓形成。

非特异性肺动脉炎常见于右肺中叶综合征，长期病变引发局部肺动脉的狭窄，以肺叶或段肺动脉开口近心段多见，相应肺组织可见肺不张的表现。贝赫切特综合征（白塞综合征）引起的肺动脉炎可以侵犯大、中及微小肺动脉，肺动脉动脉瘤及血栓形成多见。可单发、多发或游走性或复发性，常累及心脏瓣膜，主动脉亦可受累。坏死性肉芽肿性肺血管炎主要累及中小动脉，肺部 CT 可见两肺中下野多发性、多样性斑片状，结节状影，伴空洞形成。结缔组织病肺血管炎主要为肺动脉高压的改变，CT 表现不特异，诊断需结合病史（如系统性红斑狼疮、原发性干燥综合征等）。

4. **肺动脉肿瘤** 肺动脉肿瘤包括原发性肺动脉肿瘤和继发性肺动脉肿瘤，在这里主要介绍原发性肺动脉肿瘤。

CT 平扫可见肺动脉腔内不规则软组织密度灶，多为单侧，内部可有坏死、出血，少数骨肉瘤病例可以出现钙化，增强扫描肿块可有或无强化，如病变累及纵隔，可见纵隔增宽。

CTPA 表现酷似肺动脉栓塞，可见肺动脉内充盈缺损和（或）完全闭塞。血管重组可见肺动脉主干内大块状充盈缺损，边界清晰，不规则分叶状，病变段肺动脉管壁僵硬、管腔扩张，并可伴有肿瘤腔外侵犯，少数病例可累及肺动脉瓣和右室流出道。多平面重组技术可更清楚地显示肺动脉主干、左右肺动脉及分支走行及扩张情况，肿瘤组织常沿管壁呈浸润性匍匐生长，致使管壁僵硬，可累及远端细小分支，也可累及肺动脉管腔之外，晚期有远处扩散时，可表现为肺门淋巴结肿大以及相应器官的转移病灶。

5. **肺动静脉瘘** 肺动静脉瘘是肺动脉和肺静脉之间的异常沟

通，可由先天或后天性因素引起。患者的临床症状主要与肺动静脉瘘之间分流量大小有关，瘤囊破裂可引起致命性的咯血和血性胸腔积液。病理分型分为囊型和弥漫型。

（1）囊型肺动静脉瘘在 CT 平扫上表现为圆形或轻度分叶状致密影，边界清晰、光滑，密度均匀，合并出血后感染时，病灶周围可见血管样"毛刺"影。多位于肺门附近的肺内带，可见起自肺门的供血动脉与注入左心房的引流静脉。增强扫描病灶迅速强化，且与肺动脉强化程度一致，与其相连的血管显示更加清晰，左心房提前显影，延迟扫描，较大瘤囊可见对比剂排空延迟。

（2）弥漫型肺小动静脉瘘表现为多发"葡萄串"样小结节影，增强扫描与血管强化程度一致。一般供血动脉、引流静脉扩张，引流静脉扩张尤甚，肺静脉及左心房提前显影。

6. 肺静脉闭塞症和肺毛细血管瘤病　高分辨率肺 CT 检查：①肺内小叶中央磨玻璃样密度；②小叶间隔线增厚；③纵隔淋巴结肿大。

肺静脉闭塞症和肺毛细血管瘤病在临床上罕见，可出现肺动脉高压、右心功能衰竭等一系列表现，肺动脉高压重，疾病进展快，预后差。临床医师应提高警惕，这两类患者在应用血管扩张药物后，会发生肺水肿，是有别于特发性肺动脉高压的鉴别点。影像学上对肺静脉闭塞症和肺毛细血管瘤病区分困难，确诊需要组织病理学检查或基因学检查。

该病变进展快，可出现肺动脉高压、右心功能衰竭等一系列表现，临床医师应提高对这两种疾病的认识。

六、并发症及处理

肺血管 CT 检查最常见的并发症是患者对造影剂过敏而发生的各种过敏反应，临床上需要根据过敏症状的轻重来进行对症治疗。处理原则同第 3 章第 2 节的造影剂副反应处理。

七、注　意　事　项

肺血管 CT 检查应注意在薄层图像上连续追踪观察，以免漏诊小的外周性肺栓塞。还应注意识别呼吸运动伪影，以免被误诊为肺栓塞，从而导致不必要的治疗。

（吕　滨）

第 6 节　冠状动脉 CT

一、概　　念

　　累及冠状动脉的疾病种类复杂多样,有先天性的(冠状动脉起源、走行或终点异常),也有后天获得性的(粥样硬化性与非粥样硬化性)。从病因上进行分类,最常见的病因是冠心病。冠状动脉 CT 血管成像(coronary CT angiography,CCTA)可以显示冠状动脉血管树的解剖,显示有无冠状动脉病变(包括管壁及管腔),明确病变的部位,诊断相对应病变累及范围、斑块大小及性质、管腔狭窄程度,作为心绞痛及冠心病的筛查的首选无创性影像学方法,对于心血管重症患者怀疑冠状动脉病变提供很好的诊断及鉴别诊断价值。

二、适　应　证

　　1. 有不典型胸痛和憋气症状的患者,心电图不确定或不能排除诊断,不能做或不接受心电图运动负荷实验检查。

　　2. 有胸痛症状,心电图负荷运动试验和核素心肌灌注显像检查后,不确定诊断或结果模棱两可。

　　3. 低风险胸痛患者中,至少有 1~2 项冠心病危险因素,有冠心病可能性,或者需要查找引起症状的其他原因。

　　4. 临床疑诊冠心病,但患者不接受有创的经导管冠状动脉造影检查。

　　5. 对于已知冠心病和冠状动脉粥样硬化斑块临床干预后病变进展和演变的随访观察。

　　6. 经皮冠状动脉介入(PCI)评价,特别是左主干病变、冠状动脉完全或次全闭塞病变的斑块特征,硬度和范围等以及远端显影情况的评估,指导导丝通过和球囊扩张的可行性。

　　7. 主动脉夹层累及升主动脉的情况(Stanford A 型或 Debakey Ⅰ型、Ⅱ型),术前需要明确冠状动脉开口有无受累。

　　8. 重症心衰患者寻找病因,CCTA 检查可排查有无冠心病,有助于协助病因诊断。

三、禁　忌　证

　　1. 既往有严重的对比剂过敏反应史;

2. 不能配合扫描和屏气的患者；

3. 怀孕期妇女，育龄妇女需要明确没有怀孕；

4. 临床生命体征不稳定；

5. 严重的肾功能不全。

CCTA 技术本身没有绝对的禁忌证，需要从临床适用性角度考虑实施该项检查，即使是阴性的检查，排除了冠心病、肺栓塞和主动脉夹层等也是有意义的，但是该检查因为具有 X 线辐射以及必须使用对比剂，所以需要掌握对比剂应用的禁忌证。

四、操作准备及步骤

1. 操作准备　CCTA 检查前需要明确：

（1）肾功能不全的患者需要提供近 1 个月内血清的肌酐水平，评估肾小球滤过率（GFR）；GFR<60%，则为相对禁忌证；GFR<30%，则为禁忌证。

（2）签署知情同意书：检查前需要征得患者的知情同意，并签字。

（3）心率和心律控制：对于 64 排 CT，要求将心率控制在 70bpm以下；对于后 64 排 CT，根据设备性能，要求心率低于 90bpm。心率>90bpm 的患者需要服用降心率药物。对于频发期前收缩或房颤的患者，并非检查的禁忌证，但扫描失败或部分图像难以评估的可能性大。

（4）检查前需要征得患者的知情同意，并签字。

2. 操作步骤

（1）首先进行冠状动脉钙化积分平扫。

（2）进行心脏和冠状动脉 CT 血管成像（CCTA）增强扫描，采集模式为前瞻性心电门控轴位采集。参数设置如下：管电压 120kV或 100kV（体质量指数 <30kg/m^2 的患者使用 100kV，体质量指数 >30kg/m^2 的患者使用 120kV），管电流 400~500mAs，重建视野200~250mm。对比剂的选择：患者相同体重下，动脉血管的强化程度取决于碘流率，因此应根据受检者体重选择不同的碘流率，推荐方案，见表 3-2。使用高压注射器，经 20 号套管针在肘前静脉以4~5ml/s 的速度注射。采用三期相对比剂注射方案如下：Ⅰ期采用碘对比剂约 50ml，Ⅱ期采用 30% 碘对比剂和 70% 生理盐水共 30ml混合液注射，Ⅲ期采用盐水冲洗共 30ml。CCTA 图像重建层厚为0.625mm。动脉期图像采集时相分别为心动周期的收缩末期和舒张中期。CCTA 检查流程图详见图 3-7。根据患者体重推荐的不同浓度对比剂的注射流率，详见表 3-2。

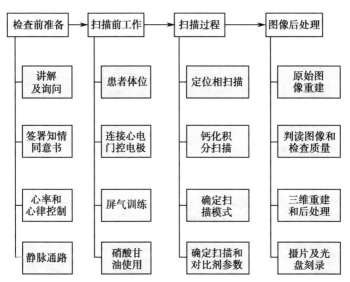

图 3-7　心脏冠状动脉 CCTA 检查流程图

（2017 年心脏冠状动脉 CT 血管成像技术规范化应用中国指南）

**表 3-2　根据患者体重推荐的不同浓度对比剂的
注射流率（ml/s）**

对比剂浓度	体重（kg）				
（mgI/ml）	<50	50~60	60~70	70~80	>80
270	5.2	5.9	6.7	7.4	8.1
300	4.7	5.3	6.0	6.7	7.3
320	4.4	5.0	5.6	6.2	6.9
350	4.0	4.6	5.1	5.7	6.3
370	3.8	4.3	4.8	5.4	5.9
400	3.5	4.0	4.5	5.0	5.5

　　注：本表中数值为在使用 120kV 管电压情况下推荐的注射流率（ml/s），如果使用迭代重建的同时使用低一级别的管电压（例如 100kV），注射流率可以降低 30%。不同体重对应的碘流率值分别为 1.4gI/s、1.6gI/s、1.8gI/s、2.0gI/s、2.2gI/s（2017 年心脏冠状动脉 CT 血管成像技术规范化应用中国指南）。

五、结果判读及意义

1. 冠心病的诊断　一是解剖学评价，包括斑块定量分析和斑块定性分析。二是功能学评价，通过CT心肌灌注成像了解该狭窄是否存在导致心肌缺血的证据及评价心肌活性，见图3-7~图3-9。

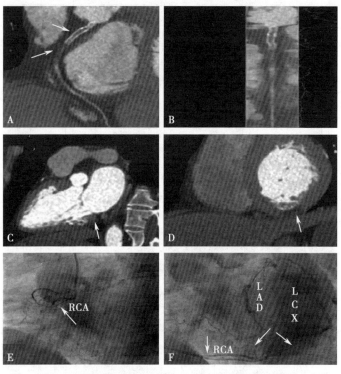

图3-8　冠状动脉支架术后CT及冠状动脉造影复查

患者男性，55岁，冠状动脉支架术后1年5个月复查

A、B：CT重建图像，提示右冠状动脉支架段及支架以远冠状动脉中段管腔弥漫闭塞（白箭）；C、D：左心室后壁局部室壁变薄，心肌密度减低，提示局部心肌坏死（白箭）；E：右冠状动脉造影图像，提示右冠状动脉仅起始段显影，以远管腔闭塞，但闭塞长度不能提示（白箭）；F：左冠状动脉造影的延迟期，可见前降支、回旋支至右冠状动脉的侧支血管形成，右冠状动脉远段及后降支、左室后支逆灌显影（白箭所示）

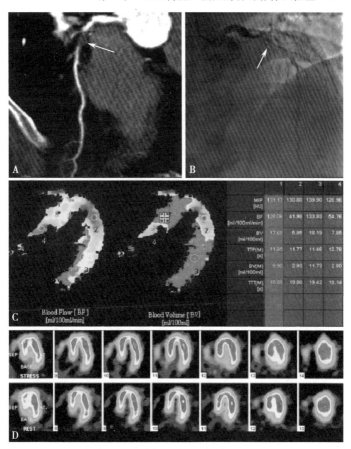

图 3-9　男性，55 岁，发作性胸闷 1 个月

A：CCTA 图像示前降支近段非钙化斑块形成，管腔重度狭窄；B：CAG 图像示前降支近段重度狭窄，与 CTA 结果一致；C：CT 负荷心肌灌注血流量、血容量图，显示左室心尖部血流量明显降低，提示心肌缺血；D：⁹⁹ᵐTc-MIBI 静息心肌灌注及腺苷负荷显像提示心尖部心肌缺血改变

（1）临床上利用冠状动脉 CT 图像来估测管腔狭窄程度确诊患者有无冠心病，指导下一步治疗方案。值得注意的是，冠状动脉管腔完全闭塞，指的是无对比剂显影。与造影不同，CCTA 图像上闭塞远段血管仍可以经侧支显影，有时与次全闭塞不易鉴别。

（2）冠状动脉易损斑块的评价：易损斑块的 CT 特征：1）低 CT 值：低 CT 值斑块是指非钙化斑块具有特殊的低 CT 值范围 30~60Hu。2）血管正性重构指数：血管重构指数等于狭窄部位与参照部位的整个血管面积的比值，该指数≥1.1 表明正性重构，也有学者根据 IVUS 相关研究将之定义为≥1.05 或 >1.1。组织病理学的研究证实，血管正性重构的斑块通常合并大量的巨噬细胞以及较大的脂质核。3）点状钙化：分布在斑块表面或纤维帽周围的小钙化灶，CT 表现为非钙化斑块表面、微小的、密集的(>130Hu)的斑块成分，通常定义点状钙化的直径 <3mm。点状钙化又可进一步分化为小(<1mm)、中间(1~3mm)、大(>3mm)的钙化。4）餐巾环征(napkin-ring sign)：是指 CCTA 图像上的冠状动脉非钙化斑块，低密度斑块核心周围被较高 CT 值的环状"强化斑块"环绕，为餐巾环征。这一征象与高危斑块相关，并且可能发展为急性冠脉综合征。

2. 冠状动脉非粥样硬化性疾病　此类疾病一般起病急，病情重，需要临床及早做出诊断并进行正确的处置。CCTA 检查对冠状动脉管壁及管腔显示清晰，对于冠状动脉非粥样硬化性疾病的鉴别诊断提供有力的支持，但是由于疾病的特殊性，比如大动脉炎等累及全身系统的免疫系统疾病也需要结合实验室检查的结果，对患者做出最终诊断。

（1）川崎病：是一种以全身血管炎为主要病变的急性发热出疹性儿童疾病，CCTA 的典型表现为：①冠脉扩张及动脉瘤分布多见于主干的近、中段，较少发生于远段。②急性/亚急性期多表现为冠状动脉扩张、动脉瘤形成；恢复期瘤样扩张的冠脉管径大多逐渐恢复正常，部分瘤体缩小，甚至消失。少数甚至发展为狭窄性病变，表现为病变段血管壁钙化，血栓形成，致管腔狭窄-闭塞改变，部分伴侧支血管形成。③扩张的冠状动脉多呈管条状、腊肠样改变，且大多是暂时性的，只有部分进展成真正的动脉瘤。冠状动脉瘤可呈球形或者菱形，多发者呈串珠样改变，以中、小动脉瘤居多，巨大瘤少见。④冠状动脉狭窄多见于主干及主要分支的远端，以中远段交界为主，严重者可导致血管闭塞，部分伴侧支血管供形成；钙化及血栓性病变往往与管腔狭窄并存，或见于动脉瘤内。

（2）大动脉炎：冠状动脉受累是大动脉炎的一种特殊类型，多为累及左、右冠状动脉开口及近端的节段性病变，系主动脉根部炎症延伸所致。冠状动脉受累可以分为 3 种类型。Ⅰ型，冠状动脉开口以及近端的狭窄或闭塞病变;Ⅱ型,弥漫性或局限性冠状动脉病变;Ⅲ型,冠状动脉瘤。其中Ⅰ型最为常见,冠状动脉瘤形成罕见。基本CT征象是受累动脉壁的增厚,管腔向心性狭窄或闭塞改变,轮廓多数较光整,部分伴狭窄后扩张,甚至动脉瘤形成,还可表现为管壁钙化及附壁血栓形成。除了影像表现以外,患者性别、年龄、有无皮肤损害、动脉病变的分布及其他脏器受累等,可以帮助我们鉴别诊断,见图3-10。

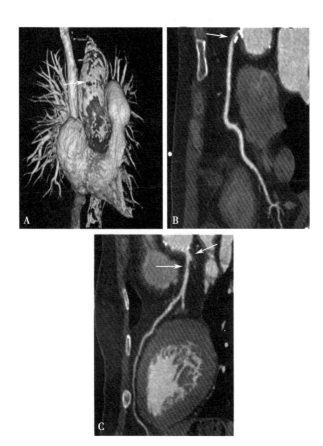

图3-10 大动脉炎病例,女,31岁

A:VR图像示主动脉壁广泛钙化;B:大动脉炎累及冠状动脉,右冠状动脉开口处管壁增厚钙化,管腔局限性重度狭窄;C:左主干开口及前降支近段管壁增厚

（3）贝赫切特综合征：累及冠状动脉的主要表现为冠状动脉扩张或者冠状动脉瘤，甚至形成假性动脉瘤以及局部血栓形成导致的血管狭窄或闭塞，扩张和狭窄可在同一患者交替出现。CTA可显示夹层的位置及游离的内膜片，主要表现为"双腔征"，即由撕裂的内膜隔开真腔和假腔，真腔变细。在随访过程中，CTA可以动态观察夹层有无进展。但CTA易受运动伪影影响，有时对内膜片的显示不够清晰。CTA对壁间血肿的显示优于冠状动脉造影，造影仅能显示狭窄的管腔，不能评价管壁，而CTA可以显示壁间血肿的范围及厚度，表现为新月形管壁增厚，而内膜完整。

（4）先天性冠状动脉起源异常：大部分类型的先天性冠状动脉疾病并不具有血流动力学意义，但也有部分类型可引起心肌灌注异常，具有血流动力学意义，甚至可导致心源性猝死。在此，主要介绍具有临床高风险的冠状动脉起源异常类型。①左冠状动脉起自肺动脉畸形：定义为左冠状动脉开口于肺动脉干，CCTA主要表现为左冠状动脉直接开口于肺动脉干、右冠状动脉瘤样扩张，左右冠状动脉之间多发迂曲侧支形成，左心房室增大，左心室心肌密度普遍减低呈缺血性改变。是诊断该病最佳的放射学影像学方法。②左冠状动脉主干起源于右冠状窦，是一种少见但预后严重的冠状动脉畸形，此种畸形通常左冠状动脉（左主干）较右冠状动脉发育细小，开口斜且成角，夹在主动脉、肺动脉两大动脉干之间常会受到压迫而引起急性冠状动脉供血不足。在剧烈运动时容易突发大面积心肌梗死、心律失常、心室纤颤或导致猝死；CCTA检查可以清晰显示左冠状动脉的起源及走行，对造影不能诊断的情况进行诊断，如图3-11所示。

六、并发症及处理

CCTA检查的不良反应主要是急性过敏或因患者心功能差不能耐受短时间进入体内的大量造影剂，引起心衰或心衰加重，对于此类不良反应，主要处理措施是抗过敏及抗心衰等对症治疗。

七、注　意　事　项

1. 钙化对CT冠状动脉狭窄判断的影响　钙化斑块由于部分容积效应，影响局部管腔的观察，不能准确判断狭窄程度，大量钙化容易导致对病变的高估，导致假阳性的结果（通常高估狭窄程度约30%~40%）。

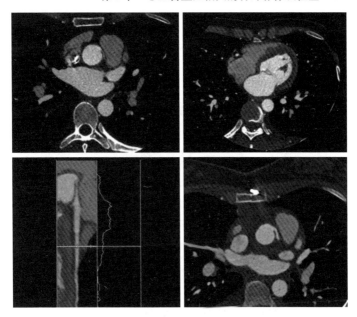

图 3-11　先天性冠状动脉起源异常

A. 示左主干开口变异,异常起自主动脉根部右前壁,近段走行于升主动脉与主肺动脉之间,管腔极纤细,重度狭窄 >70%;B. 示室间隔及左室前壁、侧壁、心尖部广泛心内膜下心肌密度减低,提示上述部位心肌缺血;C. 为 CT 曲面重建图,示左主干开口重度狭窄;D. 为该患者术后的冠状动脉 CT 检查图,示左主干开口自主动脉根部左前壁,管腔显影良好,狭窄解除

2. 冠状动脉慢性完全闭塞　CCTA 图像上,冠状动脉慢性完全闭塞需要与冠状动脉次全闭塞(极重度狭窄)相鉴别,鉴别方法①"逆向密度阶差征象":冠状动脉慢性完全闭塞病变远端血管管腔内的密度,呈由近至远逐渐增高,这是由于远端血流来自侧支循环的逆向供应,腔内对比剂为反向充盈的缘故;而"次全闭塞"由于病变远端血管为正向血流供血,故无此表现。②病变长度:冠状动脉慢性完全闭塞病变的平均长度(>20mm)要显著大于次全闭塞(<10mm)。

八、临床怀疑先天性左冠状动脉起源于肺动脉时

由于患儿心率快,有可能导致图像有运动伪影,导致冠状动

脉开口显示不清，此时，应建议临床进行冠状动脉造影进行辅助诊断。

（吕　滨）

第7节　冠状动脉造影

一、概　　述

冠状动脉造影（coronary angiography，CAG），简称冠脉造影，是心血管内科常用的微创介入检查技术。冠脉造影作为一种成熟、安全、微创、准确的检查技术，目前在世界范围得到广泛应用，在我国县级以上医疗机构也正在得到迅速推广普及。冠脉造影的实施需要有数字减影血管造影机（digital subtraction angiography，DSA），特殊设计的造影导管等介入器械以及经过专业培训的介入医师、护士和影像技师。

现代冠脉造影的基本操作主要通过桡动脉径路，少数通过股动脉径路。局部麻醉，经皮植入穿刺鞘后，送入导丝，沿造影导丝将特殊的造影导管送至左右冠脉开口，多体位 X 线投照的同时经造影导管向冠脉内注入适量对比剂，由 DSA 记录冠脉显影情况，从而准确判定冠脉病变，包括冠脉血管有无狭窄以及狭窄病变的部位、长度、严重程度、病变性质等情况，为采取何种治疗方案提供依据。另外，冠脉造影对冠脉肌桥、冠脉痉挛、冠脉夹层、冠状动脉瘤、冠状动脉瘘、冠脉发育异常等情况同样有准确的检出效果。至今仍被认为是诊断冠脉疾病的"金标准"。

二、冠状动脉造影适应证和禁忌证

1. 冠状动脉造影适应证

（1）已知冠心病患者的进一步检查

1）性质典型的劳力型胸痛患者；

2）静息或负荷心电图、冠脉 CT 等检查明确有心肌缺血或严重冠脉狭窄的患者；

3）发生急性冠脉综合征，包括不稳定型心绞痛或急性心肌梗死的患者；

4）已行血运重建治疗（介入治疗或冠脉旁路移植术）后症状复

发的患者。

（2）排查患者是否存在冠心病

1）对不明原因心律失常，如频发室性期前收缩、室性心动过速、心房颤动的患者，特别是具有多种心血管危险因素以及症状发作同劳力活动有密切关系时；

2）不明原因出现的心脏扩大或心功能不全患者。

3）有心血管高危因素或已明确冠脉疾病患者实施外科手术前的冠脉评估。

2. 冠状动脉造影禁忌证

（1）对比剂过敏的患者；

（2）严重心功能不全未控制的患者；

（3）未控制的恶性心律失常患者；

（4）严重肝肾功能不全患者；

（5）严重创伤或外科术后尚未恢复的患者；

（6）脑卒中 3 个月内患者。

以上禁忌证并非绝对，需要结合患者个体情况和医院技术水平、综合救治条件，从解决危及 ICU 患者生命的主要矛盾和关键问题出发，进行科学决策。

三、结果判断及意义

正常冠状动脉主要分左冠状动脉和右冠状动脉。左冠状动脉主干（LM）起源于升主动脉左后方的左冠窦，行至前室间沟，分为前降支（LAD）和左回旋支（LCX），也可能在两者之间发出中间支。前降支主要为大部分左室及室间隔前 2/3 供血。左回旋支主要为左心房壁、左室外侧壁、部分左室前后壁供血。右冠状动脉开口于升主动脉右前方的右冠窦，为右心房、右心室前壁与心脏膈面的大部分心肌供血，主要分支有后降支（PDA）、左室后侧支（PLA）。正常冠脉造影，见图 3-12。

四、冠脉造影常见并发症及处置

冠脉造影常见并发症通常与径路损伤和径路沿线重要器官损伤有关。要求术者务必重视规范操作细节，科学选择器材，推送造影导丝应随时透视观察。桡动脉径路易发生前臂血肿和前臂骨筋膜室综合征、纵隔血肿；而股动脉径路血管并发症多为假性动脉瘤、动静脉瘘、腹膜后出血等。

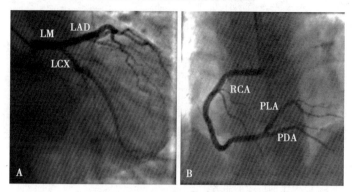

图 3-12　冠脉造影显示正常左、右冠状动脉及主要分支
A：正足位显示的左冠状动脉；B：左前斜头位显示的右冠状动脉。
LM. 左主干；LAD. 左前降支；LCX. 左回旋支；RCA. 右冠状动脉；
PLA.后侧支；PDA.后降支

1. 前臂血肿和前臂骨筋膜室综合征是由于前臂动脉破裂出血所致，出血为周围组织包裹形成血肿。若出血量大，可导致前臂骨筋膜室综合征。主要症状是由于骨筋膜室内压力增高导致肿胀、疼痛、感觉障碍、血管搏动减弱或消失。前臂血肿可使用弹力绷带包扎压迫，但应注意包扎力度，并间断松解。骨筋膜室综合征应强调早识别、早诊断、早处置，及时切开深筋膜引流减压，否则会有致残、甚至死亡的恶性后果。

2. 纵隔血肿是经桡动脉介入治疗的特有并发症。主要原因是导丝误入颈胸部动脉分支所致。出血常导致纵隔增宽和胸腔积血等。主要表现为胸闷、呼吸困难、低血压等。应及时进行胸部 CT 检查，既可与动脉夹层等相鉴别，也可掌握出血范围，明确气道有无压迫及压迫程度。出血不多时通常自限缓解，预后良好。但如有气道严重压迫，生命体征或血氧无法维持时应尽快行气管插管。

3. 假性动脉瘤是动脉周围组织局限性包裹动脉穿刺破口而形成的血肿，血液可在动脉和瘤体之间双向流动。通常是压迫止血不充分造成的，需要血管超声检查确诊。大部分假性动脉瘤可自行愈合，无需特殊处理。对直径较大者，可通过重新压迫、超声指导下瘤体内凝血酶或凝胶海绵注射、外科修补等进行治疗，预后良好。

4. 股动静脉瘘是穿刺造成的股动、静脉之间的异常通道形成，大部分动静脉瘘可自行愈合。少数情况下因动静脉瘘血流量大，可导致静脉扩张，或发生"窃血"现象，使下肢缺血加重。听诊可闻及血管双期杂音，确诊依靠血管超声。对严重的股动静脉瘘重新压迫往往效果不佳，应及时行血管外科手术治疗。

5. 腹膜后出血是与股动脉径路相关的最凶险的并发症，出血沿腰大肌边缘流入腹膜后腔隙，由于腹膜后腔隙可储存大量血液，故其起病隐匿，当有明显症状时常提示已有严重出血，甚至已发生失血休克，如诊断处理不及时会危及患者生命。确诊有赖于 CT 检查，有条件应做对比剂增强，寻找血管破口。救治通常遵循失血性休克治疗原则：血管活性药物升压，建立深静脉通道快速扩容，立即停用抗凝药物，尽早对穿刺破口介入封堵或外科探查手术，严密监测血压、心率、血红蛋白，判断有无继续出血。

6. 除径路相关并发症外，还有血管迷走反射、对比剂过敏、脑栓塞、肺栓塞等。其中血管迷走反射常发生于冠脉造影术后，压迫止血或穿刺点剧烈疼痛时。最重要的表现为窦性心动过缓和低血压状态。处理措施包括静脉注射多巴胺、阿托品并快速扩容。对比剂过敏发生率极低，大多数过敏发生在接触对比剂 5 分钟内。特别对不明原因出现的血压下降，需要警惕过敏性休克的发生。过敏的处置要及时果断，终止输注对比剂、维持血压、扩容、合理选择激素是最基本的措施。维持血压的血管活性药物首选具有同时对抗 I 型变态反应的肾上腺素，而激素建议使用兼顾抗炎效力强和起效时间快的甲泼尼龙（甲强龙）。地塞米松抗炎效力强但起效较慢，不宜作为抢救首选。

五、阜外医院 ICU 经验

1. 冠脉造影虽然是非常安全的微创检查技术，美国、德国等报道的死亡率 0.1%~0.16%，阜外医院冠脉造影死亡率 0.02%。冠脉造影死亡的主要危险因素有高龄、冠脉左主干病变及多支病变、心功能纽约分级 Ⅲ～Ⅳ级、左室收缩功能低下、伴随有严重心脏瓣膜病变等。因此要重视此类患者冠脉造影适应证的把握，要同介入术者一起会商，科学决策。

2. 部分患者根据病情在冠脉造影后安排左室造影，评价心功能和室壁运动情况。左室造影通常使用高压注射装置，心脏负荷会瞬间升高，对衰竭心脏极易发生室颤、急性心力衰竭甚至心脏骤停。因此在左室造影前务必评估其适应证，注意左室舒张末压力，通常若高于 25mmHg 应终止左室造影。可以选择其他心脏功能评价技术，如心脏超声、心脏核磁、正电子发射计算机断层显像（PET）等。

3. 冠脉造影和左室造影应由经验丰富的术者进行，在冠脉显示清晰的情况下，尽量减少投照体位，控制对比剂用量，减少操作时间。特别危重而又必须行冠脉造影的患者可以考虑在主动脉内球囊反搏（IABP）、体外膜肺氧合（ECMO）等支持下进行。

4. 近年，血管内超声（IVUS）、光学相干断层成像（OCT）、血流储备分数（FFR）等技术逐步在临床推广和应用，结合冠脉造影，为治疗决策提供更准确信息。虽然使用这些技术会增加操作环节和时间，但目前的临床实践并未发现这些新技术的应用会增加危重患者冠脉造影并发症，可以结合病情需要科学开展。

（张海涛）

第8节　睡眠呼吸监测和心肺运动试验

一、睡眠呼吸监测

（一）概念

睡眠呼吸暂停低通气综合征是一种常见疾病，分为阻塞型睡眠呼吸暂停（obstructive sleep apnea syndrome，OSA）和中枢性睡眠呼吸暂停（central sleep apnea，CSA）。OSA的特点是睡眠期间上气道反复出现晚期阻塞（呼吸暂停）或部分阻塞（低通气）。这些事件经常导致血氧饱和度下降，常随睡眠中短暂觉醒而结束。CSA伴陈 - 施呼吸的特征是反复出现中枢性呼吸暂停或低通气与渐强 - 渐弱的气流形式（或潮气量）的呼吸交替。

（二）适应证

目前已明确OSA是高血压明确的独立危险因素，不受其他因素影响，如肥胖及吸烟。另外，OSA常见于冠心病、房颤和卒中的患者。心血管疾病患者合并OSA的发病率可能是因为神经功能紊乱、氧化应激、炎症反应、血管内皮细胞损伤、纤溶系统异常及内分泌代谢异常等，易使心肌受损、促进粥样硬化斑块的形成和发展，进而引发或加重心血管疾病。因此，心血管疾病患者如存在肥胖、睡眠过程中打鼾、白天嗜睡明显、晨起头痛、口干等应筛查是否存在OSA，尤其是遇到以下情况应高度警惕心血管疾病患者是否患有

OSA 或其心血管疾病是否与 OSA 有关。

1. 难治性高血压或血压昼夜节律为非杓型，或反杓型；

2. 夜间心绞痛；

3. 夜间顽固性严重、复杂、难以纠正的心律失常，以缓慢性心律失常或快慢交替性心律失常为主者；

4. 顽固性充血性心力衰竭；

5. 胰岛素抵抗、难以控制的糖尿病。

（三）操作步骤

1. 监测前应洗澡、洗头，干净的头发和皮肤使传感器比较敏感，不易脱落。避免饮酒，避免服用镇静催眠药（除非这是患者日常习惯）。

2. 按要求安装多导传感器记录脑电、眼动、肌电、口鼻气流、胸腹运动、血氧饱和度等导联。监测过程中注意电极和导联不要脱落。

3. 标准多导睡眠监测（polysomnography，PSG）是诊断睡眠呼吸暂停低通气综合征的金标准。在整夜睡眠过程中，连续并同步描记脑电、呼吸等 10 余项指标，全部记录，次日由仪器自动分析后再经人工校对。监测由三部分组成：①通过记录脑电图、眼电图、肌电图分析睡眠结构，进程和监测异常脑电；②通过鼻气流、胸腹部运动、血氧测定监测睡眠呼吸功能，以发现睡眠呼吸障碍；③通过心电图了解睡眠中心率及心电图波形的改变，分析其与呼吸暂停的关系。

睡眠中心外监测（OCST），通过呼吸气流、胸腹运动、血氧饱和度的变化，做出诊断。不包括脑电、眼动和肌电，而睡眠时间往往根据脑电图来判断，也无法判断 RERA 和依据觉醒判断的低通气事件，因此与 PSG 相比，OCST 会低估每小时呼吸事件的次数。目前较常用于心血管疾病中重度 OSA 的筛查。

（四）结果解读

1. 呼吸暂停的判读　口鼻温度传感器或气道正压通气（positive airway pressure，PAP）设备气流或替代呼吸暂停传感器信号曲线峰值较事件前基线值下降≥90%，持续时间≥10 秒，如果在整个呼吸暂停期间存在持续或逐渐增加的吸气努力，判读为阻塞性呼吸暂停；如果不存在吸气努力，判读为中枢性呼吸暂停；如果初始不存在吸气努力，但在事件的后期出现吸气努力，判读为混合性睡眠呼吸暂停。

2. 低通气判读　口鼻温度传感器或 PAP 设备气流或替代呼

吸暂停传感器信号曲线峰值较事件前基线值下降≥30%，持续时间≥10秒，血氧饱和度较事件前基线值下降≥3%或事件伴觉醒。如果事件期间伴鼾声，或与基线呼吸相比鼻压力或PAP设备气流信号出现吸气平台波，或事件期间存在相关的胸腹矛盾运动，但在事件前没有，符合以上之一判读为阻塞性低通气；如果排除以上所有情况，判读为中枢性低通气。

3. OSA的诊断标准　满足（A+B）或C。

A. 出现以下至少1项：

患者主诉困倦、非恢复性睡眠、乏力或失眠；

因憋气、喘息或气短从睡眠中醒来；

同寝者或其他目击者报告患者在睡眠期间存在习惯性打鼾、呼吸中断或二者皆有；

已确诊高血压、心境障碍、认知功能障碍、冠脉疾病、卒中、充血性心力衰竭、房颤或2型糖尿病。

B. 多导睡眠监测或睡眠中心外监测证实：PSG监测显示每小时睡眠期间或OCST每小时监测期间发生阻塞性为主的呼吸事件（包括阻塞型睡眠呼吸暂停、混合型呼吸暂停、低通气和呼吸努力相关觉醒）≥5次。

C. PSG或OCST证实：PSG监测每小时睡眠期间或OCST每小时监测期间发生的以阻塞性为主的呼吸事件（包括呼吸暂停、低通气或呼吸努力相关觉醒）≥15次。

4. 中枢性睡眠呼吸暂停伴陈-施呼吸诊断标准　满足（A或B）+C+D。

A. 出现以下至少1项：

困倦；

睡眠起始或维持困难，反复从睡眠中醒来或非恢复性睡眠；

因气短唤醒；

打鼾；

目击有呼吸暂停；

B. 存在房颤/房扑，充血性心力衰竭或神经系统疾病

C. PSG（诊断研究或压力滴定）出现以下所有表现：

每小时睡眠存在5次及以上的中枢性呼吸暂停和（或）中枢性低通气；

中枢性呼吸暂停和（或）中枢性低通气的数量占呼吸暂停和低通气总量的50%以上；

通气形式满足陈-施呼吸标准。

D. 疾病不能以现患睡眠疾病或使用的药物更好地解释

5. 睡眠呼吸暂停的严重程度　主要从以下三方面判断：呼吸暂停低通气指数（AHI），缺氧程度和症状。

（1）呼吸暂停指数：轻度：AHI 5~15 次/小时；中度：AHI 15~30 次/小时；重度：AHI≥30 次/小时；

（2）缺氧程度：轻度：低血氧饱和度 85%~90%；中度：最低血氧饱和度 80%~84%；重度：最低血氧饱和度 <80%；

（3）嗜睡程度：Epworth 嗜睡程度量表（表3-3）。

表3-3　Epworth 嗜睡程度量表

情况	分值：0= 从不瞌睡；1 分 = 偶尔瞌睡；2 分 = 有时瞌睡；3 分 = 经常瞌睡			
坐着阅读	0分	1分	2分	3分
看电视	0分	1分	2分	3分
公共场合安静地坐着（例如在电影院或开会）	0分	1分	2分	3分
连续乘坐1小时以上汽车	0分	1分	2分	3分
条件许可时下午躺着睡觉	0分	1分	2分	3分
坐着和某人谈话	0分	1分	2分	3分
午饭（未饮酒）后安静地坐着	0分	1分	2分	3分
驾驶时停车数分钟	0分	1分	2分	3分

根据总分进行嗜睡程度分级：轻度 9~12 分；中度 13~17 分；重度≥18 分

（五）注意事项

很多患者可能有阻塞性睡眠呼吸暂停和中枢性睡眠呼吸暂停并存的情况。尽管诊断通常依据占主导性的呼吸紊乱而定，但各个患者不同夜晚的监测结果可能会有变化，尤其 ICU 患者为疾病加重或不稳定期，随着治疗，患者情况可能会发生变化，例如某些中枢性睡眠呼吸暂停与上气道阻塞有关，有些阻塞性睡眠呼吸暂停也会在通气驱动降低时发生，因此需结合临床进行分析。

二、心肺运动试验

（一）概念

心肺运动试验（cardiopulmonary exercise testing, CPET）是通过测量气道内气体交换而同步评估心血管系统和呼吸系统对同一运动应激的反应情况，对静息、运动以及恢复过程中的气体交换进行分析，并通过一口气接一口气呼吸法测量氧摄取，二氧化碳排出量和分钟通气量等，这些数据经过计算机系统处理，并与运动过程中的心率、血压、功率、心电图结果和症状等进行综合分析，可以提供全面的运动耐力和运动反应的评估。如与成像技术联合应用可以提供更多的诊断信息。因此，CPET 已得到广泛应用。

（二）适应证

1. 鉴别诊断　当呼吸困难和运动受限的原因不确定需要鉴别时，CPET 可用于确定限制气体运输的具体器官系统，从而可以进一步追踪；

2. 残障评估　CPET 可以提供运动能力的客观指标和运动能力的受损程度；

3. 康复治疗　CPET 可以提供合适运动水平的信息，避免不适当的应激，制定物理康复治疗的运动方案；

4. 外科手术前风险评估；

5. 心衰严重程度分级；

6. 慢性阻塞性肺疾病预后分级；

7. 评估治疗效果。

（三）禁忌证

1. 绝对禁忌证

（1）急性心肌梗死；

（2）恶性心律失常；

（3）高危不稳定心绞痛；

（4）有症状的严重主动脉瓣狭窄；

（5）急性肺栓塞；

（6）急性心肌炎或心包炎；

（7）急性主动脉夹层；

（8）心力衰竭急性失代偿。

2. 相对禁忌证

（1）冠状动脉左主干狭窄；

（2）中度瓣膜狭窄性疾病；

（3）电解质紊乱；

（4）严重高血压；

（5）快速性或缓慢性心律失常；

（6）肥厚型心肌病或其他流出道梗阻性疾病；

（7）精神或体力障碍而不能进行运动试验；

（8）高度房室传导阻滞。

（四）操作准备及步骤

心肺运动试验的运动方式包括平板运动或踏车运动。平板运动更接近自然，因体重影响和利用上肢获得的峰值更大，其 VO_2 大约高出踏车运动 8%~12%。但与平板相比，踏车测力计费用低、体积小、受试者上身运动小，在安全性、避免心电图、气流和血压测量的伪差等方面优于平板运动。阜外医院患者 CPET 采用的运动方式为计算机控制的踏车测力计。

选用的运动方案常包括进行性、递增型、多阶性（每 3 分钟 1 阶，每阶有一个"假"稳态代谢水平）。由于关键呼吸变量（VO_2、VCO_2、VE）的反应滞后于功率的变化，采用一种功率恒速递增的方案至关重要。保持运动时间在 6~12 分钟是获得有效、有用的代谢和功能信息的理想运动时间。在开始运动前有一个功率 0W 1~3 分钟的预热期，后面有一个低工作负荷下至少 5 分钟的充分恢复期。使用踏车测力计时，可在很宽的可变工作负荷下实现递增 CPET，ICU 患者往往心功能差，可根据其心功能状态选择递增方案为每分钟增加 5~20W。

CPET 终止运动的指征：①收缩压从基线下降 >10mmHg 伴有缺血的其他证据；②中重度心绞痛、呼吸困难及乏力；③灌注不良征象（发绀或苍白）；④检测 ECG 或收缩压技术困难；⑤患者希望停止运动；⑥持续性室性心动过速；⑦在无诊断性 Q 波的导联上出现 ST 段抬高（≥1.0mm）（不包括 V1 和 aVR）。

（五）结果判读、检测意义

1. 氧摄取量（VO_2）和最大摄氧量（VO_{2max}）　摄氧量指单位时间内机体消耗氧的毫升数。最大摄氧量是指人体在极量运动时最大耗氧能力，它等于最大动静脉血氧含量差与心排血量的乘积，代表人体供氧能力的极限水平，反映人体最大有氧代谢能力和心肺储备能力。未经锻炼的健康人，极量运动时动脉血与混合静脉血血氧含量差值相对恒定（14%~17%），因此，VO_{2max} 为最大心排血量的近似值,评价心功能时用 VO_{2max} 代表心力储备。然而,在临床检查条件下,由于过早出现运动不耐受症状而可能不能获得明确的平台,此时只能测定峰值运动时的 VO_2(VO_{2peak}),因此,VO_{2peak} 常用于 VO_{2max} 的估计。影响 VO_{2peak} 的因素包括:①血液的携氧能力;②心功能(心率,每搏量);③外周血流的区域分布和局部分配;④组织对 O_2 的利用。

2. 无氧阈值　无氧阈值(anaerobic threshold, AT)也称作乳酸阈值、气体交换阈值或通气阈值,是 VE 增加与 VO_2 和做功的增加不成比例的点。它是反映心肺功能、运动耐力和机体利用氧的能力的一个良好指标。在未经锻炼的正常人,在达到最大有氧代谢能力的 50%~60% 时乳酸开始堆积,最终致代谢性酸中毒;此时血清重碳酸盐缓冲系统中和乳酸,导致 CO_2 排出增加,反射性通气过度。AT 作为心肺功能的指标,有助于制定运动处方,监测训练效果。

3. 二氧化碳排出量(VCO_2)　运动期间 VCO_2 的决定因素类似于氧摄取的决定因素:心排血量、血液 CO_2 携带能力和组织交换是主要的决定因素。但由于 CO_2 极易溶于组织和血液,经口测定的 VCO_2 与 VO_2 相比,对通气具有更强的依赖性。例如,在运动开始前若存在心因性的过度通气,则测定的 VCO_2 高于 VO_2。在达到 AT 前 VCO_2 与 VO_2 等比例增加,一旦达到 AT,则 VCO_2 的增加明显快于 VO_2。这是由于碳酸氢根/二氧化碳缓冲系统中和过多的乳酸而使二氧化碳产生增加所致。

4. 通气量(VE)　运动期间通气增加是运动肌代谢需求增加时稳态控制动脉血气和酸碱平衡状态的主要途径之一。尽管 VE 与气体交换耦联的机制尚不完全清楚,但运动中通气反应的一些指标可评估通气反应的正常或不足。正常安静状态的成人每分通气量为 5~10L/min,最大运动时 VEmax 可达 100L/min。

5. 呼吸交换比　VCO_2 与 VO_2 的比值(VCO_2/VO_2)称呼吸交换比(respiratory exchange ratio, RER)。稳态条件下 RER 等于呼吸商(respiratory quotient, RQ),此值决定于代谢过程中所利用的燃料。稳态条件下 RQ=1.0 表示糖类代谢,RQ<1.0 表示为糖类与脂肪($RQ \approx 0.7$)或与蛋白质($RQ \approx 0.8$)的混合代谢。在真正的稳态下,血液和气体运输系统与组织代谢保持同步,因此,RER 可用作代谢事件(RQ)的粗略指标。RER 大于 1.1 时几乎无氧阈均已出现。

6. 二氧化碳通气当量(ventilatory equivalent for VCO_2)　以 VE/VCO_2 斜率表示,反映通气/灌注关系的异常,评估无效腔通气。它是非侵入性评估每分通气量的恰当指标。研究显示，VE/VCO$_2$斜率与肺无效腔的增大、肺血流的减少以及肌肉动力感受器的激活有关。正常值在20~30。

（六）并发症及处理

患者在运动过程中如出现心绞痛、血压降低、灌注不良（脸色苍白或发绀）须及时停止运动。停止运动后患者症状不缓解给予对症处理。

（七）注意事项

在运动前须收集患者有关的临床信息，特别关注用药情况、常规活动水平、心绞痛或其他运动诱发的症状，根据运动申请、临床评估、近期心电图和其他特殊考虑决定运动试验类型和方案。如果使用踏车，必须调整座位高度，当脚踏处在最低点时双腿能接近完全伸直。患者如有不适可停止运动，运动过程中密切监测，发现重要异常也应停止运动。

（罗　勤）

第9节　心内膜心肌活检

一、概　　念

心内膜心肌活检（endomyocardial biopsy，EMB）是一种提供活体心脏组织来进行光镜和电镜组织形态学、组织化学、酶学、免疫学和病毒学检查研究的一种诊断技术。非心脏手术方式心脏活检最早始于1958年，它已成为心脏移植术后患者不可缺少的评价方法。因对某些心血管疾病具有重要的诊断和鉴别诊断价值，目前在一些特殊心脏情况，包括心肌炎、药物心脏毒性、心肌病、心律失常、心脏肿瘤以及继发系统性疾病的心脏病变，EMB的开展也逐渐增加。

由于EMB是非定位活检，所以有假阴性的可能（尤其是对于多灶性、局灶性或微灶性病变），规范化准则有助于提高诊断的准确性。因此建议根据特定疾病来决定是否适合进行EMB，或者不同部位多处活检取样。经过专业训练的心脏病理学专家，正确标本处理流程，保证正确组织化学、免疫组化、分子或微结构检测支持，组织病理诊断标准规范等，以获得正确的EMB结果并将EMB报告偏差降至最低。

二、患者的选择以及临床指征

1. **考虑成本-效益比和可能存在的风险** 应使用以下标准谨慎选择患者：①在经过充分临床考虑和检查排除多数疾病，着重于某种可能的诊断时考虑进行 EMB；② EMB 在患者临床处理中起到重要作用时，监测疾病的临床过程和治疗效果；③鉴别诊断特殊类型的心脏疾病。

2. **EMB 的适应证** ①各类心肌疾病的病因诊断；②急慢性心肌炎的诊断、严重程度判断和监测疗效；③心脏同种异体移植术后观察患者排斥反应的早期征象；④心脏肿瘤的诊断；⑤其他可能引起心肌病变的全身性疾病。

3. **EMB 的禁忌证** ①出血性疾病、严重血小板减少症及正在接受抗凝治疗者；②急性心肌梗死、有心室内附壁血栓或室壁瘤形成者，禁忌左心室活检；③心脏显著扩大伴发严重左心功能不全者；④近期有急性感染者；⑤不能很好配合的患者；⑥分流缺损是相对禁忌证，应避免做右心室活检，以免引起体循环栓塞。

三、特定临床情况的建议

1. 为了界定 EMB 在心血管疾病诊治中的地位，美国心脏学会（AHA）/美国心脏病学会（ACC）/欧洲心脏病学会（ESC）日前联合发表科学声明。本声明围绕 14 种临床情况展开分析，为 EMB 在临床中的应用提出指导性建议。

（1）原因不明的新发心力衰竭（短于 2 周），伴有血流动力学障碍、左室大小正常或扩张，应行 EMB（Ⅰ类推荐，B 级证据）。

明确病毒感染 2 周内突发重度左心衰的成人或儿童，若 EMB 提示典型的淋巴细胞性心肌炎，则预后良好。EMB 对于其判断预后方面有不可替代的作用。此类患者常发生心源性休克，需给予相应药物和循环支持。

巨细胞性心肌炎（giant cell myocarditis，GCM）和坏死性嗜酸细胞心肌炎临床过程也可能表现为暴发性，但预后较差，临床特点是快速起病，血流动力学急速恶化。坏死性嗜酸细胞心肌炎较罕见，组织学表现为弥漫嗜酸细胞浸润伴广泛心肌坏死。通过 EMB 获得组织学诊断后，立即给予免疫抑制剂治疗可改善 GCM 和坏死性嗜酸细胞心肌炎的预后。

（2）原因不明的新发心力衰竭（2 周~3 个月），伴左室扩张，新发室性心律失常、二度莫氏Ⅱ型或三度房室传导阻滞，或常规治疗 1~2 周反应差者，应接受 EMB（Ⅰ类推荐，B 级证据）。

多数急性扩张型心肌病（DCM）病情较轻，GCM 多合并自身免疫疾病、胸腺瘤或药物过敏，发病时出现快速室性心律失常比例 15%、完全性房室传导阻滞 5%、急性冠脉综合征 6%。如临床症状或其他表现提示 GCM 应行 EMB，研究显示 GCM 患者预后差，未接受心脏移植者 4 年生存率仅为 11%，对 GCM 的诊断可影响患者治疗及预后，未接受心脏移植的平均生存期仅为 5.5 个月，而 GCM 导致的急性心力衰竭患者对心脏移植反应性较好，接受免疫抑制剂联合治疗也可延长心脏移植的生存期。

（3）原因不明的新发心力衰竭（大于 3 个月），伴左室扩张及新发室性心律失常、二度莫氏Ⅱ型或三度房室传导阻滞，或常规治疗 1~2 周反应差者，接受 EMB 是合理的（Ⅱa 类推荐，C 级证据）。

此类患者应考虑心脏结节病或特发性肉芽肿性心肌炎。大约 25% 的系统性结节病患者发生心脏结节病，但只有 5% 患者具有相关症状。多达 50% 的心脏炎性肉芽肿患者没有心脏外累及的证据。心脏结节病患者有时可通过高比例的心脏传导阻滞（8%~67%）和室性心律失常（29%）与 DCM 相鉴别。心脏结节病心脏阻滞和心律失常发生率与 GCM 相近，但前者表现出较慢的病程。

结节病在组织学上表现为伴有纤维化的非干酪性肉芽肿，难以见到嗜酸细胞浸润和心肌坏死。对于组织活检证实肺结节病患者，可应用心脏磁共振来推断心脏受累情况和局部疾病活动性。研究显示，EMB 诊断结节病的敏感性为 20%~30%。尽管诊断率较低，但心脏结节病与 GCM 间的组织学鉴别对治疗决策和预后很重要。EMB 诊断特发性 GCM 患者未接受心脏移植的 1 年生存率显著低于心脏结节病患者。

早期糖皮质激素治疗可能对结节病有效，当左室广泛纤维化后治疗几乎无效。

（4）与 DCM 相关且原因不明的心力衰竭（不论时间长短），有可疑的过敏反应，伴嗜酸细胞增多症的患者，接受 EMB 是合理的（Ⅱa 类推荐，C 级证据）。

过敏性心肌炎（HSM）较少见，临床表现多样，包括猝死、急进性心力衰竭或病程漫长的 DCM。少数病例报道提供的诊断线索包括皮疹、发热、外周血嗜酸细胞增多。患者常有近期新使用某种药物或同时使用多种药物史。然而，药物过敏也可以表现 GCM、肉芽肿性心肌炎或坏死性嗜酸细胞性心肌炎，与 HSM 常见类型鉴别只能依靠 EMB。

HSM 组织学表现为嗜酸细胞为主的间质浸润，心肌细胞坏死较少。早期怀疑或识别可避免使用刺激性药物，并给予大剂量的皮质类固醇激素。

（5）原因不明心力衰竭，考虑蒽环类药物性心肌病时，接受 EMB 是合理的（Ⅱa 类推荐，C 级证据）。

某些化疗药物（特别是蒽环类）具有心脏毒性，尤其在高累积剂量时。目前用于临床的多种无创监测方法（如核素血管造影、超声心动图等）通常只能检测出心脏毒性的晚期阶段。而 EMB 是评估心脏毒性最敏感、最特异的方法。

蒽环类药物诱发的心肌病活检标本电镜的特征性改变包括：广泛肌纤维束变性、肌纤维溶解、Z 线变形或断裂、线粒体裂解及心肌细胞内空泡形成等。而在评价受累程度方面，目前可以对活检组织细胞受累范围来进行分级，<5% 为 1 分，>35% 为 3 分。研究显示，阿霉素累积量与 EMB 分级间有良好的相关性；此外，活检分级≥1.5 分患者在后续治疗中发生心衰可能性为 20%。

由于 EMB 为有创检查，对于化疗患者适用于不明原因的心衰以及化疗药物累积剂量超过常规上限值的患者。

（6）原因不明的限制型心肌病伴心力衰竭患者，接受 EMB 是合理的（Ⅱa 类推荐，C 级证据）。

典型的限制型心肌病表现为心衰，超声心动图表现为双心室容量正常或减低、双心房增大、室壁厚度正常或轻度增厚、收缩功能正常但舒张充盈受损，其进一步分为心肌病变（非浸润性、浸润性、贮积性）和心内膜病变。EMB 可以帮助诊断特殊的浸润性疾病，如淀粉样变、血色素沉积病等，也可显示心肌纤维化或心肌细胞肥大等特征。多种不同类型的限制型心肌病临床和血流动力学特点都与缩窄性心包炎相似，而 EMB 结合 CT 或心脏磁共振检查有助于鉴别诊断。如 CT 或心脏磁共振发现与缩窄性心包炎病理生理学一致的心包增厚现象时，一般多不需要再进行 EMB。对于出现心衰的原因不明限制型心肌病，可以行 EMB 明确病理类型。

（7）对于除外典型心脏黏液瘤而怀疑心脏肿瘤时，接受 EMB 是合理的（Ⅱa 类推荐，C 级证据）。

一些病例报道通过 EMB 对心脏肿瘤进行组织学诊断，以右心肿瘤居多。包括原发性心脏淋巴瘤、非霍奇金淋巴瘤、心脏肉瘤、宫颈癌、黑色素瘤、肝细胞癌及肺小细胞癌,其中淋巴瘤最为常见。由于对右心黏液瘤进行活检可能导致肺栓塞,因此若影像学表现典型则一般不进行 EMB。

EMB 对疑似心脏肿瘤者的实际益处及并发症发生率尚不能确定,故在以下情况下进行较为合理:①无创方法或创伤小(非心脏)的活检仍无法确诊;②组织学诊断影响治疗方案;③成功活检概率高;④有经验的术者进行操作。有条件时建议在经食管超声心动图、CT 或心脏磁共振引导下操作。

(8)原因不明的儿童心肌病患者,接受 EMB 是合理的(Ⅱa 类推荐,C 级证据)。

多数儿童心肌炎由病毒引起,急性起病,表现为心衰、循环衰竭、不明原因的心律失常或心脏传导阻滞。儿童 EMB 的经验多来自病例个案报道。与成人相似,儿童 EMB 适应证包括暴发性或急性原因不明心衰、心脏移植的监测或排异评估、不明原因心律失常以及特发性 DCM。偶尔也用于其他类型心肌病,如致心律失常的右室发育不良 / 心肌病(ARVD/C)、限制型心肌病和肥厚型心肌病(HCM)。

(9)原因不明的新发心力衰竭(2 周~3 个月),伴左室扩大,不伴新发心律失常、二度莫氏Ⅱ型或三度房室传导阻滞,常规治疗 1~2 周有效患者,可考虑行 EMB(Ⅱb 类推荐,C 级证据)。

EMB 对于心衰病程 2 周至 3 个月 DCM 患者的效用确定性不及 2 周内患者。因为急性 DCM 若无并发症,在标准抗心衰治疗后病情通常改善。由于研究人群差异、取材不良以及缺乏统一诊断标准,目前诊断淋巴细胞性心肌炎差异较大(0~63%),并且不能改变多数患者的预后和治疗。

(10)原因不明的心力衰竭(大于 3 个月),伴左室扩大,不伴新发心律失常、二度莫氏Ⅱ型或三度房室传导阻滞,常规治疗 1~2 周有效患者,可以考虑行 EMB(Ⅱb 类推荐,C 级证据)。

慢性 DCM 中 EMB 的作用是目前大家较为关注的。研究显示,一些有心衰症状的 DCM 患者经过 6 个月相关治疗后,还可能从免疫抑制剂或抗病毒治疗中获益。

遗传性血色病患者也可表现为慢性 DCM,临床可通过病史、体格检查、血清铁升高、*HFE* 基因突变、超声心动图或心脏磁共振检查诊断。当怀疑血色病心脏受累时,EMB 有助于诊断和指导治疗。

其病理表现为肌浆网铁质沉积。静脉切开放血或铁清除治疗可逆转心室功能障碍。

(11)原因不明心力衰竭伴 HCM 患者,可以考虑行 EMB(Ⅱ b 类推荐,C 级证据)。

EMB 不是 HCM 评估的常规手段,但可以考虑用于原因不明的心室壁迅速增厚或无创性检查不能确诊的病例,排除一些浸润性疾病,如 Pompe 病或法布里病(Fabry 病)。

心脏淀粉样变也可累及心脏,表现为扩张型、限制型或肥厚型心肌病。心电图低电压和超声心动图发现左室肥厚都可支持诊断。伴有心肌炎组织学证据或者血清肌钙蛋白升高提示心肌淀粉样变预后较差。一般情况下创伤小的操作(如脂肪或骨髓活检)就可以确诊。当结果可疑时,EMB 有助于诊断和指导治疗。

(12)怀疑 ARVD/C 的患者,可以考虑行 EMB(Ⅱ b 类推荐,C 级证据)。

ARVD/C 主要累及右室,右室心肌细胞逐渐减少并被纤维脂肪组织取代,导致心室功能障碍和快速心律失常,典型为单形性室速。多数可通过超声心动图、右室造影、CT 和心脏磁共振等无创检查确诊。

因为右室壁为纤维脂肪组织取代后变薄,EMB 存在穿孔的风险,故对于疑似 ARVD/C 患者进行操作一直存在争议和分歧。组织病理诊断 ARVD/C 有赖于能够发现足够明显的纤维脂肪组织。研究显示,部分病例心肌组织中发现病毒基因,也有其他研究提示 ARVD/C 与炎症浸润有关,但这些表现与预后的相关性尚不明确。

(13)不明原因的室性心律失常患者,可以考虑行 EMB(Ⅱ b 类推荐,C 级证据)。

原发性心律失常和心脏传导障碍患者关于 EMB 方面的文献数量有限,并且异常所见通常都是非特异性表现。目前也认为 EMB 并不能发现仅仅存在于心肌传导系统的病理改变。

原发性心律失常患者 EMB 检查结果往往不具诊断价值,对于恶性室性心律失常患者,若活检结果提示急性心肌炎,理论上应推迟植入除颤器直至心肌炎稳定,但这种决策的理论性强于实践性。因此推荐,只有在预后判断和治疗决策方面受益大于操作风险时,EMB 才可以考虑用于不明原因室性心律失常的诊断。

(14)EMB 不应用于不明原因的心房颤动患者(Ⅲ类推荐,C 级证据)。

目前报道尚未阐明房颤患者 EMB 组织学的异常表现(如心肌排列紊乱、间质单核细胞浸润等)和临床诊治之间的相关性。

2. EMB 操作准备及步骤　心内膜心肌活检术是利用导管式活检钳,经周围血管到达右心室或左心室,夹取心内膜下心肌组织进行组织学检查的一种技术。

右心室 EMB 经皮常规入路,选择右侧颈内静脉或股静脉,有时也选取锁骨下静脉。术中须监测心律、血压和脉搏氧饱和度。EMB 常在 X 线透视下进行,有些术者将透视与超声心动图相结合,因后者可辨别颈内静脉位置、大小及随呼吸变动的情况,有助于缩短操作时间,减少并发症。左心室 EMB 经皮入路可选取股动脉,此路径须置入动脉鞘管,并持续增压注入,以保证动脉开放,还须给予肝素以及阿司匹林或其他抗血小板药物。

(1)术前准备

1)器械:经皮血管穿刺针、导引钢丝、活检钳与活检钳相适应的鞘管及心室导管。

2)标本容器和固定液。

3)向患者说明检查的必要性和可能出现的并发症,取得患者的合作。

4)签署手术知情同意书。

(2)导管进入途径:右心内膜心肌活检可选颈内静脉或股静脉,左心内膜心肌活检可选肱动脉或股动脉,主要取决于基础疾病和所使用的活检钳。

1)右心内膜心肌活检的操作程序

A. 颈内静脉路径:患者平卧于导管床上,连接心电监测,穿刺右侧颈内静脉,置入与活检钳相配套的鞘管。检查活检钳的完整性,并用肝素盐水冲洗活检钳。闭合钳口,在 X 线监视下将活检钳经鞘管送入上腔静脉、右心房达右心室。按逆时针方向旋转活检钳手柄,使其指向后方,此时钳尖指向室间隔。保持钳尖指向室间隔的位置,向前送活检钳至右室心尖部。钳尖与室间隔接触时,心电监测可出现室性期前收缩,提示活检钳位于右心室内,而不在冠状窦。前后位 X 线透视可见钳头端位于脊柱左缘 4~7cm 左横膈处,左前斜位可见钳头端指向胸骨柄。必要时可用超声心动图证实。当活检钳头端位置适当后,可开始钳取标本。回撤活检钳 1~2cm,张开钳口;再前送活检钳,不作任何旋转,抵住室间隔;将活检钳轻轻压在室间隔上,合上钳柄,使钳尖咬切口闭合,钳取心肌组织。轻拽活检钳使其脱离心室内壁，如轻拽2~3次仍不能使之脱离，则可能是钳咬的组织块过大，应开放钳柄，松开钳口，然后重新操作。一旦活检钳脱离心室内壁，应使标本保存在闭合的钳口内，顺时针方向旋转活检钳将其撤回至右心房，然后撤出鞘管。张开钳口，取出标本，不要挤压，立即放入适当的固定液中。用无菌肝素盐水冲洗活检钳，以清除钳口内的组织和血凝块，重复上述操作，通常至少取5块标本。

B. 股静脉路径：用Seldinger法穿刺股静脉，将套有长鞘管的右心导管经股静脉送至右室心尖部并指向室间隔。将长鞘管沿导管送入右心室，撤出导管，抽吸并冲洗长鞘管，透视下观察鞘管的位置，可注入少量造影剂，以更加清晰地显示鞘管的位置。经鞘管送入活检钳，在透视下送至距离管尖1cm处，使鞘管和活检钳保持顺钟向旋转且不使鞘管前后移动，轻轻将活检钳送出鞘管，接触室间隔右室面。回撤活检钳0.5~1.0cm，张开钳口，前送活检钳，直到重新接触到室间隔，然后闭合钳口；轻拽活检钳使之脱离室间隔，先从右室回撤到鞘管中，再经鞘管撤出体外。抽吸并冲洗鞘管，并保持鞘管位置不动，同时由助手自活检钳中取出标本。可将鞘管移至室间隔不同部位钳取多个标本。

2）左心内膜心肌活检的操作程序：亦常选用附有长鞘管的活检钳。

用Seldinger法穿刺股动脉，注入肝素5000U，送入带有长鞘管的左室造影导管至左心室腔，撤出造影导管，抽吸并冲洗鞘管。可注入少量造影剂以确定鞘管顶端在心室腔而未抵住心室壁。送入活检钳，通过鞘管将其送至左室心尖或左室外侧壁；透视检查活检钳位置，也可用超声心动图定位活检钳。回撤活检钳1.0cm，张开钳口，重新将活检钳送至左室心尖，快速闭合钳口，平稳回拽活检钳使其脱离左室壁。经鞘管回撤活检钳，取出活检标本放入适当的固定液中。在完全撤离鞘管前，即使没有取到标本，也不宜张开钳口。两次活检操作间期必须用肝素盐水冲洗鞘管。操作结束后，撤出鞘管，局部止血并观察病情变化。

（3）术后处理：活检术后在导管室观察患者5~10分钟，注意有无胸痛、低血压、呼吸困难等心脏压塞征象，并透视检查除外气胸或胸腔积液，然后可将患者送回病房，继续严密观察。

3. 并发症及处理 EMB的并发症可以分为急性和迟发性。急性并发症包括穿孔、心脏压塞、室性或室上性心律失常、心脏传导阻滞、气胸、大动脉穿孔、肺栓塞、神经麻痹、静脉血肿、右房室瓣损伤以及动静脉瘘形成。迟发性并发症包括穿刺点出血、三尖瓣损伤、心脏压塞和深静脉血栓。Deckers 等的前瞻性研究提示，EMB 并发症的总体发生率为 6%，其中与动脉鞘管和活检操作相关的事件分别占 2.7% 和 3.3%。由熟练的操作者进行 EMB 是安全的，其整体并发症的发生率低（1%~2%）。根据 1980 年发表的报道记录，心脏穿孔发生率为 0.4%；而近期对于更大样本病例（3048 例患者）的资料报道为 0.12%。

（1）心脏穿孔、心包积血和压塞：是心内膜心肌活检术的主要并发症，但发生率不高，有经验的术者其发生率低于 1%。如患者出现胸痛、呼吸困难、低血压、心动过缓或过速、颈静脉怒张等表现，应怀疑心脏穿孔可能，可用超声心动图观察有无心包积液。一旦发生，须严密观察和监测病情，补充血容量，应用升压药物；如有心脏压塞征象，血流动力学不稳定，应立即行心包穿刺抽液；持续出血者偶尔需要开胸手术。

（2）血栓栓塞：左心室心内膜活检或右心室心内膜活检伴有心内分流时可出现体循环血栓栓塞。注意每次操作前用肝素盐水仔细冲洗导管和活检钳，可减少血栓栓塞的危险。主要处理措施是支持疗法。栓塞所致症状常呈自限性。

（3）心律失常：在心室内操作导管或钳夹过程中常出现室性期前收缩或非持续性室速，不须特殊处理；持续性室速很少发生，一旦出现，可静注利多卡因或电复律；右心室心内膜活检过程中，在右房内操作导管会诱发房颤，通常呈自限性，如不能自行复律，可选择电复律；术前已存在左束支传导阻滞者做右心室心内膜活检时，可引起完全性心脏传导阻滞，须植入临时起搏器治疗。

4. 注意事项

（1）整个活检过程应在 X 线透视及持续心电监护下进行；

（2）活检钳定位除 X 线透视外，还可借助腔内心电图或超声心动图，以免误损乳头肌和腱索等组织；

（3）右心室活检应在室间隔或右室心尖部，避免在右室前壁钳夹，以免发生心肌穿孔或心脏压塞；左心室活检多在左室心尖部。钳咬过程应在 1~2 个心动周期内完成，只需紧紧咬合，切勿用力牵拉，钳夹组织块不宜过大，一般为 1~3mm。

阜外经验总结：阜外医院 250 例心脏移植术后患者常规 EMB 监测 850 例次的病理结果如下：

排异级别	<1.5个月例次	1.5~3个月例次	4~6个月例次	7~12个月例次	合计例次
0	133	111	128	133	505
Ⅰa	69	65	52	36	222
Ⅰb	7	5	2	2	16
Ⅱ	11	34	21	19	85
Ⅲa	2	7	8	4	21
Ⅲb	0	1	0	0	1
Ⅳ	0	0	0	0	0

通过心内膜心肌活检的病理结果可以有力地监测排异反应,指导免疫抑制剂的使用及针对排异反应治疗的效果有重大临床意义;同时对术前心脏病因诊断不明确的患者(尤其是不典型的巨细胞心肌炎、淋巴细胞性心肌炎、结节病、致心律失常性右室心肌病等),通过心内膜心肌活检可以有效地进行诊断和鉴别诊断,并指导进一步的治疗。

(廖中凯)

第10节　心包穿刺抽液术

心包穿刺抽液术(pericardiopuncture)简称心包穿刺术。常用超声引导下心包置管,集心包液引流及急救、病理标本收集、诊断、病因治疗为一体,一次心包穿刺即可重复无创性地多次抽取心包积液样本送检病理、细胞学检查,以便于找出病因,尽早针对性治疗,为临床制定治疗方案提供方向和思路。

(一)适应证

1. 任何原因引起的严重心脏压塞。常见病因有转移性肿瘤、特发性心包炎、慢性肾功能衰竭、医疗操作等。

2. 心脏压塞伴左心室功能不全。

3. 需心包腔内注入药物。如感染化脓性心包炎,肿瘤性心包炎等。

4. 虽经特殊治疗,心包积液仍进行性增加或持续不缓解者。如结核性心包炎,自身免疫疾病等。

5. 原因不明的心包积液。

2015 欧洲心脏病学会（ESC）心包疾病诊断及管理指南建议：对心脏压塞、对内科治疗无反应且症状严重的中～大量积液或怀疑未知细菌或肿瘤而须明确诊断，推荐心包穿刺术或手术（Ⅰ/C）。一旦确诊心脏压塞，如果患者有血流动力学不稳定，需要立即进行心包引流。如果血流动力学稳定，在诊断后 12~24 小时内、并获取实验室检查结果（包括心血细胞计数）的前提下进行心包引流。

（二）禁忌证

1. **择期心包穿刺应避免以下情况**

（1）患者烦躁不安，不能配合；

（2）未经纠正的凝血障碍，如有出血倾向、接受抗凝治疗、血小板 <5 万 /mm^3；或接受抗凝治疗、有出血倾向者；

（3）心包积液未肯定或积液量甚少；

（4）心包积液位于心后；

（5）主动脉夹层。

2. **不能改善血流动力学或可能使病情恶化的情况**

（1）急性创伤性心包出血（撕裂、心脏刺伤、主动脉瘤破裂）；

（2）少量心包积液；

（3）超声心动图显示前心包无积液；

（4）包裹性积液；

（5）手术后除了液体外，可能有血凝块和纤维蛋白充满心包腔或纵隔。

（三）心包穿刺术的基本设备和术前准备

1. **基本设备** 心电监测除颤仪；无菌操作物品：无菌手套、口罩、帽子、消毒液；无菌穿刺包：无菌纱布、消毒碗、治疗巾、孔巾、穿刺针（16 号或 18 号短斜面薄壁针，长 8cm）、手术尖刀、持物钳、血管钳；局麻药品：1% 利多卡因；注射器（5ml，10ml）；穿刺设备：深静脉输液管、穿刺针、J 型导引钢丝、扩张管、引流导管（目前常用中心静脉导管，选双腔或三腔型号，亦可选用心包穿刺专用的猪尾导管）、缝合针、线、持针钳、三通连接管、延长管、闭式引流袋；送检化验所需试管、培养皿等。

2. **术前准备**

（1）征得患者的知情同意。

（2）施行超声心动图或 X 线影像，核实心包积液并定位。最好是术者亲自参与核实和定位，以便术中把握好穿刺针方向、深度；核实心包穿刺有指征，且无禁忌。

（3）检查穿刺过程进行生命体征监测或急救的仪器，确定功能良好。如心电监测除颤仪，血压器或血压监测仪，心电图机，复苏抢救设备。

（4）择期手术者禁食4~6小时。

（5）建立静脉通道，必要时术前、术中用药。如紧张焦虑者应用镇静药；无青光眼、无明显心动过速者静注阿托品0.5~1.0mg，以预防或减少血管迷走反射导致心动过缓和低血压的发生。

（6）常规描记12导联心电图。

（7）调节患者体位，坐位或30°~40°卧位。

（四）心包穿刺术的操作步骤

1. 定位　确定穿刺部位和方向。穿刺部位常采取①心尖途径：胸骨左缘第5肋间，心浊音界内侧1~2cm，针尖向后向内推进指向脊柱。进针者注意避开肋骨下缘，以避免损伤肋间动脉。②剑下途径：胸骨剑突与左肋缘夹角处。肋缘下1.5cm，穿刺针指向左肩与皮肤成30°~40°，进针途径在胸膜腔外，且能避开心脏表面的大血管和乳内动脉，是较佳途径。其他有右胸径路和胸骨旁径路，需在超声心动图定位指导下进针，确定进针方向有较大量心包液体且无胸膜、肺组织覆盖。

2. 操作　在持续心电监测下进行，严格无菌操作，穿刺部位常规消毒、铺巾；术中监测心律、血压。

3. 局麻　用10ml注射器抽吸1%利多卡因4~5ml，先于穿刺点皮下注射成一直径约1cm的小皮丘局麻，并深入皮下沿心包穿刺的预定行针途径浸润麻醉直至心包。于穿刺局麻点作2~3mm小切口，用血管钳钝性分离皮下组织。

4. 穿刺　采用5ml注射器抽吸1ml生理盐水，接16~18号薄壁短斜面静脉穿刺针进行穿刺。经剑下途径者，因穿刺径路较长，用5ml注射器抽吸1%利多卡因2ml，接18号穿刺针，在穿刺过程继续浸润麻醉，针尖指向左肩，向前推进直至触及左肋缘，进针夹角稍增大，约呈30°~40°，针尖略偏向下，避开肋缘，指向横膈膜部，针尖平稳缓慢地负压推进，在向前负压进针时，每推进0.5cm深度若无液体引出即推注小量利多卡因，约0.2~0.4ml，再负压进针，既可保持针尖通畅，又能使沿途获得充分浸润麻醉。当沿定位方向负压缓慢穿刺进针，依靠触觉（阻力感或落空感）确定是否进入心包腔。如进针感到心包膜被突破和抽出心包积液，表明针头已达心包，此时应停止进针。如果不能很流畅地抽到液体，将针头缓慢退出体外，避免横向移动，冲洗针头后再重复操作。若能顺利抽出心包液，即固定穿刺针在皮肤上的位置，换 20~50ml 注射器，缓慢抽吸心包液。穿刺抽液适于心脏压塞危及生命时的急症处理，不必插入导管，若缓慢抽吸过程心包液流出不畅，且监测此时无心律失常，可能穿刺针短斜面尚未完全进入心包，在严密监测心律下再缓慢进针 1~2mm，可顺利引流出心包液即可。注意穿刺抽吸心包液时，一定要固定好穿刺针位置，以防针尖进入过深，刺伤心脏或损伤冠状血管。抽出一定量心包液在心包腔显著缩小之前拔除穿刺针，以避免针尖损伤心脏。

5. 心包引流　于穿刺针进入心包后撤下注射器，通过穿刺针将 J 型导引钢丝送到心包腔适当深度，约 15~20cm，随后快速退出穿刺针并将导引钢丝留在原位，注意不要在导引钢丝与穿刺针成角度时回拉，以免损伤导丝。用深静脉扩张管沿导引钢丝插入至心包壁层即退出，随后将导管头部穿过导引钢丝，导管远端露出导引钢丝并握紧，靠近皮肤位置处握紧导管，沿导引钢丝轻轻扭动送入中心静脉导管或猪尾导管到达适当深度，一般在 15~25cm，此时握住导管固定于皮肤，均匀用力将导引钢丝抽出。当将导丝撤出导管后于导管远端接注射器，回抽看心包液流出通畅，导管远端注射器撤下后接三通，将测压连接管线与闭式引流袋连接于三通上，可测定心包内压或引流心包积液。用缝合线将导管固定于皮肤上，敷上无菌纱布。将引流袋固定在患者的心脏位置以下。行心包镜检查者用 8F 鞘管沿导引钢丝插入至心包腔适当位置，撤出导引钢丝，通过鞘管送入心包镜检查。

6. 术后观察　继续心电监测至心脏压塞征缓解，观察可能发生的并发症，及时发现异常情况对症处理。穿刺完毕常规拍 X 线胸片以排除气胸并核实导管位置。留置导管者应常规应用抗生素预防感染。

（五）心包穿刺术的并发症

1. 刺破心脏引起心包积血或心脏压塞；

2. 气体栓塞；

3. 冠脉撕裂；

4. 损伤邻近脏器或组织导致气胸或血气胸、腹腔脏器损伤；

5. 血管迷走性反射；

6. 心律失常；

7. 急性肺水肿。

（六）心脏介入操作过程急性心脏压塞的处理

1. 诊断可疑者，未能排除迷走神经反应的严重心动过缓 - 低血压综合征时，给予异丙肾上腺素 1~2mg 静脉注射，合并冠心病的患者给予阿托品 1~2mg 静脉注射加以鉴别；

2. 当怀疑急性心包积液并发心脏压塞时即应停止导管操作，如患者动脉收缩压能维持在 80~90mmHg 以上且神志清楚时，可先行超声心动图确诊；

3. 如严重恶化时，应争分夺秒进行紧急抢救处理，包括急救用药，紧急心包穿刺引流，同时联系外科必要时紧急开胸引流修补治疗；

4. 抗休克治疗，快速扩充血容量，0.9％Nacl 或胶体溶液 500~1000ml/20min，快速静脉输注，以增加中心静脉压与回心血流量，维持一定的心室充盈压；

5. 正性肌力药物首选多巴酚丁胺 5~15μg/（kg·min）静脉点滴；也可选用异丙肾上腺素 1mg 静脉注射，可增加心肌收缩力，增加每搏量，提高心率，降低外周阻力，从而改善心排血量；

6. 禁用利尿剂、β受体阻滞剂、硝酸酯制剂。

（孙筱璐）

第4章

心血管重症抢救治疗

第1节 心 肺 复 苏

心脏骤停（cardiac arrest，CA）指伴有血流动力学障碍的心脏活动突然中止，包括心室颤动（ventricular fibrillation，VF）、无脉性室性心动过速（pulseless ventricular tachycardia，pVT）、心搏停止以及无脉性电活动（pulseless electrical activity，PEA）等。通常是由潜在的冠心病、心肌病、心力衰竭等引起的恶性心律失常所致，也可见于遗传性或特发性心律失常。CA 起病急骤，一旦发生后 10 秒左右即可出现意识丧失，4~6 分钟后即可出现脑和其他脏器不可逆损害，导致心脏性猝死（sudden cardiac death，SCD）。目前，我国 SCD 发生率为 41.8/10 万，以 13 亿人口推算，我国每年发生 SCD 的总人数约为 54.4 万。

心肺复苏（cardiopulmonary resuscitation，CPR）是指通过形成暂时的人工循环与人工呼吸，以求恢复自主循环（return of spontaneous circulation，ROSC）、自主呼吸和自主意识，并挽救生命的抢救方法，是抢救 CA 患者避免生物学死亡的基础。西方国家报道院外 CA 患者复苏存活率仅为 2%~15%，我国院外猝死的复苏存活率尚不足 1%，其中恢复正常神经功能的比例更低。因此，对 CA 患者予以高质量的 CPR，提高 CA 患者的复苏成功率，具有重要的临床和社会意义。

2015 年 10 月，美国心脏协会（AHA）发布了《2015 心肺复苏及心血管急救指南更新》（简称 2015 年《CPR 指南更新》），国际复苏联络委员会（ILCOR）对具备充分科学研究或富有争议的主题进行证据审查，对 CPR 方案做出部分更新。本部分内容将结合 2015 年

《CPR 指南更新》，对 CA 患者的心肺复苏流程予以总结。

一、生　存　链

2015 年《CPR 指南更新》将院外心脏骤停（out-of-hospital cardiac arrest，OHCA）和院内心脏骤停（in-hospital cardiac arrest，IHCA）患者区分开来，确认了不同的生存链和救治途径。如图 4-1 所示，OHCA 患者将依赖所在的社区获得救助，非专业救护人员必须识别出 CA、进行呼救、开始 CPR 并给予公共场所除颤（public access defibrillation，PAD），直到接受过紧急医疗服务（emergency medical service，EMS）培训的专业团队接手后，将患者转移到急诊室和（或）心导管室。而 IHCA 患者则依赖于专门的监控系统来预防 CA 发生，如快速反应小组（rapid response team，RRT）或紧急医疗小组（medical emergency team，MET）。一旦 IHCA 发生，则以团队的形式尽快实施 CPR，团队成员均为专业医疗人员，包括医师、护士、呼吸治疗师等。最终，所有 CA 患者会被转移到重症监护病房（ICU）接受后续的救治。

院内心脏骤停

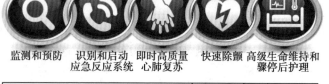

院外心脏骤停

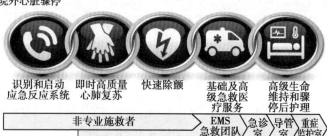

图 4-1　院外和院内心脏骤停患者的生存链

二、识别 CA 的高危患者

绝大多数 CA 患者伴有器质性心脏病，其中约 80％ 为冠状动脉疾病，尤其是急性心肌梗死，其他类型的结构性心脏病还包括心力衰竭、先天性冠状动脉异常、心肌炎、肥厚型心肌病、致心律失常性右室心肌病等；部分 CA 可发生于无器质性心脏病的患者中，如先天性或获得性长 QT 综合征、Brugada 综合征、儿茶酚胺敏感的多形性室速、特发性室颤等，临床常见特征性电生理改变，如 QTc 延长、ST 段呈穹隆型或马鞍型改变、T 波电交替、异常 J 波等。各种叠加触发因素在 CA 的发生中也可能起重要作用，这些因素包括缺血、电解质紊乱（尤其是低钾血症和低镁血症）、一些抗心律失常药物的致心律失常作用、自主神经系统激活以及社会心理因素等。此外，一些临床特征和其他危险因素也与 CA 的发生有关，包括高龄、血脂异常、高血压、糖尿病、吸烟、锻炼不足、肥胖、早发冠心病家族史，CA 家族史以及 CA 幸存者等。因此，对于有上述基础疾病、危险因素或电生理异常的患者，临床上应予以重视。

监测和预防即将发生的 CA 对成功救治具有更重要的意义。大量患者 CA 事件发生前可出现"预警"症状，胸痛（46％）和呼吸困难（18％）是最常见的症状，女性中呼吸困难比胸痛更常出现（31％ vs 24％）。伴有心脏病相关症状（尤其是新发或不稳定的症状）的患者，应立即就医寻求可能挽救生命的评估和治疗。对于院内患者，在出现 CA 前一段时间会出现明显的血流动力学不稳定或生命体征的进行性改变。因此，目前指南建议采用组建院内 RRT 或 MET，帮助医护人员在患者生命体征恶化的初期保持警惕，并进行干预，预防 IHCA 发生。RRT 和 MET 由 ICU 或急诊医师、护士、呼吸治疗师组成，携带监护和复苏的装备和药物。当院内的其他医务人员（尤其是普通病房）发现患者病情恶化时应立即通知 RRT 和 MET 到达现场进行救治。RRT 和 MET 能够显著降低 IHCA 的发生率和病死率，尤其是在普通病房发生的 IHCA。

三、初级心肺复苏

初级心肺复苏也称基础生命支持（Basic Life Support，BLS）。根据 2015 年《CPR 指南更新》，成人 BLS 的步骤如图 4-2 所示。包括迅速识别和采取措施，对 CA 患者进行胸外按压（circulation，C）、开放气道（airway，A）和人工呼吸（breathing，B）；用自动体外除颤器（automated external defibrillator，AED）对 VF/pVT 患者除颤。

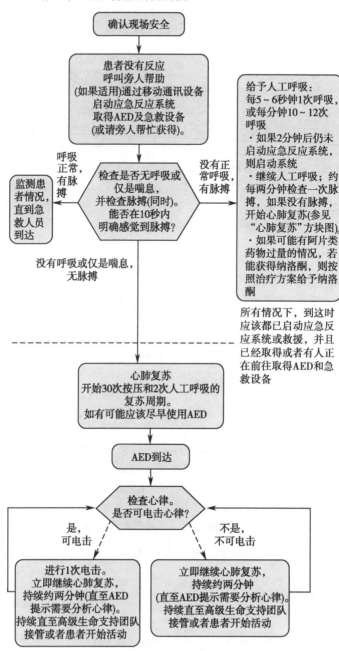

图4-2 成人初级心肺复苏（BLS）流程图

1. 确认现场安全　抵达急救现场的施救者,应该核实救护人员接触患者的环境是安全的。快速扫视患者的位置和周围环境,确认没有紧急的人身威胁,如毒物或电器危害。

2. 识别 CA 及启动急救系统　对于突然倒地的患者,首先进行判断,鼓励经过培训的施救者同时进行几个步骤(即同时检查呼吸和脉搏),以缩短开始首次胸外按压的时间。如无反应且没有呼吸或不能正常呼吸(即仅有喘息),应立即启动急救系统及进行 CPR。

如患者有脉搏并能正常呼吸,可启动应急系统,指出位置和患者情况,密切监测患者情况至急救人员到达。如患者有脉搏,但无正常呼吸,可立即启动急救系统并给予人工呼吸。启动急救系统可以使专业人员尽早赶到现场、尽早得到 AED 或除颤器。现场救生员判断意识时不再要求脉搏检查,取消用听、看、感觉有否正常呼吸的判断。

3. 胸外按压　有效的按压对提供血流是十分重要的,应该用力和快速按压。将患者仰卧于坚实的平面,抢救者位于患者胸部的一侧,按压胸部中央(胸骨下半部)。抢救者应将一只手的掌根部置于按压处,另一只手的掌根置于第一只手上,使两只手重叠并平行,指端上翘。两肩在按压点正上方,两臂垂直。借助身体重力向下按压,下压胸骨 5~6cm,然后使胸部完全回弹(避免按压之间倚靠在胸上致胸骨回弹不完全)。下压与放松的时间相等。按压频率100~120 次 / 分。要尽量减少因检查脉搏、分析心律、电击前后或做其他事情导致按压中断,中断时间不要超过 10 秒。对于未保护气道的成人 CA,要求胸外按压分数(CA 期间进行胸外按压时间所占的比例)至少达到 60%。在 AED 或抢救人员到达之前,应该持续进行 CPR。

目前,人工胸外按压仍然是治疗 CA 的救治标准,尚无证据表明机械活塞装置进行胸外按压更具优势。但是,在进行高质量人工胸外按压比较困难或危险的特殊条件下(如施救者有限、长时间、低温时、移动的救护车内、导管室内),机械活塞装置可以作为传统CPR 的替代品。对于发生 CA,且怀疑病因可能可逆的特定患者,可以考虑以体外心肺复苏(ECPR)替代传统心肺复苏。对于未经培训的非医务人员,可以考虑单纯胸外按压式 CPR,与不按压相比,单纯按压显著提高了 OHCA 的存活率,但最好的方法还是胸外按压加通气。

4. 开放气道　将患者仰卧于坚实的平面。使用仰头抬颏手法打开气道。方法是：左手放在患者的额头，向下压，右手的示指和中指放在患者的下颌骨，将下巴抬起，使头向后仰。做的时候保证两手力量够大，保持气道完全通畅。注意手指不要压迫颏下软组织，以免阻塞气道。气道开通后，如有气道异物，应先行气道异物清除。对于疑似脊柱受伤的患者，施救者应首先人工约束脊柱活动（如把一只手放到患者头侧面固定），使用推举下颌法打开气道，而不是用器械固定，但在转运时，可能必须用这种器械保持脊柱定位。

5. 人工呼吸　只要没有正常呼吸，应立即行人工呼吸。可行口对口、口对鼻、口对隔离设备呼吸。有条件者可用球囊面罩或简易呼吸器进行人工呼吸。经过培训的救生员可选用气道辅助装置。口对口呼吸方法：用按压额头的左手的示指和拇指捏紧患者的鼻孔，右手的示指和中指继续抬起患者的下颌。保持气道通畅，平静吸气，用嘴包住患者的嘴，缓慢吹气，持续1秒。有效通气的标志是看到胸廓起伏。每30次胸外按压，予以2次人工呼吸。每次通气时应中断胸外按压，以免影响有效通气。单纯进行通气时，通气频率10~12次/分钟，每次通气1秒。当建立了进一步的气道辅助装置如气管插管后，施救者应该每6秒钟提供一次人工通气（每分钟10次呼吸），同时进行连续胸外按压。

6. 除颤　由于大多数CA是由室颤所致，每延迟1分钟除颤，生存率下降7%~10%。AED可使除颤时间缩短至3~5分钟，能明显提高OHCA患者的复苏成功率。对于有目击者的成人CA，具备AED时，应该尽快进行除颤。对于非目击的CA，或不能立即具备AED时，应该开始CPR，AED到位时，如果提示为可除颤心律，尽快尝试除颤。对于所有患者，除颤后应立即恢复胸外按压，因为评估心律会使胸外按压中断时间延长。如AED评估为不可除颤心律，则应立即继续CPR，每5个周期（约2分钟）检查心律，持续至患者ROSC或高级心肺复苏团队接管。

四、高级心肺复苏

高级心肺复苏是指在高质量的初级心肺复苏基础上的进一步高级生命支持（Advanced cardiovascular life Support，ACLS），内容包括继续进行的初级心肺复苏、除颤、氧疗、通气和气道支持的辅助装置，循环辅助装置，药物治疗，复苏后治疗。

1. 除颤　迅速除颤是VF患者存活的主要决定性因素。对VF、

pVT 应尽早电击除颤,电击后立即继续进行心肺复苏。电除颤能量选择双向波 120~200J,或使用最大能量(如双向波 200J、单向波 360J),其有效性可达 85%~98%。如果一次除颤未成功,再次除颤成功的可能性减少。此时应立即进行 CPR,有效的胸外按压较连续除颤更有价值。经过 5 个周期的按压与呼吸循环后(约 2 分钟),如仍为 VF,再进行下次电击除颤,此后再次电击采用相同的能量或增加能量。对单形室速,不论有无脉搏,予单相波 100J 电击除颤,如不成功,可增加能量再次除颤。

2. 辅助呼吸 心肺复苏中辅助通气和氧合均重要,应当使用最大可行的吸入氧浓度。通气的辅助设施包括面罩、气囊 - 活瓣装置(简易呼吸器)、自动运送呼吸器、高级气道(喉管、喉罩气道等声门上气道器械和气管插管)。CPR 期间,如果球囊面罩通气不足,或作为渐进措施进行气道管理,往往由有经验的救护人员放置高级气道器械。放置高级气道可能导致胸外按压中断,但气管插管的建立可隔离和保护气道,保证通气,并可作为一种用药的途径,通气时可不再中断按压。目前尚无前瞻性随机研究评价复苏时简易呼吸器和气管插管对结果的影响。救护人员必须衡量有效胸外按压与气管插管的风险与效益比,并由有经验的人员来完成操作。对初始的 CPR 和除颤无反应,或 ROSC 但呼吸未恢复者,则应考虑气管插管。放置高级气道后,施救者应该每 6 秒钟提供一次通气(每分钟 10 次呼吸),同时进行连续胸外按压。

3. 辅助循环 人工循环的方法及辅助设施包括间断腹部按压心肺复苏、高频心肺复苏(胸部按压频率 >100 次 /min)、心肺复苏背心、机械心肺复苏等。这些替代技术与普通 CPR 相比,需要额外的人员、培训及设备。尽管实施这些技术在 CPR 中能增加前向血流,但仍远低于正常心排血量,最终未能改善 CA 患者出院存活率。尚不能说明院前的初级心肺复苏中这些技术优于普通的 CPR。因此,此类辅助仍限于医院内应用,不应在复苏的晚期应用或作为高级心肺复苏失败后最后的努力。

4. 药物治疗 在 CA 的治疗中,基本的 CPR 和尽早除颤是最重要的,药物治疗是次级重要的。经过初始 CPR 和除颤后,可考虑建立静脉通路,应用药物治疗,但执行这些干预措施不能以牺牲高质量 CPR 和早期除颤作为代价。

(1)用于改善血流动力学的药物:包括作用于外周血管张力的药物、变时及变力药物。

1）肾上腺素：肾上腺素对 CA 患者产生有益效果，主要是由于其 α- 肾上腺素能（即血管收缩药）效应可增加 CPR 期间的冠脉灌注压和脑灌注压。由于肾上腺素的 β- 肾上腺素能效应可能增加心肌工作并减少心内膜灌注，肾上腺素的价值和安全性还有争议。2015 年《CPR 指南更新》建议对于 CA 患者，如果在执行至少 1 次除颤和 2 分钟 CPR 后，VF/pVT 仍持续存在，可在持续行 CPR 的同时给予常规剂量肾上腺素（1mg），静脉或骨内给药，每 3~5 分钟可重复给药，肾上腺素过早治疗（除颤的 2 分钟内）与生存率下降有关；不推荐常规使用高剂量肾上腺素（0.1~0.2mg/kg）。对于不可除颤心律所致 CA，可以尽快给予肾上腺素。

2）加压素：加压素是一种非儿茶酚胺类血管收缩剂，也可造成冠脉和脑血管收缩。现有证据表明，加压素与肾上腺素比较在 ROSC、24 小时生存、出院存活率方面无统计学差异；同时，加压素联合肾上腺素，相比标准剂量的肾上腺素，在治疗 CA 时没有优势。因此，为了简化流程，2015 年《CPR 指南更新》在成人 CA 处置流程中已经删加压素。

3）去甲肾上腺素：只适用于严重低血压及周围血管阻力低的患者。

4）多巴胺：对于症状性心动过缓患者，特别是与低血压相关的患者，在阿托品可能不恰当或阿托品失败后，可输注多巴胺。如需多巴胺 20μg/（kg·min）以上才能维持血压，应该加用肾上腺素。

5）类固醇：对于 IHCA，可以考虑 CA 治疗时联合使用肾上腺素和甲泼尼龙，复苏后使用氢化可的松；但是，在推荐使用这个治疗方案前，尚需要进行进一步研究。对于 OHCA 患者，CPR 期间使用类固醇的益处不确定。

（2）抗心律失常药物：抗心律失常药物的药理学本身不太可能把 VF/pVT 转换成有序的灌注心律。使用抗心律失常药物的目的是提高电除颤的成功率，促进恢复和维持自主灌注心律。但还没有一种药物被证实可提高长期生存率或良好神经功能转归生存率。

1）胺碘酮：VF/pVT 患者首先进行除颤，不能转复或无法维持稳定灌注节律者，通过应用呼吸辅助设施，如气管插管等改善通气，应用药物肾上腺素等措施后，再行除颤 1 次，仍未成功，可用抗心律失常药改善电除颤效果，首选胺碘酮。

2）利多卡因：利多卡因是广泛熟悉的可选抗心律失常药。在观察性研究中，与不用抗心律失常药治疗相比，利多卡因未能一致增加 ROSC，与改善出院生存率无关。在一项前瞻性、双盲、随机临床试验中，对于电除颤无效的 VF/pVT 所致 OHCA，利多卡因改善入院率的效果低于胺碘酮，在出院生存率上，两种药物没有差异。近期另一项对 CA 存活者给予利多卡因的研究显示，VF/pVT 的复发有所减少，且没有显示长期有利或有害。一项在院外发生 CA 患者比较利多卡因与安慰剂的研究显示，利多卡因增加自主循环恢复率。2018 AHA《CPR 指南更新》建议可将胺碘酮或利多卡因用于治疗对除颤无反应的 VF/pVT。

3）镁剂：镁的作用是作为血管扩张药，是调节钠、钾和钙穿过细胞膜的重要辅助因子。临床试验证实，对于任何心律（包括 VF/pVT 在内）所致的 CA，未发现增加 ROSC 率、改善出院生存率或神经功能转归。因此，对 VF/pVT 成人 CA 患者不推荐常规使用镁剂，而仅用于伴长 QT 间期的尖端扭转型室性心动过速（Tdp）患者。

4）β 肾上腺素受体阻滞药：儿茶酚胺可引起心律失常，β 肾上腺素受体阻滞药能削弱儿茶酚胺活动。该药也能减少缺血性损伤，可能有膜稳定作用。但同时，β 受体阻滞剂可造成或恶化血流动力学不稳定，加重心力衰竭，造成过缓性心律失常，CA 发生后常规给药有潜在危害。支持 CA 后常规使用 β 受体阻滞剂的证据不足。但是，VF/pVT 所致 CA 患者 ROSC 后，可以尽早考虑开始或继续口服或静脉注射 β 受体阻滞剂。尚无证据支持在非 VF/pVT 心律所致 CA 中使用 β 受体阻滞剂。

5）阿托品：阿托品为 M 受体阻滞剂，主要用于迷走神经介导的心动过缓。对于症状性心动过缓，阿托品仍是一线药物。但在心搏停止或 PEA 患者中，联用阿托品和肾上腺素较单用肾上腺素无治疗获益，因而不推荐其用于心搏停止或 PEA。

6）碳酸氢钠：酸中毒可致心肌收缩力下降，心排血量下降及血管对儿茶酚胺的反应性下降，并降低室颤阈值及电除颤成功率。从理论上讲，用碳酸氢钠是有益的。但事实上，在心肺复苏最初 15 分钟内主要发生呼吸性酸中毒，而不是代谢性酸中毒。充分的通气及恢复组织灌流是控制心脏停搏时酸碱平衡的主要方面。不建议将碳酸氢钠常规用于 CA 患者。然而，在特定的情况中，碳酸氢钠可能是有用的，如严重的高钾血症或三环类抗抑郁药过量时。虽然一些临床医师会对已有严重代谢性酸中毒（pH<7.1）的患者使用碳酸

氢钠，但尚无证据证明这种情况下碳酸氢钠有益。

5. 心脏骤停不同类型心律失常的救治原则 基于上述抗心律失常药物应用的相关证据，2015年《CPR指南更新》对于不同类型心律失常的处理方法建议如下。

（1）VF/pVT：处理流程如图4-3所示，首先进行高质量CPR，明确为VF/pVT后，立即进行除颤，电击后立即继续进行CPR。如果在执行至少1次除颤和2分钟CPR后，VF/pVT仍持续存在，可在持续行CPR的同时给予肾上腺素（每3~5分钟静脉给药1mg）。抗心律失常药物的给药时机，通常可考虑在第2次除颤无效并计划进行第3次除颤时，给予抗心律失常药物。对除颤、CPR和肾上腺素均无反应的VF/pVT患者，可给予胺碘酮300mg，静脉给药，如有需要，再次给药剂量为150mg）。如果无胺碘酮或胺碘酮不适用，则可给予利多卡因（1~1.5mg/kg，静脉给药，如有需要5~10分钟后再次给药0.5~0.75mg/kg）。对于Tdp，禁用胺碘酮，可给予硫酸镁2g，静脉给药，随后持续输注。

（2）心搏停止或PEA：如图4-3所示，对于心搏停止或PEA的患者，首先启动高质量CPR，早期识别并纠正可逆的病因（如缺氧、高钾血症、中毒和出血），并给予肾上腺素（1mg，静脉给药，每3~5分钟1次）。心搏停止/PEA对于除颤均无反应。不再推荐阿托品治疗心搏停止或PEA。心脏起搏对心搏停止无效，因而也不推荐使用。

（3）症状性心动过缓：症状性心动过缓患者首选阿托品治疗，初始剂量为0.5mg，静脉给药，此后可每3~5分钟重复该剂量给药，直至总剂量达到3mg。当心动过缓对阿托品无反应，可考虑静脉输注多巴胺或肾上腺素，多巴胺输注剂量为2~10μg/（kg·min），肾上腺素则为2~10μg/min，每种药物均应根据患者反应进行剂量调整。同时，准备进行经皮起搏（transcutaneous pacing，TCP），必要时进行紧急经静脉临时起搏。

（4）快速性心律失常：首先判断血流动力学状态，如伴有血流动力学不稳定，包括意识状态改变、进行性胸痛、低血压或其他休克体征，首先考虑电转复。血流动力学稳定者，进一步分为节律规整与不规整，结合其他情况鉴别其性质，选择药物或进行电转复。

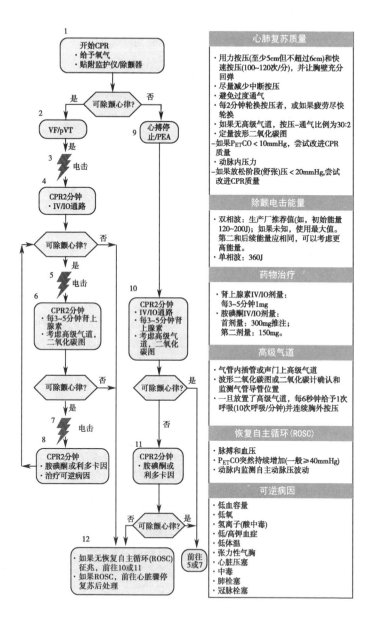

图 4-3 成人心脏骤停处理流程图

1）规律性宽 QRS 心动过速：通常按照室性心动过速（VT）处理。如 QRS 形态单一，腺苷可用于诊断和治疗；伴不规则节律或多形性 QRS 波群的患者则不能使用腺苷，否则可能造成心律失常恶化成 VF。抗心律失常药物可选择胺碘酮（150mg，静脉给药，持续 10 分钟，根据需要，可在首个 24 小时内重复静脉给药，总剂量不超过 2.2g）和索他洛尔（100mg，静脉给药，持续 5 分钟）。维拉帕米禁用，除非明确诊断为室上性心动过速或特发性单形性 VT。对于 QT 间期延长的患者，应避免使用普鲁卡因胺或索他洛尔。如果药物治疗不成功，可考虑进行心脏电复律。

2）多形性 VT/Tdp：一般血流动力学不稳定，可演变为 VF，因此首选的治疗方式是立即电复律。血流动力学稳定患者应进一步鉴别有无 QT 间期延长。无 QT 间期延长的多形性 VT 的最常见病因是心肌缺血，纠正病因、胺碘酮和 β 受体阻滞剂可以减少心律失常复发。对于 QT 间期延长的多形性 VT（Tdp），干预措施包括纠正基础电解质紊乱（如低钾血症、低镁血症），停止所有可延长 QT 间期的药物，并给予硫酸镁（2g，静脉给药，随后维持输注）治疗。

3）室上性心动过速（supraventricular tachycardia，SVT）：常由传导系统内折返机制所致。刺激迷走神经方法（例如 Valsalva 动作、颈动脉窦按摩）可使 25% 的 SVT 患者恢复窦性节律。药物治疗首选腺苷（6~12mg，静脉给药，如果首剂腺苷未能转复节律，可给予第 2 次和第 3 次剂量，分别为 6mg）。如果转复尝试失败，可通过静脉给予非二氢吡啶类钙通道阻滞剂或 β 受体阻滞剂，也可选用普罗帕酮。

4）快速性心房颤动（atrial fibrillation，Af）/ 心房扑动（atrial flutter，Afl）：血流动力学不稳定者首选电复律治疗。对于血流动力学稳定患者，初始治疗目标为控制心率：使用 β 肾上腺素受体阻滞剂（如美托洛尔 5mg，静脉给药，每 2~5 分钟 1 剂，共 3 剂；然后每 12 小时口服美托洛尔 1 次，最多 200mg）。或非二氢吡啶类钙通道阻滞剂（地尔硫䓬 15~20mg，静脉给药，持续 2 分钟，15 分钟后重复静脉给药 20~25mg；或者维拉帕米 2.5~5mg，静脉给药，持续 2 分钟，之后每 15~30 分钟 5~10mg，静脉给药）。对于心房颤动伴心功能不全（LVEF<40%）的患者，可使用胺碘酮（150mg，静脉给药，持续 10 分钟，随后滴注速度为 1mg/min，持续 6 小时，随后降低为 0.5mg/min）；也可使用洋地黄控制心率。

6. 复苏的终止　决定何时停止心肺复苏非常困难，可用证据非常少。目前认为，影响停止复苏决策制定的因素包括：复苏持续时间大于 30 分钟且不伴持续性灌注节律；初始心电图描记节律为心搏停止；较长时间的 CA；患者年龄和伴随病症的严重性；脑干反射缺失。2015 年《CPR 指南更新》认为最佳的结局预测指标可能是复苏术 20 分钟后的呼气末二氧化碳（$EtCO_2$）水平。复苏延长（>20 分钟）后 $EtCO_2$ 极低（<10mmHg），是循环缺失的征象之一，并强烈预示可能发生急性死亡。可将此作为决定停止复苏的多因素中的一个因素，但临床上不能单凭此点就做决定。一项较新的研究中提出了一组简单的标准能够确定 OHCA 后实施复苏无益，具体内容包括：EMS 人员没有目击到 CA；初始心脏节律不能电击复律，例如心搏停止、PEA；在给予第 3 次 1mg 剂量的肾上腺素之前没有 ROSC。此外，停止复苏的决定尚需与患者家属沟通，使他们理解患者病情的进展，并需要在病案中详细记录并说明理由。

7. 复苏后处理　不论何种原因，伴随 CA 的严重生理创伤和复苏期间发生低血氧、缺血和再灌注可以造成对多个器官系统的损伤，多数患者（80%）在 ROSC 后数小时或数天内死亡。因此，CA 患者 ROSC 只是复杂治疗的开始，其后应继续完善综合评估，鉴别和治疗诱发 CA 的原因，并减轻缺血性再灌注对多个器官系统的损伤，以恢复正常或基本正常的功能状态。包括如下措施：

（1）对于疑似心源性猝死，且心电图 ST 段抬高的 OHCA 患者，应急诊实施冠状动脉造影。对于心电或血流动力学不稳定的 OHCA 患者，若疑似为心源性，即使无心电图 ST 段抬高的情况，实施紧急冠状动脉造影仍是合理的。对于需要冠状动脉造影的 CA 患者，无论其是否昏迷，都应当实施冠状动脉造影。

（2）血流动力学目标：CA 患者 ROSC 后往往血流动力学不稳定，原因包括 CA 的基础病因及 CA 造成的缺血性再灌注损伤。应该避免低血压，如果收缩压小于 90mmHg，平均动脉压小于 65mmHg，应立即纠正低血压。但由于患者的个体血压差异，真正的最佳血压是使器官和脑灌注最优的血压，不同患者和不同器官可能有不同的最佳血压水平。

（3）目标体温管理（targeted temperature management，TTM）：CA 后必须避免过热，未能控制患者的核心温度会导致发热和神经系统结局不良。对于 ROSC 后仍昏迷（即对口头指令缺乏有意义的反应）的成人 CA 患者进行 TTM，选择和维持 32~36℃ 之间的一个恒定温度。达到目标温度后，TTM应该维持至少24小时。没有证据表明哪种降温方法更好，临床实践中常常是将血管内降温和体表降温联合使用。完成一定时间（如24小时）TTM后，严格控制复温过程非常关键，使每小时体温上升0.25~0.5℃，并积极预防发热，最简单的方法可能是继续使用TTM的设备或方案。

（4）气道与呼吸管理：对于意识不清的患者，为了确保气道通畅且功能正常，如果在复苏期间使用的是临时性急救气道装置（如喉罩、喉管），则应尽早更改为气管插管有创通气。并建议把$EtCO_2$和动脉血二氧化碳分压（$PaCO_2$）维持在正常生理范围（分别为30~40mmHg和35~45mmHg），除非患者因素提示需更个性化的治疗。例如，对于急性肺损伤或高气道压力的患者，可以允许较高$PaCO_2$。在治疗脑水肿时，轻微低碳酸血症可能是有用的，过度通气可能造成脑血管收缩。为了避免ROSC的CA患者缺氧，应该使用最高可及浓度氧气，直到可检测到动脉血氧饱和度（SpO_2）或动脉氧分压，并维持SpO_2在94%或以上。

（5）神经系统监护：控制ROSC后各类事件的发生，可以促进CA患者脑功能恢复并改善预后。这些患者中，抽搐、非惊厥性癫痫持续状态和其他癫痫样活动的发病率估计为12%~22%，可能是患者无法从昏迷中清醒过来的原因。对于ROSC后昏迷患者，应尽快用脑电图诊断，必要时连续进行监测、使用抗癫痫治疗。

（6）其他措施：应将危重症患者管理的常规措施纳入CA患者的复苏后管理，这些措施包括床头抬高30°，有助于预防误吸和降低颅内压；预防应激性溃疡；预防深静脉血栓形成；早期理疗和技能训练。血糖控制方面尚无明确目标值，目标范围过低会增加低血糖的发生风险。

（7）预测转归：CA后最初几小时后没有特异的神经科检查可以预测预后。对于未经TTM治疗的患者，使用临床检查预测不良神经功能转归的最早时间是CA后72小时；对于经TTM治疗的患者，预测的时机一般是ROSC后4.5~5天。但实际上，可能由于晚期疾病基础原因、脑疝或其他明显无法生存的情况，50%患者在72小时内死亡或放弃生命支持。常用预测指标包括临床检查、脑电图异常、躯体感觉诱发电位、脑CT/CMR等影像学检查及血液标志物（NSE和S-100B水平）。

五、总　　结

对于心血管重症或高危患者,建立 RRT 和 MET,监测和预防 CA 的发生与抢救 CA 同样重要。如果患者发生 CA,多学科医护人员应遵循最新指南,尽快实施高质量的 CPR,以提高复苏成功率。

(杨艳敏　张　晗)

第 2 节　心源性休克

一、概　　念

心源性休克(cardiogenic shock,CS)是指心脏泵血功能障碍引起的心排血量显著下降,导致组织低灌注,从而发生临床和生化改变的一种状态,表现为严重持续低血压及终末器官低灌注。心源性休克主要有 3 个方面的表现:①持续性低血压,收缩压 <90mmHg 持续 30 分钟及以上或平均动脉压 <65mmHg 持续 30 分钟及以上,或需要血管活性药物才能维持收缩压≥90mmHg;②存在肺淤血或者左心室充盈压升高;③器官灌注受损体征(至少一项),包括精神状态改变,皮肤湿冷,少尿(<30ml/h),血清乳酸水平升高(>2.0mmol/L)。CS 是临床常见的急危重症,病死率很高。CS 的病因主要包括:急性心肌梗死、急性失代偿性心衰、心包填塞、流出道梗阻、心脏骤停后顿抑、脓毒性休克或全身炎症反应综合征(SIRS)时的心肌抑制、心肌挫伤、瓣膜原因、电活动异常、心外因素等。其中,急性心肌梗死是引起 CS 最主要的病因,无早期血运重建情况下,院内病死率高达 80%。近年来,随着 PCI 技术及早期再灌注治疗的开展,CS 的病死率有所下降,但仍高于 50%,且是导致急性心肌梗死患者发生院内死亡的主要原因。急性 ST 段抬高型心肌梗死并发 CS 发病率达 6%~10%,急性非 ST 段抬高型心肌梗死并发 CS 发病率为 2.5%。近年来研究显示 CS 的变化趋势为:心肌梗死并发 CS 的冠脉病变更复杂、辅助装置应用使用率增加、病死率也潜在增加。

二、急重症患者的临床表现 / 预警信号

1. 病理生理　CS 以低心输出状态并导致危及生命的终末器官低灌注和缺氧为特征。心源性休克发生机制较为复杂,因为严重心

肌缺血或其他原因所致心肌损伤,心肌功能障碍,心搏量和心排血量降低,从而导致血压下降和各器官血供减少;心室充盈压升高伴有体循环或肺循环回心血流受限,静脉系统血流淤滞,同时心室充盈压升高,影响冠状动脉灌注,使心肌耗氧量增加,这些因素使心肌缺血进一步恶化。代偿机制包括交感内分泌系统的异常激活,表现为交感神经-肾上腺素系统和肾素-血管紧张素-醛固酮系统的活性异常升高,这种代偿机制实际上增加了心肌耗氧和加重后负荷。此外,CS时激发的炎症反应进一步导致血管扩张、低血压和低灌注,使CS进一步恶化,形成螺旋形恶性循环。

2. 症状特点

(1)原发病表现:急性心肌梗死、肺栓塞可有胸痛;心衰时可有呼吸困难、不能平卧,下肢水肿;主动脉夹层时有胸背部剧烈疼痛;重症心肌炎发病前可有上呼吸道感染症状,如发热、寒战等。

(2)持续而显著的低血压:收缩压<90mmHg,或原有高血压的患者收缩压降幅≥60mmHg,至少30分钟。

(3)组织低灌注:中枢神经系统:烦躁,意识模糊,昏睡,甚至昏迷;心血管系统:心率增快,脉搏细速,血压降低,甚至不能触及脉搏波动;呼吸系统:呼吸深快;代谢系统:代谢性酸中毒;消化系统:胃肠蠕动减慢,肠麻痹;泌尿系统:尿比重增加,少尿,甚至无尿;皮肤:皮肤湿冷、苍白、发绀。

3. 血流动力学特点

(1)心脏指数(CI)严重降低:无药物或器械支持情况下CI<1.8L/(min·m²);有药物或器械支持情况下CI<2.0~2.2L/(min·m²);

(2)心室充盈压正常或升高:左室舒张末压>18mmHg或右室舒张末压>10~15mmHg。

三、诊 断 检 查

1. 影像学检查

(1)心电图:对诊断急性冠脉综合征(ACS)、肺栓塞、急性心肌炎、电解质紊乱等提供线索;

(2)超声心动图:提供心腔大小、心脏功能等指标,评估血流动力学,为病因诊断提供线索,必要时行经食管超声心动图检查;

(3)胸片:提供心脏大小、肺充血或肺淤血情况及为病因诊断提供相关信息（例如主动脉疾病、心包积液、食管穿孔、肺栓塞）等；

（4）必要时行 CT、CMR 等检查。

2. 实验室检查

（1）全血细胞计数：CS 合并出血或出血高危患者可增加监测频率；

（2）电解质：监测内环境情况；

（3）肾功能：反映肾脏灌注和急性肾损伤的标志物；

（4）肝功能：监测充血性肝病和灌注不足；

（5）乳酸：乳酸升高考虑缺氧及器官灌注不足，乳酸盐清除是终末器官灌注不足改善的标志，清除率低与死亡风险升高相关；

（6）动态监测肌钙蛋白水平：心肌损伤的评价，ACS 诊断；

（7）利钠肽：心功能评价；

（8）凝血功能：肝脏低灌可影响某些凝血因子的生成导致机体凝血功能异常，此外肝肾低灌注等引起药物消除改变和频繁使用机械支持装置需要进行凝血指标监测；

（9）动脉血气分析：了解缺氧及二氧化碳潴留情况；

（10）还需监测尿液分析、血糖情况等。

3. 监测指标

（1）动脉血压监测：血压的真实反映，尤其在低血压及应用血管活性药物时，其准确度明显优于袖带血压监测，可及时发现动脉血压的变化等情况；

（2）中心静脉压（CVP）：右室充盈压的主要决定因素，变化趋势可反映体液状态、右心功能等；

（3）肺动脉导管置入（PAC）：可反映肺动脉压、肺毛细血管楔压、CVP、右房压、右室压，还可测定心排血量、混合静脉血氧饱和度（SvO_2）等，对初始治疗无反应的患者或诊断 / 治疗存在不确定性的患者可考虑早期使用；

（4）尿量：肾脏灌注和急性肾损伤的指标。

目前关于评估和治疗 CS 的最佳血流动力学监测，尚未达成共识。

4. 病情监测及评估　根据血流动力学特征和临床特点，Forrester 法适用于监护病房及有血流动力学监测条件的病房、手术室；临床程度床边分级根据 Forrester 法修改而来，主要根据末梢循环的观察和肺部听诊，无需特殊的监测条件，适用于一般的门诊和住院患者。以 Forrester 法和临床程度床边分级为例，自Ⅰ级至Ⅳ级的急性期病死率分别为 2.2%、10.1%、22.4% 和 55.5%（表 4-1，表 4-2）。

表 4-1　急性左心衰竭的 Forrester 分级

分级	PCWP （mmHg）	心脏指数 ［L/(min·m²)］	组织灌注状态
I	≤18	>2.2	无肺淤血，无组织灌注不良
II	>18	>2.2	有肺淤血，无组织灌注不良
III	≤18	≤2.2	无肺淤血，有组织灌注不良
IV	>18	≤2.2	有肺淤血，有组织灌注不良

1mmHg=0.133kPa，PCWP：肺毛细血管楔压

（中国心力衰竭诊断和治疗指南 2014）

表 4-2　急性左心衰竭的临床程度床边分级

分级	皮肤	肺部啰音
I	温暖	无
II	温暖	有
III	寒冷	无或少量
IV	寒冷	有

（中国心力衰竭诊断和治疗指南 2014）

5. 分型　根据血容量状态和外周循环将心源性休克分为 4 种类型，其中 2/3 的心梗所致心源性休克是湿冷型（表 4-3）。

表 4-3　心源性休克的潜在血流动力学表现

	湿	干
冷	经典的心源性休克 （↓CI；↑SVRI；↑PCWP）	容量性心源性休克 （↓CI；↑SVRI；↔PCWP）
暖	血管舒张性心源性休克或混合型休克（↓CI；↓/↔SVRI；↑PCWP）	血管舒张性休克（非心源性休克） （↑CI；↓SVRI；↓PCWP）

CI. 心脏指数；PCWP. 肺毛细血管楔压；SVRI. 全身血管阻力指数

（2017 AHA 心源性休克的当代管理）

四、治　疗　流　程

心源性休克时，一方面，微循环灌注不足，需要恰当补充血容量；另一方面，由于心功能严重低下，心脏不能耐受大量补液带来的循环负荷。治疗选择非常困难，部分患者药物治疗效果有限，可能需要心脏机械辅助装置的支持才能缓解病情。治疗上既要针对病因又要注意纠正诱发和加重病情的各种因素。心源性休克的基本治疗原则为：一经诊断应尽早给予血流动力学监测，保持水、电解质、酸碱平衡，积极处理病因和诱因的同时应用血管活性药物以及正性肌力药物稳定血流动力学状况。

1. 基础治疗

（1）体位：最好采用平卧位，不用枕头。注意保暖，尽量不要搬动。

（2）氧疗：监测动脉血氧饱和度，对于心源性休克的患者，最好用动脉血液测定，对伴有 $SpO_2<90\%$ 或 $PaO_2<60mmHg$（8.0kPa）的患者进行氧疗，以纠正低氧血症；对于呼吸窘迫（呼吸频率 >25 次 /min，$SpO_2<90\%$）的患者，应当考虑无创正压通气，并尽快开始，以减轻呼吸窘迫和降低气管内机械插管率；无创正压通气可降低血压，故对于低血压的患者应慎用。若经上述措施缺氧不能纠正甚至加重者，则应尽早行气管插管和机械通气治疗。

（3）液体复苏

1）立即建立静脉通道：最好选中心静脉。

2）心源性休克时，心脏泵功能及外周循环功能障碍并存，此时补液应严格掌握补液量及补液速度，最好在血流动力学监测下指导补液。若 PCWP 和 CVP 等提示血容量不足且有相应临床表现时，可选用晶体液，如生理盐水或平衡液适当补充血容量；无临床征象提示容量负荷增多的情况下，首先在 15~30 分钟内给予生理盐水或平衡盐溶液 200ml。进行容量负荷试验时，心排血量增加至少 $10\%~15\%$ 提示患者对输液有反应。

（4）重症监护

1）一般监护：生命体征（心率、呼吸、血压、体温）、皮肤温度与色泽、尿量和精神状态、血氧饱和度等。

2）特殊监测项目：心电图、超声心动图、CVP、动脉导管监测血压、中心静脉血氧饱和度（$ScvO_2$）、PAC 等。

3）实验室监测：动脉血气分析、肝肾功能、电解质、乳酸、心肌损伤标记物、凝血功能等。

2. 病因及诱因处理　病因治疗是治疗心源性休克的关键（表4-4）。

表4-4　心源性休克的病因／诱因及处理

病因／诱因	处理原则
急性心肌梗死 　伴低血压与休克 　并发心脏破裂、严重二尖 　瓣反流等	尽快行血运重建治疗 心外科急诊手术
右室梗死	积极补液治疗
急性心脏压塞	紧急心包穿刺，必要时心外科干预
严重快速型心律失常	血流动力学不稳定——电复律 血流动力学稳定——抗心律失常药物
严重缓慢型心律失常	药物治疗——阿托品、异丙肾上腺素 辅助装置——临时心脏起搏器
暴发性心肌炎	一般支持、激素及药物治疗、循环支持
心脏瓣膜病、主动脉夹层、主动脉窦瘤破入心腔	具有手术适应征者可考虑外科急诊手术

3. 血管活性药物　主要包括血管收缩药物和正性肌力药物，血管扩张药疗效尚未得到广泛的认可，存有较大争议。常用的升压／正性肌力药物包括多巴胺（中等及大剂量）、多巴酚丁胺、去甲肾上腺素、肾上腺素、米力农及左西孟旦等。2015FICS成人心源性休克治疗管理专家建议推荐：①通过正性肌力药物和（或）血管活性药物将平均动脉压（MAP）升至至少65mmHg，高血压患者允许更高；②心源性休克患者应用去甲肾上腺素来维持有效灌注压（强烈推荐）；③多巴酚丁胺用于心源性休克时低心排血量治疗（强烈推荐）；④肾上腺素作为多巴酚丁胺及去甲肾上腺素的替代治疗（弱推荐）；⑤磷酸二酯酶抑制剂或左西孟旦不作为一线用药（强烈推荐）；⑥硝酸酯类药物可致血压降低，不推荐应用。

血管活性药物的作用机制和血流动力学作用，见表4-5，不同类型CS的初始血管活性药物使用注意事项，见表4-6。

表 4-5　血管活性药物的作用机制和血流动力学作用

药物	常规输液剂量	结合受体				血流动力学效应
		α1	β1	β2	多巴胺	
		升压药 / 正性肌力药				
多巴胺	0.5~2μg/(kg·min)	-	+	-	+++	↑ CO
	5~10μg/(kg·min)	+	+++	-	++	↑ CO, ↑ SVR
	10~20μg/(kg·min)	+++	++	-	++	↑ SVR, ↑ CO
去甲肾上腺素	0.05~0.4μg/(kg·min)	++++	++	+	-	↑ SVR, ↑ CO
去氧肾上腺素	0.1~1μg/(kg·min)	+++	-	-	-	↑ SVR
肾上腺素	0.01~0.5μg/(kg·min)	++++	++++	+++	-	↑ CO, ↑ SVR
加压素	0.02~0.04U/min	刺激血管平滑肌细胞 V1 受体				↑ SVR, ↔ PVR
		正性肌力药 / 血管扩张剂				
多巴酚丁胺	2.5~20μg/(kg·min)	+	+++	++	-	↑ CO, ↓ SVR, ↓ PVR
异丙肾上腺素	2.0~20μg/min	-	+++	+++		↑ CO, ↓ SVR, ↓ PVR
米力农	0.125~0.75μg/(kg·min)	PD-3 抑制剂				↑ CO, ↓ SVR, ↓ PVR
依诺昔酮	2~10μg/(kg·min)	PD-3 抑制剂				↑ CO, ↓ SVR, ↓ PVR
左西孟旦	0.05~0.2μg/(kg·min)	肌丝 Ca^{2+} 增敏剂, PD-3 抑制剂				↑ CO, ↓ SVR, ↓ PVR

CO: 心排血量; CS: 心源性休克; PD-3: 磷酸二酯酶抑制剂 -3; PVR: 肺血管阻力; SVR: 体循环

(2017 AHA 心源性休克的当代管理)

表4-6 不同类型 CS 的初始血管活性药物使用注意事项

CS 病因或表现	血管活性药物	血流动力学
经典的湿冷型	去甲肾上腺素或多巴胺，正性肌力药*	该型休克为低排高阻型休克，考虑给予去甲肾上腺素（心率快或心律失常优先）或多巴胺（心率慢优选，但增加心律失常风险）稳定血流动力学 稳定和血运重建术后加正性肌力药（仅限心梗）
容量性干冷型	去甲肾上腺素或多巴胺，正性肌力药，少量补液	考虑给予去甲肾上腺素或多巴胺稳定血流动力学 稳定和血运重建术后加正性肌力药（仅限心梗） LVEDP 可能很低，患者可耐受补液
血管扩张性湿暖型，或心源性＋血管扩张性混合型	去甲肾上腺素考虑血流动力学指导的治疗	低 SVR
右心室休克	补液，去甲肾上腺素、多巴胺或加压素，正性肌力药*，吸入式肺血管扩张剂	血流动力学目标包括维持前负荷，降低右室后负荷（PVR），治疗绝对或相对心动过缓，并维持房室同步 多巴胺 加压素可提高 SVR，对 PVR 有中性作用 血流动力学稳定和血运重建术后考虑加用或改为正性肌力药
血压正常的休克	正性肌力药或升压药	该型 SBP>90mmHg、SVR 相对较高，初始正性肌力药治疗可能是适当的

CS 病因或表现	血管活性药物	血流动力学
主动脉瓣狭窄	去氧肾上腺素或加压素；LVEF 减低的患者，在超声心动图或 PAC 指导下多巴酚丁胺滴注	主动脉瓣狭窄引起的休克是后负荷依赖性的。如果 LVEF 保留，正性肌力药可能不会改善血流动力学。可选择外科主动脉瓣置换术 / 或球囊主动脉瓣成形术和（或）经导管主动脉瓣置换术
主动脉瓣反流	多巴胺，临时起搏	保持较高的心率可以缩短舒张期充盈时间并减少 LVEDP，可考虑外科主动脉瓣置换术
二尖瓣反流	去甲肾上腺素或多巴胺 正性肌力药*，临时 MCS（包括 IABP）	升压药治疗血流动力学稳定后可考虑加用正性肌力药。 后负荷降低有助于减少 LVEDP。IABP 可通过减少后负荷和增加 CI 来降低反流分数，可考虑外科二尖瓣置换 / 修复术和经皮 edge-to-edge 二尖瓣修复
二尖瓣狭窄	去甲肾上腺素或加压素，艾司洛尔或胺碘酮	二尖瓣狭窄引起的休克是前负荷依赖性的。避免变时药，减慢心率和维持房室同步可改善前负荷。可考虑外科二尖瓣置换术或球囊二尖瓣成形术
梗死后室间隔缺损	参考经典的湿冷型，临时 MCS（包括 IABP）	IABP 可以通过减少后负荷和增加 CI 来降低分流分数。 心脏手术包括外修复术和经皮降落伞封堵术
动态左室流出道梗阻	补液，去氧肾上腺素或加压素，避免正性肌力药和血管扩张剂，艾司洛尔或胺碘酮，右室起搏	动态梯度可增加前后负荷，减轻心肌收缩力，维持房室同步，诱导心室不同步来减少

续表

CS病因或表现	血管活性药物	血流动力学
心动过缓	变时作用药或临时起搏	治疗应着重于识别和治疗心动过缓的原因。变时作用药物包括阿托品、异丙肾上腺素、多巴胺、多巴酚丁胺、肾上腺素
心脏压塞	补液，去甲肾上腺素	需要心包穿刺或心包开窗引流术

IABP：主动脉内球囊反搏；LVEDP：左心室舒张末期压力；LVEF：左心室射血分数；MCS：机械循环支持；PAC：肺动脉导管；PVR：肺血管阻力；RV：右心室；SVR：全身血管阻力；* 药物选择考虑因素包括心率、SVR、CS病因、肾功能、既往 β 受体阻滞剂治疗和正性肌力药半衰期。

（2017 AHA 心源性休克的当代管理）

4. 机械循环支持（MCS） 经皮机械循环支持的目的是增加心排血量以支持末梢器官灌注，减轻自身左室工作以获得休息，并增加冠脉灌注。自 20 世纪 60~70 年代开始至今，经皮心脏支持领域出现了很多经皮心脏支持装置，临床上应用的有主动脉内球囊反搏（IABP）、体外膜肺氧合（ECMO）、Impella、TandemHeart 等。详见本章第 3 节非药物治疗之 IABP、ECMO 与左心辅助装置。

5. 心脏移植 在采用了上述机械循环支持方法都不能恢复的所有患者，建议评估心脏移植。

6. 休克后处理

（1）一旦心源性休克的急性期得到控制，应适当予以治疗心衰的口服药物并密切监护（强烈推荐）。

（2）在撤掉血管升压药早期，应使用 β 受体阻滞剂、ACEI 和醛固酮拮抗剂以减少心律失常及心衰复发的风险从而提高生存率（强烈推荐）。

五、亚专业进一步治疗

1. 心肌梗死合并心源性休克建议见表 4-7。

表 4-7　ST 段抬高型心肌梗死并发心源性
休克管理建议

推荐	分类	等级
发生 CS 的患者冠脉解剖合适情况下推荐行即刻 PCI。如果冠状动脉解剖不适合行 PCI 或 PCI 失败，推荐行紧急 CABG	I	B
推荐进行侵入性动脉血压监测	I	C
推荐行即刻心脏多普勒超声从而评估心室和瓣膜功能、负荷状态以及检测有无机械并发症	I	C
推荐尽早治疗机械并发症	I	C
根据血气结果决定是否需要进行氧疗或机械通气支持	I	C
CS 患者若无法在诊断 STEMI 后 120 分钟内行急诊 PCI 治疗且不存在机械并发症情况下可考虑溶栓治疗	IIa	C
CS 患者住院期间考虑进行完全血运重建	IIa	C
因机械并发症存在血流动力学不稳定 / 心源性休克的患者考虑 IABP	IIa	C
考虑经肺动脉导管评估血流动力学，从而明确诊断或指导治疗策略	IIb	B
难治性心衰患者对利尿剂治疗无反应时可考虑进行超滤	IIb	B
血流动力学稳定的患者可考虑使用正性肌力药或升压药	IIb	C
难治性休克患者可考虑给予短期机械支持	IIb	C
不推荐行常规 IABP	III	B

CABG：冠状动脉旁路移植术；ECLS：体外生命支持；ECMO：体外膜肺氧合

（2017ESC ST 段抬高型急性心肌梗死管理指南）

2. 其他

（1）存在心肌炎相关急性心衰或心源性休克的患者应转至专业治疗中心，如果有必要应在 ECMO 协助下（强烈推荐）。

（2）在排除先天或遗传性心脏病后，围生期心肌病并发心源性休克应考虑溴隐亭（弱推荐）。

（3）在诊断应激性心肌病之前，需先通过影像学手段（冠脉造影或 CT）和心室成像（超声心动图、心室造影术或 CMR）来排除冠脉疾病（强烈推荐）。

（4）严重应激性心肌病的治疗应在控制诱发因素和症状、恢复良好心肌能量平衡的基础上进行（强烈推荐）。

（梁 岩）

第3节　心血管重症的非药物治疗

一、电 复 律

（一）概念

心脏电复律（electric cardioversion）　是指通过外加的高能量脉冲电流通过心脏，使全部或大部分心肌细胞在瞬间同时除极，造成心脏短暂的电活动停止，然后由最高自律性的起搏点（通常为窦房结）重新主导心脏节律，用于转复各种异位快速心律失常的治疗。又称电转复或电除颤。电复律的装置叫做心脏复律器或除颤器。

心动周期中存在一个"易损期"，在心电图上相当于 T 波前肢将达顶点的 20~30ms 内，为心室肌的相对不应期。因为在此期心室肌刚开始复极，心肌各部复极程度不等，存在电位差别，此期间心肌若受到电流刺激，容易发生心室颤动。为了避开"易损期"，电复律器设有心电图 R 波驱动的电同步装置，对心室纤颤以外的各种异位快速心律的转复，需要通过此 R 波驱动同步装置使输出的电流刺激落在 R 波后的绝对不应期内，以免发生危险。

狭义的电复律定义即同步于心电图 R 波发放直流电使心肌纤维同步除极，从而打断折返环路终止心律失常，得以恢复窦性心律。电除颤即非同步电复律，用于当 QRS 波形与 T 波分辨不清或不存在时，如室扑或室颤。通过直接或经胸壁向心脏发放直流电，即能除极一定数量的心肌，减少可兴奋心肌的数目，当可兴奋的心肌数量减少到低于维持室颤所须的临界心肌数量时，便除颤成功，使窦房结有机会作为主导节律点重新控制心脏。

根据电极放置的部位分为体外和体内电复律。电极板放置在胸壁为体外电复律；某些情况下电极置于体内者为体内电复律如：心脏直接电复律、食管内电复律、心导管电极心脏内电复律、埋藏式自动心脏除颤器（ICD）等。本节主要讲述经胸体外电复律。

（二）根据复律的紧急程度对适应证进行分类

1. 择期复律：主要包括无血流动力学障碍的多种房性、室上性快速心律失常，适宜于有症状且药物无效者，以心房颤动最为常用。

2. 急诊复律：室上性心动过速经药物治疗无效或伴有心绞痛、血流动力学异常者，房颤伴预激前传、药物治疗无效的室性心动过速。

3. 即刻复律：任何引起意识丧失或血流动力学障碍的快速心律失常。

电复律时需要注意的风险及禁忌证：（1）电复律转复成功机会少或复发机会多的心律失常如：自律性增高的多源性房性心动过速；（2）具有潜在的诱发更快速心律失常危险者如：确认或可疑的洋地黄中毒、低钾血症；（3）具有诱发或导致心动过缓或心脏停搏危险者如：伴有窦房结功能不良的快速心律失常且无起搏器保驾者。

（三）不同类型心律失常的电复律抉择

1. 心房颤动（简称房颤）是选用电复律治疗的一种最常见心律失常，电复律成功率为 65%~80%。转复成功与否以及复律后窦性心律的维持均取决于病程长短、心脏形态结构及功能状态、基础心脏病等因素的影响。总原则为：有血流动力学障碍或症状严重但药物治疗未能奏效时需尽快复律；若复律后可望维持窦性心律，改善心功能，缓解症状者可考虑择期复律。

下述情况予以考虑电复律治疗。

（1）房颤时心室率快（>120bpm）使用药物难以控制；或房颤反复诱发心力衰竭或心绞痛药物治疗无效，预期转复窦律后症状得以改善者。

（2）预激综合征并发房颤。心房内的颤动波不通过房室交界区的生理性阻滞，直接经房室旁路下传心室，使心室率接近或等于心室颤动频率，导致血流动力学急剧恶化。

（3）慢性房颤病程≤1 年，心功能 I~II 级（NYHA），心胸比例小于 55%，左心房内径 <45mm 者。

（4）去除基本病因（甲状腺功能亢进、心肌梗死、肺炎、肺栓塞等）后房颤仍持续存在者。

（5）二尖瓣成形术或人工瓣膜置换术 4~6 周后仍有房颤者。

存在下述情况提示不适宜电复律、或复律后难以维持窦性心律，或可能出现潜在风险：

（1）洋地黄中毒所致房颤或房颤伴低钾血症时，心肌应激性高，易诱发室颤。

（2）伴有高度或三度房室传导阻滞、房颤前有病态窦房结综合征无临时或永久起搏器保护者。

（3）有动脉栓塞史或怀疑心房内有血栓，是同步电复律的相对禁忌证（需充分抗凝治疗后再行电复律）。

（4）慢性房颤病程>5年；心室率不需药物控制亦缓慢者；或心胸比例>55%；左心房内径>45mm者。

（5）估计电复律后即使应用抗心律失常药物仍难以维持窦律；或不能耐受胺碘酮或其他相应抗心律失常药物治疗者。

（6）风湿性心脏瓣膜病心房颤动伴风湿活动；感染性心内膜炎、中毒性心肌炎急性期伴房颤者。

2. 心房扑动（简称房扑）　相对而言房扑是药物较难控制的快速心律失常，而电复律治疗房扑，不仅所需电量小且成功率高，>90%，因而房扑被认为是同步电复律的最佳适应证。下列情况应予以考虑电复律治疗：（1）持续性房扑经药物治疗效果不佳者；（2）房扑以1∶1比例下传，心室率加快，导致血流动力学迅速恶化者；（3）电复律后房扑复发窦性心律难以维持，如果房扑以1∶1比例下传伴心室率加快，可用低能量（5~10J）电击将房扑诱发为房颤，再用药物减慢心室率治疗。不宜行电复律治疗的状态同房颤。

3. 阵发性室上性心动过速（PSVT，简称室上速）　室上速治疗首选非电复律方法如：兴奋迷走神经、药物、经食管心房超速抑制或程序刺激等治疗。而下述情况可考虑电复律治疗。（1）非电复律处理无效，发作持续时间长，血流动力学受到影响时；（2）预激综合征伴发室上速药物治疗无效时。需注意的是（1）洋地黄中毒引起的室上速是同步电复律的绝对禁忌症；（2）室上速发作频繁，药物预防发作效果不佳，可选择导管射频消融根治治疗；不宜反复电复律。

4. 室性心动过速（室速）　室速电复律治疗成功率达98%~100%，室速的治疗应遵循以下原则：①室速发生时血流动力学不稳定，如伴意识障碍、严重低血压、急性肺水肿等，病情危急者应首选电复律治疗，不可因选用药物处理而延误抢救；②室速不伴血流动力学障碍时可选用药物治疗，但如果药物不能很快终止或因室速可能出现血流动力学障碍时应及时电复律；③快速室性心动过速伴血液动力学紊乱，QRS波宽大畸形不能与T波区别者，放电难以同步，可用低能量（100J）非同步电除颤。

5. 心室颤动与心室扑动　是电除颤的绝对适应证。电除颤强调争分夺秒，因其直接影响除颤成功率及患者存活率。室颤的早期 1 分钟内通常为粗颤，除颤成功率极高，几乎达到 100%；若超过 2 分钟，心肌因缺氧及酸中毒可由粗颤转为细颤，除颤成功率仅为 1/3，此时应在人工心肺复苏的同时注射肾上腺素 1mg 后重复电击除颤；一旦循环停顿超过 4 分钟，电除颤的成功率极低，此时应规范地进行 5 个周期（2 分钟）的心肺复苏后再行电除颤。若室颤首次电除颤未成功时可考虑应用静脉注射胺碘酮以提高电转复的成功率。

(四) 电复律术的步骤和操作方法

1. 患者准备

适应证以患者获益大于风险为原则。对拟采用电复律的病人，应向患者及其家属说明电复律的可行性及作用，可能发生的并发症及潜在风险，合理分析对病人的利弊，帮助病人及其家属消除疑虑，取得其合作及签署知情同意书。

择期电复律术前应常规检查血电解质、心电图、超声心动图。如有电解质紊乱，尤其是低血钾者电击后易发生更严重心律失常，必须先给予纠正。心力衰竭病人应先改善心功能，以提高转复成功率，减少心律失常的复发。房颤者在复律前应进行抗凝治疗或者行食管超声心动图除外心内血栓，以避免及预防栓塞。部分患者复律前必要时给予相应的抗心律失常药物治疗，可增加转复成功率及防止心律失常复发。由于洋地黄能使心脏兴奋性增高，电击易诱发室颤，因此用洋地黄类药物治疗的心力衰竭病人，在电复律前酌情停药 2~5 天。常规电复律前应禁食 6 小时，以免复律过程发生恶心和呕吐导致窒息。

2. 设备准备

电复律设备也称除颤器，是实施电复律术的主体设备（特别提及自动体外除颤器（Automatic External Defibrillator, AED）它能自动识别心律失常是否需要电除颤，而且能自动充电、放电。由于自动化程度较高，非医务人员经过短时间培训也能掌握使用，目前越来越多的公共场所已有放置）。使用前应检查除颤器各项功能是否完好，电源有无故障，充电是否充足，各种导线有无断裂和接触不良，同步性能是否正常，对选择性电复律术前要特别检查同步性能。电复律术尚需配备各种抢救和心肺复苏所需要的器械和药品，如氧气、吸引器、气管插管用品及配有抢救药品的抢救车等，以备急需。

同时配置血压和心电监测。

3. 麻醉

对选择性电复律者需要快速、安全和有效的麻醉，以保证患者在电击时无恐惧感、不感疼痛。目前常用地西泮（安定）、咪达唑仑等药物静脉缓慢注射作为麻醉，常用剂量地西泮为 0.3~0.5mg/kg，咪达唑仑为 2-5mg，但个别患者尤其是经常服用安眠药或嗜酒者需要更大剂量。地西泮必须缓慢注射，时间应在 5 分钟以上；注射时嘱病人数数，镇静至病人意识模糊，报数中断或语音含糊呈嗜睡状态时即可电击复律。停药后约 10-20 分钟恢复清醒，镇静作用持续约 1~2 小时。地西泮虽较安全，但可能有呼吸抑制、心动过缓、低血压或心律失常等不良反应，少数病例有喉头痉挛伴呛咳，个别病人在电击时会发生惊叫，但事后大多不能清晰回忆或仅能模糊记忆电复律过程。室颤、室扑一旦发作患者即心脏停搏、意识丧失，电击除颤时不需麻醉。

4. 电极板准备

除颤器配置有电极板，有大、小两对，分别适用于成人、儿童。也可使用一次性多功能除颤电击片，适合于室速电风暴或预期短期可能需要多次复律患者。体外电复律时电极板安放的位置有两种：一种为前后位，即一电极板放在背部左肩胛下区，另一电极板放在胸骨左缘 3~4 肋间水平。此方式适合右上胸有起搏器植入患者，其通过心脏电流较多，选择性电复律宜采用这种方式。另一种为一电极板放在胸骨右缘 2~3 肋间（心底部），另一电极板放在左腋前线内第 5 肋间（心尖部）。这种方式迅速便利，适用于紧急电击除颤。两块电极板之间的距离不应 <10cm。当心脏手术或开胸心脏按摩需要心脏直接电击除颤时，需专用小型电极板，一块置于右心室面，另一块置于心尖部，心脏表面洒上生理盐水，电极板紧贴心室壁。

安放电极板处的皮肤应涂耦合剂（导电糊），也可用盐水纱布，紧急时甚至可用清水，但绝对禁用酒精，否则可引起皮肤灼伤。消瘦而肋间隙明显凹陷可致电极与皮肤接触不良者宜用盐水纱布，并可多用几层改善皮肤与电极的接触。两个电极板之间要保持干燥，电极板把手也应保持干燥，避免沾染导电糊或盐水，以防因导电糊或盐水相连而造成短路甚至伤及操作者。当遇到永久性起搏器植入术后的患者，要注意远离起搏器，采取前后位或者两个电极板可置于双侧季肋部。

5. 电量的选择

电复律所用电量用焦耳(J)表示。电量的选择很重要,能量大复律效果好,但易造成心脏损害;能量小但疗效欠佳,而且还可能诱发室颤。故电复律电能量的选择应以有效低限为原则。电复律电量选择的相关因素包括:心律失常类型,病人的年龄、体重和体质,心脏大小,心功能状态,病程长短,心脏病的种类和心肌状态。例如室颤或室扑主张用较大能量,以争取一次电击复律成功;若第一次电击选用能量太小而需做两次甚至多次电击时,反而延误抢救时机。

电量选择 (1)除颤:间接经胸壁除颤:儿童(体重 2.5~50kg)2J/kg;成人单相波形除颤从 360J 开始非同步放电,双向波电除颤200J。除颤后随即规范性心脏按压 5 个周期(2 分钟),评价复苏成果否,无效者重复电击除颤,继续心肺复苏直至除颤成功。直接开胸除颤:成人的初始电量调整在 5J,可增加到 20J。(2)电复律:室速:单形室速不论有无脉搏予 100J;多形室速 200J。室上速 50J。房扑可选用 25~50J。房颤初始复律电量可选择 100J,如不成功,可加大至(200J 或 300J)。上述电复律电量选择以单向波为述,双向波电复律成功率高,所需电量仅为单向波除颤仪的 1/2电量。

6. 操作步骤

(1)做好术前准备,备好各种抢救器械和药品。

(2)病人平卧于木板床上,开放静脉通道,充分暴露胸壁,去除患者身上金属物件、有义齿者取下。

(3)术前常规 12 导联心电图(完成心电记录后把导联线从心电图机上解除,以免电击损坏心电图机)。

(4)连接除颤器导线,接通电源,选择 R 波较高导联进行示波观察,电复律前检查同步性能,确认按钮置于"非同步"(除颤仪设置开机常规即非同步)。

(5)静脉药物麻醉,并在用药前 10 分钟及同期予以麻醉机吸氧,以改善氧合提高转复成功率。

(6)根据患者具体情况放置电极板。

(7)选择电能剂量,充电(此时所有人员不得接触病人、病床以及与病人相连接的仪器设备以免触电或短路)。

(8)放电,稍用力压紧电极板使之与病人皮肤不留有空隙,边缘不能翘起,使电极板与皮肤接触良好可提高除颤成功率。

（9）室颤时不需麻醉,尽快实施非同步电除颤。顽固性室颤在反复电除颤的同时应立即开放气道、进行人工呼吸、心脏按压、合理应用肾上腺素、胺碘酮等复苏措施,以提高除颤成功率。

7. 电复律后护理

电击后随即评估患者生命状态,进行常规12导联心电图;监测神志、瞳孔、呼吸、心律及节律、血压、四肢活动情况;持续进行心电、血压、呼吸和意识的监测一般1天;保证患者床旁除颤仪、吸痰器及相关抢救器材、药品处于备用状态;复律2小时后据情可进食,指导病人服用抗心律失常药预防复发。

（五）并发症及其处理

1. 心律失常

电击后心律失常以期前收缩最常见,大多在数分钟后消失,不需特殊处理;严密监测查找可能诱因,如纠正电解质紊乱;频发的室性期前收缩持续不消退伴有症状者,应选用适当的抗心律失常药物治疗。若产生室速、室颤,可立即再行电复律。电击后也可能发生显著的窦性心动过缓、窦性停搏、窦房阻滞或房室传导阻滞。轻症能自行恢复者可不作特殊处理,必要时可使用阿托品、异丙肾上腺素,以提高心率,若去除诱因后仍存在的个别患者可能需要安装临时或永久心脏起搏器。

2. 低血压、急性肺水肿

低血压,发生率3%~4%。血压下降多见于高能量电击后,若仅为低血压倾向,大多可在数小时内自行恢复;需关注有无相对容量不足以及基础心脏病的治疗;若出现循环衰竭者,应及时使用升压药及正性肌力药物。急性肺水肿发生率1%~2%,老年人和心功能差者容易发生。复律后如果患者出现呼吸困难,应警惕出现左心衰;如一旦发生严重呼吸困难伴烦躁、大汗、端坐体位、咔粉红色血痰,查体心率增快、双肺底湿性啰音,提示肺水肿,应按急性肺水肿抢救,详见第四章、第八节心力衰竭治疗。

3. 栓塞

栓塞的发生率国外报道较高,国内报道不到1%。最常发生在1周之内,可为体循环栓塞如脑栓塞等,也可为肺栓塞。一旦发生需要评估栓塞及出血风险,据情采取抗凝或溶栓治疗。

4. 心肌损伤

电击,尤其是高能量、多次电击可引起心肌损伤,心电图上出现

ST-T波改变,血心肌酶升高,约持续数小时到数天,一般无需特殊处理。个别患者出现心肌梗死样心电图改变,持续时间也较长,需与心肌梗死鉴别,必要时给予冠造指导治疗。

5. 其他

电极与皮肤接触不良、连续电击、高能量电击有可能引起皮肤灼伤;保护灼伤部位皮肤清洁,监测电极片避开灼伤部位,创面大者予以溃疡贴保护。麻醉剂可能引起呼吸抑制,一般情况予以无创呼吸机辅助可改善,罕见严重状态需气管插管辅助呼吸。

(牟 牧)

二、IABP 在 ICU 中的应用

1. IABP 概述 主动脉内球囊反搏(intra-aortic balloon pump, IABP)是目前应用最广泛的循环辅助装置。世界范围每年有超过20万例IABP植入,美国每年30%的主要心血管治疗操作使用IABP支持。据中国急性心肌梗死注册研究(CAMI),2013年1月—2014年9月全国多中心连续录入的26 952例急性心肌梗死患者中785例应用IABP,占2.9%。虽然目前对IABP是否改善危重患者临床预后仍有争议,但其作为最便捷的循环辅助装置,在重症监护室仍具有不可替代的地位。

IABP通过与心动周期同步的充放气,达到辅助循环的作用。在舒张早期主动脉瓣关闭后瞬间立即充气球囊,促使大部分血流逆行向上,升高主动脉根部压力,增加大脑及冠状动脉血流灌注,另一部分血流被挤向下肢和肾脏,增加外周灌注。在等容收缩期主动脉瓣开放前瞬间快速排空气囊,产生"空穴"效应,降低心脏后负荷、左心室舒张末期容积及室壁张力,减少心脏做功及心肌氧耗,增加心排血量10%~20%。

2. IABP 应用的适应证和禁忌证 目前指南主流观点认为应在发生心源性休克,药物治疗无效时再使用。但由于心脏危重患者病情进展的迅速和不确定性,IABP应用的时机在临床实践中较难把握。医师应对疾病进展有足够预判,IABP辅助的时间窗口科学前移。

(1)适应证

1)急性心肌梗死心源性休克;

2)急性心肌梗死机械并发症;

3）药物治疗无效的顽固性心绞痛；

4）难治性的室性心律失常；

5）高危患者 PCI 或 CABG 手术围术期辅助；

6）心外科术后低心排；

7）转用其他心脏辅助装置或心脏移植的过渡措施。

（2）禁忌证

1）绝对禁忌：①中重度主动脉瓣关闭不全；②主动脉夹层或主动脉瘤；③主要脏器活动性出血。

2）相对禁忌：①径路血管严重狭窄、闭塞、迂曲；②严重的凝血机制障碍；③严重感染或败血症；④恶性肿瘤晚期等预期生存期有限的情况。

3. IABP 的植入操作　患者病情和医院条件允许的情况下，尽可能在 X 线引导下进行 IABP 植入操作。目前绝大多数 IABP 植入采用经股动脉途径，随着 IABP 导管外径小型化，经肱动脉径路行 IABP 植入已多有报道。根据患者身高选用相应规格的球囊导管套组。腹股沟区皮肤常规消毒铺巾，局部麻醉，穿刺股动脉成功后，在 X 线透视下通过针芯送入指引导丝直至导丝头端到达升主动脉。退出穿刺针，保留导丝于原位，送入扩张管扩张穿刺部皮肤和皮下组织。沿导丝送入球囊导管，球囊头端应在第 2、3 肋间，即左锁骨下动脉开口以远，而球囊尾端保持在肾动脉水平以上。若无 X 线引导，应预先在患者体表测量需植入的导管长度，并将封套固定在相应位置作为标记后再送入球囊导管。确定球囊导管位置恰当后，撤出导丝，迅速连接压力感受器、充气延长管、气瓶等设备，检查无误后即可开机实施循环辅助。若无 X 线引导，应在球囊植入完成后尽快行胸部 X 线检查以确定球囊导管位置是否恰当。

4. IABP 常见并发症及处理　IABP 并发症发生率不同，报道在 7%~47%，包括肾损害、各类出血、血管损伤、肢端缺血、脑卒中、球囊破裂、肠系膜缺血、脊髓缺血、球囊包埋无法撤除、感染等，IABP 相关的死亡发生率约 1%。

（1）径路损伤：径路损伤的结果通常是出血血肿、动静脉瘘、假性动脉瘤、动脉夹层、重要脏器损伤出血等。IABP 植入通常选择下肢径路，且为方便右股动脉介入治疗操作，IABP 通常首选左股动脉径路植入。径路损伤常见于高龄，有动脉钙化、狭窄、迂曲者及存在主动脉自发夹层、溃疡、粥样硬化等情况者。出血的发生率约 20%，其中腹膜后出血、重要器官出血等并不鲜见,严重者甚至危及生命。虽然 IABP 床旁植入在绝大多数病例是安全的,但对于存在上述危险因素,或者床旁操作遇到困难的情况下,应转至导管室,在透视和血管造影辅助下谨慎完成操作。

(2)导管移位:由于 IABP 球囊搏动、患者活动、外固定不牢等,临床上导管移位较为常见。因 IABP 植入位置在左侧锁骨下动脉和肾动脉之间,向近、远心端移位均会造成不良后果,特别是导致肾脏缺血。有研究表明,导管移位同 IABP 各种并发症的增加显著相关。植入前应了解患者身高数据,合理选择球囊导管规格。标准位置应为球囊导管头端标记在第 2、3 肋间,但由于每个患者身高与主动脉迂曲走行不同,既往通过普通床旁胸片肋间为参照调整导管较为粗糙,现代数字影像系统可以提供电子标尺工具准确测定调整幅度。另外,认真固定导管尾端并做好位置标记,定时检查,对躁动患者进行保护性制动,都有助于防止导管移位。

(3)下肢肢端缺血:发生率在 8%~18%,也有报道高达 29.5%,但导致坏疽或截肢的恶性结果十分罕见。下肢缺血多见于合并外周动脉疾病、糖尿病、女性患者等,由于 IABP 植入阻塞下肢血流,或发生血栓栓塞引起。植入 IABP 前后及辅助全程中均要定期检查下肢皮肤、脉搏变化,使用 IABP 自带的检测设备检查下肢血流情况。合理抗凝,避免长时间应用 1:2 或 1:3 反搏比。缺血严重时需要撤除 IABP,如循环不稳定,可在对侧再次植入。对于可能造成肢端缺血坏死的动脉血栓,及时请血管外科切开取栓。目前对哪些患者可应用无鞘植入没有指南性建议,Erdogan 的回顾性研究表明,对有外周血管疾病,糖尿病的患者,采用无鞘植入能够显著减少下肢缺血事件发生。

(4)血栓栓塞并发症:除肢端缺血外,IABP 植入后还可能发生其他血栓栓塞,如脑梗死、肺栓塞、脊髓缺血、肠系膜动脉栓塞等,严重可致残或危及生命。抗凝治疗可以最大限度减少血栓栓塞的发生,但也会增加出血的风险。新的观点强调抗凝的个性化处理,不仅要考虑患者有植入设备,还要根据患者整体情况及基础疾病需要而决定是否抗凝以及抗凝方案,并根据肝肾功能、血小板计数、出凝血功能等生理指标及时调整。植入 IABP 后的抗凝应选择能预防接触性血栓的抗凝剂(抑制 II 因子),不能使用 X a 抑制剂,如磺达肝癸钠。常用低分子肝素 1mg/kg,皮下注射 Q12h;普通肝素 0.5mg/kg,4~6 小时一次,或持续静脉泵入,维持 APTT 1.5~2 倍左右。

（5）血小板减少：常以血小板比植入前基线下降超过50%或计数下降超过150×10^9/L为标准，发生率高达60%，多见于长时间应用IABP辅助的患者，主要是机械破坏所致，但通常下降温和。对于植入IABP后短期出现的血小板减少，应警惕抗血小板和抗凝药物副反应，特别是肝素诱导的血小板减少症（HIT）。血小板轻度减少可不做特殊处理，严重的血小板减少要评估出血风险，减少或停用抗凝药物，及时输注血小板。怀疑HIT者可换用静脉阿加曲班等新型抗凝药物，根据ACT调整剂量。

（6）球囊破裂：发生率在1%~1.7%。多见于动脉硬化患者，动脉内壁硬化斑块与球囊摩擦所致。虽然IABP系统在球囊破裂后会自动感知失压而停止反搏并报警，但有报道只有不到1/3的病例获得系统感知和及时报警。应随时观察球囊充气导管，80%的球囊破裂病例会有回血。另外，出现新发的下肢缺血和难以解释的反搏功能不良时应警惕球囊破裂的可能。球囊破裂会导致气栓，并极易在破裂球囊内外形成大量血栓，甚至导致球囊被包埋以致无法撤除。虽有些个案报道可以通过局部应用溶栓药物处理，但其用药效果、具体操作均存在较大不确定性和额外风险，可靠的处置仍需要血管外科行血管切开取栓并撤除球囊。

5. IABP应用中常见报警问题　IABP系统报警多见于触发信号不良或消失、反搏压过低、环路漏气、氦气不足等。

（1）触发信号：触发常用心电或压力信号，IABP系统可直接接收体表电极心电信号触发，也可接收血流动力学监测系统的心电、血压信号触发。ICU患者心律常不稳定，还会发生复律、按压、躁动等情况，体表电极干扰明显，有条件可选用血流动力学心电信号或血压信号触发。若使用体表心电信号，要注意皮肤清洁并使电极贴充分接触皮肤，保证电信号稳定。

（2）反搏压不足：常见于自身血压过低；充气过晚；球囊植入位置过低；严重主动脉硬化；球囊选择相对较小；球囊没有完全打开等多种情况。在系统设置、球囊植入无明显异常时，应积极救治患者基础疾病，科学调整血管活性药物，改善血流动力学，必要时也可以将系统改为半自动或手动模式，调整充放气时相。

（3）充放气时相异常及影响，见表4-8。

表 4-8　充放气时相异常及影响

	示意图	血流动力学影响
正常波形	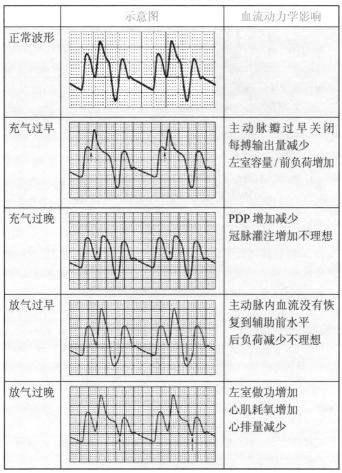	
充气过早		主动脉瓣过早关闭 每搏输出量减少 左室容量/前负荷增加
充气过晚		PDP 增加减少 冠脉灌注增加不理想
放气过早		主动脉内血流没有恢复到辅助前水平 后负荷减少不理想
放气过晚		左室做功增加 心肌耗氧增加 心排量减少

6. IABP 辅助疗效评价及撤机　植入 IABP 后,患者临床症状改善,动脉血压、心率和心律逐渐稳定,末梢循环改善,尿量增加,血流动力学监测心排血量增加,血管活性药物剂量减少,显示 IABP 辅助有效。IABP 辅助期间,充分保证氧合;合理应用血管活性药物,避免血压过高或过低;积极纠正心律失常;根据血流动力学指标、胸片等及时调整出入量;适当的营养支持,维持电解质、酸碱平衡;必要的抗感染治疗以及心理疏导等,都对 IABP 辅助效果有积极意义。

撤机要在主要发病病因得到有效控制，无缺血、心衰、室速等事件发生，患者神智恢复，周围组织灌注好，尿量 >30ml/h，血流动力学稳定：心脏指数 >2.0L/（min·m²）；MAP>70mmHg；心率 <100~110bpm，血管活性药物减量或停用，反搏比改为 1：2 或 1：3 后可耐受。拔除气囊时，放出少量血液冲出可能的栓子，减少下肢远端栓塞发生。

（张海涛）

三、ECMO 和左心辅助

1. 概念　体外膜式氧合（extracorporeal membrane oxygenation，EMCO）是体外生命支持（extracorporeal life support system，ECLS）的一种形式，是以体外循环系统为其基础设备，采用体外循环技术进行操作和管理的一种辅助治疗手段。ECMO 将静脉血从体内引流到体外，经膜式氧合器氧合后再用血泵灌入体内。通过长时间的体外循环，对一些呼吸循环衰竭的患者进行有效的呼吸循环支持，使心、肺得以充分的休息，为心肺功能的恢复赢得时间。

2. 辅助原理　ECMO 基本工作原理是将患者静脉血引流至体外，通过氧合器氧合后，再通过血泵回输到患者的动脉或静脉，替代部分心脏、肺脏功能，在一段时间内维持患者基本生命体征，以争取心、肺病变治愈及功能恢复的机会。ECMO 作为一种危重患者的治疗手段，主要用于循环支持、呼吸支持及替代体外循环 3 个方面。根据引流及回输的血管类型，ECMO 主要分为 3 种模式：静脉 - 动脉 V-A 模式，静脉 - 静脉（V-V）模式，动脉 - 静脉（A-V）模式。V-A 模式对患者的心脏和肺都有支持作用，主动脉内机械灌注的血液和左心室射出的血液混合，增加动、静脉氧饱和度。V-V 模式仅对患者肺有支持作用，经氧合器后的氧合血进入患者静脉系统，与体循环回流的静脉血混合，提高右房血液的氧分压，降低二氧化碳分压，通过肺循环及体循环，增加全身供氧。A-V 模式近年来逐步在临床上应用，采用动、静脉压力差来驱动血液流经膜肺，完成气体交换，使肺得到休息，但患者需要耐受动、静脉分流及心排血量的增加。

3. 适应证

（1）心脏术后心源性休克（包括体外循环术后不能停机者及在 ICU 中应用药物和 IABP 辅助仍无效的低心排现象）。

（2）各种原因引起的心脏骤停或心源性休克（如急性心肌梗死、

暴发性心肌炎、心脏介入治疗突发事件、等待心脏移植患者、长期慢性充血性心力衰竭患者急性失代偿等）。

（3）心脏移植术后肺高压危象或心肺功能不全。

（4）急性呼吸窘迫综合征（ARDS）。

（5）肺炎、肺梗死、肺泡蛋白沉积症、严重肺创伤等引起的呼吸衰竭。

（6）肺移植术前及术后严重肺高压或肺功能不全。

（7）$PaO_2 < 50 \sim 60mmHg$（FiO_2 1.0），$PIP > 35cmH_2O$，在使用高频通气和（或）一氧化氮治疗后约6小时仍无改善者。

（8）新生儿、婴幼儿复杂先心病术后抢救。

（9）用呼吸机辅助呼吸或药物治疗无效的新生儿呼吸衰竭（胎粪吸入综合征、透明膜肺病、先天性膈疝、新生儿顽固肺高压等）。

（10）创伤、冻伤、溺水、一氧化氮中毒、急性药物中毒等抢救性治疗。

4. 禁忌证

（1）不可恢复性中枢神经系统损害。

（2）严重慢性肺疾患，如广泛性肺纤维化。

（3）伴有重度预后不良性疾患（如晚期恶性肿瘤）。

（4）多器官功能衰竭。

（5）免疫抑制性疾患。

（6）颅内出血≥Ⅱ级。

（7）机械呼吸治疗已10~14天以上。

（8）体重<1.6kg，胎龄<32周，年龄>70岁。

（9）有明显出血倾向。

（10）多发性创伤。

（11）脓毒血症。

5. ECMO 的物品与准备　ECMO 装备大部分来自体外循环的设备，包括血液驱动泵、氧合器、动、静脉插管及管路、变温水箱以及各种安全监测器等。

（1）驱动泵：目前多应用离心泵。离心泵血液破坏小、无大量空气栓塞的风险、无空腔形成，管道磨损和撕裂的概率低，但其流量可因阻力变化而改变，目前在临床应用广泛。

（2）氧合器：氧合器有排出二氧化碳、氧气交换和血液温度调节的功能。目前可分为硅胶膜和中空纤维两类。无空型硅胶膜式氧合器使用时间较长>1周，有空型中空纤维膜式氧合器使用时间较短（<1周）。

（3）插管：插管可分为心脏大血管插管（右房、主动脉、上、下腔静脉）和深动、静脉插管（股动、静脉、颈内静脉和颈动脉）。ICU中成人及大于10kg的儿童V-V模式插管选择置入颈静脉和股静脉，成人V-A模式采用颈静脉-颈动脉/股动脉插管。新生儿及小于10kg的儿童，V-V模式插管多选用颈静脉双腔导管至右心房，V-A模式多采用颈静脉和颈动脉单腔插管。心脏手术后的ECMO可继续沿用术中的心脏大血管插管。插管应根据患者的具体情况选择合适的大小及位置。

（4）循环管道通路：ECMO管路由PVC管组成，内径从新生儿的1/4英寸到儿童及成人的3/8英寸。根据插管的规格及膜式氧合器的型号选择合适的转流管道和接头。管路选择应越短越好，减少阻力及预充量。肝素表面涂层的管路可减少凝血反应、抑制血液成分激活、减少炎症因子释放，效果更好。

（5）变温水箱：所有的ECMO系统都有一个热交换器来维持血液的温度。变温水箱提供足够的水流量，保证热交换器正常工作。目前常用的变温水箱为无级变温，全自动恒温。

（6）监测系统：ECMO工作过程中需要进行准确地监测，主要包括持续性血气和氧饱和度监测（包括在动脉及静脉端监测pH、SaO_2、PaO_2、$PaCO_2$等）、流量测定监测、气泡探测器、血凝的监测（ACT监测、TEG等）、压力的监测、游离血红蛋白监测等。

6. ECMO管理

（1）ECMO前的准备

1）掌握患者的一般情况：包括基本病史、查体、影像学资料、心电图及呼吸参数、实验室检查结果等。

2）制定ECMO方案：包括转流途径（VA或VV），具体插管部位及方法，膜式氧合器的选择，插管和管道的类型及型号，预充液的种类和数量等。

3）物品准备：包括驱动泵、氧合器、插管和管道、变温水箱、空氧混合调节器、温度测定仪、应急电源、连续氧饱和度检测仪及ACT测定仪等。同时还需要准备一次性消耗品及药品。

4）ECMO管理团队的人员分工及安排。

（2）ECMO中的操作与管理

1）操作地点：手术室或ICU。

2）装机：将ECMO管道系统无菌连接固定好，加入乳酸林格液进行预充排气。按照计划配置预充液。

3）麻醉：应用镇静、镇痛及肌松三联麻醉。

4）插管：根据情况选择经皮穿刺或切开直视动、静脉插管。

5）流量管理：ECMO 开始用全流量，使心肺得到休息。此后，根据心率、血压、中心静脉压等调整到合适流量。

6）血流动力学管理：ECMO 中平均动脉压维持在 50~80mmHg，在血流动力学参数趋于正常后，逐渐减少正性肌力药物用量。保证静脉管路的通畅至关重要，维持 CVP 正常。

7）呼吸机管理：单用 ECMO 效果不佳时，可联合呼吸机进行辅助呼吸：呼吸频率 5~10 次／分，通气量 7~10ml/kg，氧浓度 <50%，峰值压力 20~25cmH$_2$O。定期膨肺，防止发生肺炎或肺不张。

8）抗凝管理：ECMO 过程中需持续输注肝素，ACT 需维持在140~180 秒。根据情况补充血浆、凝血因子及血小板。

9）温度管理：保持在体温 35~37℃，可通过变温毯或血液变温器进行调节。

10）血气及电解质管理：通过调节气体流量和氧气浓度，使氧合后 PaO$_2$ 维持 120~200mmHg，SaO$_2$≥99%，PaCO$_2$ 在 35~50mmHg，SvO$_2$ 在 70% 左右。定期监测电解质，对于电解质紊乱及时纠正。

11）营养支持：肠外营养与肠内营养结合，并根据病情需要补充白蛋白。

12）常规监测：应每日监测超声心动图、X 线片、游离血红蛋白、胶体渗透压等，评估患者病情改善情况，及时发现并发症。

（3）ECMO 停机指征

1）机械通气达到 FiO$_2$<50%，PIP<30cmH$_2$O，PEEP<8cmH$_2$O，并稳定一段时间后逐渐将膜式氧合器的吸入氧浓度降至 21%，转流量逐渐降至 1.0L/min，当循环流量降至患者正常血流量的 10%~25%后，仍能维持血流动力学稳定或正常代谢时，可考虑停止 ECMO。

2）ECMO 支持 1 周后出现不可逆的脑或肺损伤、其他重要脏器功能衰竭或顽固性出血，应终止 ECMO。

3）终止 ECMO1~3 小时后需继续观察患者恢复情况，如病情稳定才可拔出插管，撤离机器。

7. 并发症及处理

（1）机械性并发症：主要包括血栓形成、插管问题、氧合器功能异常、空气栓塞等。血栓形成的原因包括抗凝不充分及血流过缓，需要通过定期检查 ECMO 管路、在监测 ACT 基础上完善抗凝治疗、产生血栓后更换局部或整套 ECMO 装置来进行预防及处理。插管并发症主要包括出血、血栓、缺血及神经损伤,需要插管过程按照常规操作、插管后可靠固定、动脉损伤后及时进行重新插管。氧合器功能异常主要表现为血浆渗漏、气体交换功能下降、血栓形成等,需要定期评估氧合器的状态、对于失效的氧合器应及时更换、选用工作时间长的氧合器。对于动脉进气及大量的静脉的进气,需要立即停机,待排尽空气、排查原因后再恢复 ECMO 转流。

(2)出血:ECMO 最严重、最难处理的并发症。原因包括凝血机制的紊乱、插管所致的外科性出血、应激反应等。需要避免不必要的有创操作、加强外科止血、监测凝血指标并平衡凝血机制、预防新生儿颅内出血、积极处理 ECMO 相关消化道出血。

(3)中枢神经系统并发症:主要包括脑水肿、脑缺氧、脑梗死及颅内出血等。需进行安全的插管、维持循环及气体交换稳定、维持凝血功能等进行预防。对发生中枢神经系统损伤的患者进行积极治疗。

(4)循环系统并发症:主要包括动脉血压不稳定、心排血量降低、心肌顿抑、心腔内血栓形成、心律失常和心搏骤停等。应该合理控制 ECMO 辅助流量、控制正性肌力药物的使用、及时处理心脏压塞、纠正电解质紊乱、合理应用 IABP 及心室辅助。

(5)肺部并发症:主要包括胸腔出血、气胸、肺水肿、肺出血、肺不张及肺部感染等。应当限制容量补充、减少失血、减轻炎症反应,对于发生的并发症积极处理。

(6)肾功能不全:肾功能不全发生的原因主要包括肾脏供血、供氧不足,毒性代谢产物及药物的堆积等。ECMO 过程中应维持肾脏的血液供应,减轻转流中肾损害,必要时行肾脏替代治疗。

(7)感染:感染是较常见的并发症,需注意无菌操作,积极预防及治疗感染的发生。

(8)溶血:ECMO 过程中不可避免地造成红细胞破坏,导致溶血发生。需要控制辅助流量和红细胞比容、控制静脉引流负压、碱化尿液及维持尿量等。

(9)水、电解质和酸碱平衡紊乱:在 ECMO 过程中较常见,可将预冲液成分尽可能符合生理状态,密切监测并积极纠正电解质紊乱,必要时进行肾脏替代治疗。

(刘　盛　周星彤)

四、临时起搏器

经静脉临时起搏是治疗严重心律失常的有效措施，是心肺复苏的急救手段之一。

1. 适应证　主要分为治疗性和保护性两种情况。前者包括各种原因引起的症状性心动过缓、窦性停搏、高度房室传导阻滞等，需行紧急心率支持。后者常用于外科、心导管检查、起搏器更换术等保护性起搏支持。

2. 术前准备　经静脉临时起搏可在导管室或床旁进行：

(1)签署临时起搏植入操作知情同意书。

(2)改善患者一般情况：术前应将患者状态调整至相对稳定，改善心功能，纠正电解质紊乱、急性缺血。

(3)器械准备：包括临时起搏器、漂浮或可调弯电极、穿刺针、带锁鞘以及局麻用药。

(4)持续心电血压监测，配备急救药品及器械。

3. 操作步骤

(1)麻醉方式：通常采用利多卡因局部麻醉。

(2)静脉选择：包括双侧颈内静脉、锁骨下静脉和股静脉。鉴于股静脉操作路径需下肢制动，故多采用颈内或锁骨下路径。预期需要植入永久起搏装置者建议选择颈内静脉。

(3)操作步骤：穿刺成功后送入导丝，注意不要有阻力。若在 X线指导下，可将导丝送至下腔静脉后再置入鞘管。若在床旁进行上述操作，通常可根据回抽血液的颜色以及压力判断是否系静脉，必要时可行血气分析或压力监测综合判断。

将临时起搏电极塑弯，沿鞘管送入右心房。若系漂浮电极，则充盈气囊，沿血流方向漂浮至右心室，刺激室性期前收缩确认在心室后放气，调整电极导线至右心室心尖部或间隔。若系非漂浮电极，则沿鞘管送至右心房，操纵导线通过三尖瓣进入右心室。导线稳定固定于心尖部或间隔部，在深呼吸和咳嗽时导线顶端位置应固定不变。调整导线使其保持合适的张力。

(4)参数测试：确认电极导线位置满意后，测定起搏阈值和感知。若参数不满意，需调整导线位置。

(5)包扎固定：测试满意后，将电极导线的尾部与临时起搏器连接，设定起搏参数。拧牢带锁鞘，并将鞘管缝合固定，包扎。

4. 参数设置

（1）起搏频率：起搏频率通常设定为 50~80 次 /min。若系房颤长间歇，可设定为 50 次 /min，以减少不必要的起搏。若系心动过缓依赖性的尖端扭转室速，可设定为 80 次 /min 甚至 100 次 /min。此后应个体化逐渐下调起搏频率，观察自身节律是否恢复。若恢复，应设定起搏频率 30~35 次 /min，行动态心电图检查，评估是否可拔除临时起搏以及是否需植入永久起搏器；如未恢复，应植入永久起搏器。

（2）起搏输出：心室起搏阈值一般要求电压 <1V，输出能量通常设置为起搏阈值的 3 倍。

（3）感知灵敏度：通常设置为 2~5mV，具体数值可根据测得的 QRS 波调整。

5. 术后注意事项

（1）持续心电监测。

（2）预防性应用抗生素。

（3）若无禁忌证，应用低分子肝素预防血栓。

（4）完善心电图及床旁胸片以了解电极导线位置。若搬动患者，及时复查。

（5）股静脉入路者保持穿刺侧下肢制动，同时注意进行下肢按摩以预防血栓形成。

（6）按时换药、并检查穿刺局部及患肢情况。

6. 术后常见并发症及防治

（1）导线移位：临时起搏导线头端为柱状，植入后容易发生导线移位。可表现为起搏阈值增高、起搏失夺获和感知不良。预防措施：①固定牢固、保持适当的导线张力；②术后术侧肢体制动，以卧床休息为主。若怀疑导线脱位，需测试参数并完善胸片评估电极导线位置。明确移位者，应调整导线位置。

（2）起搏阈值增高：电极导线微脱位、心肌组织炎症、水肿或缺血、电解质紊乱、酸中毒、药物等原因，都可导致起搏阈值增加。除纠正可逆性因素外，可提高输出能量，如仍无效，则需调整导线位置。

（3）心脏穿孔：穿孔高危因素包括高龄、女性、低体重、心脏扩大、右心室心肌梗死者。预防措施：①轻柔操作；②导线保持适当的张力；③术中注意心影大小、搏动的强弱。一旦发生穿孔，需外科后备，并在 X 线下缓慢渐退导线，调整位置。必要时行心包穿刺或手术修补。

（4）静脉血栓形成：由于肢体制动以及鞘管和电极导线阻塞血管妨碍血液回流，容易形成患侧深静脉血栓。预防措施：①低分子肝素抗凝；②患肢被动运动；③尽量缩短导管留置时间。一旦发生患侧静脉血栓，行抗凝治疗，必要时静脉溶栓。

（牛红霞）

五、无创呼吸机

1. **概念**　机械通气、又称正压通气，指在吸气触发后，预先混合的气体通过混合器、湿化器及患者管路被动进入肺泡，以改善气体交换和减少呼吸做功，可完全替代或部分替代自主呼吸，用于急性或慢性呼吸衰竭，机械通气可分为无创正压通气和有创正压通气。

无创正压通气（noninvasive positive ventilation）是指通过鼻罩、面罩或鼻导管等无创性接口装置实现正压通气，而非使用气管插管、气管造口术等有创方式。包括水平正压通气和胸外负压通气等。

2. **适应证**　常用于急性或慢性呼吸衰竭早期治疗和预防拔管后呼吸衰竭，在心血管重症中用于心源性呼吸衰竭的患者。

（1）中至重度的呼吸困难，充血性心衰患者呼吸频率≥30 次 /min；

（2）动用辅助呼吸肌或胸腹矛盾运动；

（3）血气异常：$PaCO_2$>45mmHg，pH<7.35，动脉血氧分压 / 吸入氧浓度 <200mmHg；

（4）拔管后预防性应用。

3. **禁忌证**

（1）需要紧急气管插管是无创通气的绝对禁忌证；

（2）患者意识不清，自主呼吸微弱，误吸风险高；

（3）面部手术、创伤或畸形，近期的颈部、口腔及食管吻合术；

（4）存在严重威胁生命的非呼吸系统器官衰竭；

（5）预期机械通气时间较长；

（6）严重低氧血症（PaO_2<45mmHg）、严重酸中毒（pH≤7.2）。

4. **无创正压通气的接口、模式选择和参数设置**

（1）ICU 常使用的呼吸机类型为标准型呼吸机，其优点如下：

1）能够供给精确浓度的氧气；

2）能够供给高浓度的氧气；

3）分离式的吸气和呼气道可最大限度减小二氧化碳的再吸入；

4)可更容易地检测出较大的面罩漏气和(或)患者脱机;

5)更好的监测和报警功能。

(2)接口:用于无创通气的人机通气接口装置包括全面罩、口鼻面罩、鼻罩及鼻导管。一般无创通气开始时优先选择口鼻面罩,对于不能充分实现气体交换充分改善或者口鼻面罩过度压迫鼻部的患者,则优先选择全面罩。同时在接口选择时应注意以下问题:

1)大多数急性呼吸衰竭患者都是用口呼吸,通过鼻罩或鼻导管进行无创通气导致大量气体经口漏出;

2)鼻腔气道对气流有显著阻力,如果使用低水平的气道正压,则会降低无创通气的有益作用;

3)全面罩和口鼻面罩的缺点为难监测误吸;

4)耐受性是无创通气成功的重要因素。

(3)模式:可采用与有创机械通气相同的模式进行无创通气。

1)辅助通气(assisted ventilation, AV):通过设定呼吸频率和潮气量来确定最小的每分钟通气量。患者可通过触发额外的呼吸来增加每分钟通气量。当触发条件和流速设置不当时,会导致患者做功增加,包括 VC-AC 和 PC-AC。

2)同步间歇指令通气(synchronized intermittent mandatory ventilation, SIMV):呼吸机的送气与患者的吸气用力是同步的,可在很大范围内调节通气支持的水平。

3)持续气道正压通气(continuous positive airway pressure, CPAP):触发压力支持,压力支持呼吸的时间、次数和持续时间由患者自主呼吸决定。

4)双水平气道正压通气(PC-Biphasic positive airway pressure, PC-BIPAP):在 PEEP 水平上的自主呼吸可选择正压支持通气,整个呼吸周期内患者均可自主呼吸,是 NPPV 的首选模式。

(4)参数设置

1)潮气量(VT):是指每次通气时输送的气量,6~12ml/kg。

2)氧浓度(FiO_2):吸入气体中的氧浓度分数,一般不超过 60%,较高的氧浓度可能会导致氧中毒和肺不张。

3)呼吸频率(RR):呼吸机设定的每分钟通气次数,初始一般12~16 次 /min,可根据通气模式调整。

4)吸呼比(I:E):每次呼吸呼气时间和呼气时间的比值,呼吸次数和吸气时间决定吸呼比,一般为 1:2~1:3。

5)吸气时间(Ti):吸气开始到呼气开始的时间,初始设置为

0.8~1.2 秒。

6）呼气末正压（PEEP）：机械呼吸机在吸气相产生正压，气体进入肺泡，在呼气末气道开放时，气道压力仍保持高于大气压，以防止肺泡萎缩塌陷。一般 4~5cmH$_2$O，可根据情况增加设置值。

7）吸气流速（L/min）：释放出潮气量的速度（L/min）。初始一般为 40~60L/min。

5. 操作程序及监测评估

（1）操作程序

1）患者：强调患者的舒适感，提高依从性及应急能力；

2）连接方法的选择：帮助患者摆好体位；选择适合患者的罩，将罩正确置于患者的面部并固定；调整好罩的位置和固定带的松紧度，使之佩戴舒适，漏气量最小；

3）通气参数的初始化和适应性调节，见表 4-9。

表 4-9 通气参数设置

参数	常用值
潮气量	6~12ml/kg
呼吸频率	16~30 次 /min
吸气流量	自动调节或递减型，峰值 40~60L/min
吸气时间	0.8~1.2 秒
吸气压力	10~25cmH$_2$O
呼气末正压（PEEP）	依患者情况而定（常用 4~5cmH$_2$O）
持续气道内正压（CPAP）	6~10cmH$_2$O

（2009 年中华医学会无创正压通气临床应用专家共识）

整个无创正压通气的治疗过程还需要根据患者病情的变化随时调整通气参数，最终以达到缓解气促、减慢呼吸频率、增加潮气量和改善动脉血气为目标。

（2）监测及疗效评估：密切监测是判断疗效、调节合理的参数及发现不良反应和问题的重要措施，是避免因 NPPV 治疗无效而延误气管插管的重要环节。

基本的监测包括：生命体征、气促程度、呼吸频率、呼吸音、血氧饱和度、心电图以及动脉血气检测。如果出现下列指征，应及时气管插管，以免延误救治时机：①意识恶化或烦躁不安；②不能清除分泌物；③无法耐受连接方法；④血流动力学指标不稳定；⑤氧合功能恶化；⑥ CO_2 潴留加重；⑦治疗 0.5~2 小时后 $PaCO_2$ 无改善或加重，pH 小于 7.2 或 $FiO_2>0.5$，$PaO_2 \leqslant 8kPa$ 或氧合指数 $<120mmHg$）。

在 0.5~2 小时内评价 NPPV 是否起到辅助通气的作用，判断标准如下：①临床表现：气促改善、辅助呼吸肌运动减轻和反常呼吸消失、呼吸频率减慢、血氧饱和度增加及心率改善；②血气标准：pH、$PaCO_2$ 和 PaO_2 改善，则预示无创通气治疗成功。

一些研究表明，无创通气可能降低心源性肺水肿患者病死率，但需要进行大规模试验来验证无创通气对心源性肺水肿患者病死率的影响。

（3）治疗时间和撤机：NPPV 治疗时间目前尚没有明确的标准，也与基础疾病的性质和严重程度有关。与有创通气不同，即使是在治疗的急性阶段，NPPV 也不是强制性或持续性的，患者可以暂时停止 NPPV 治疗而接受其他的治疗。

关于 NPPV 的撤离，主要依据患者临床症状及病情是否稳定。患者满足以下标准时考虑撤机：呼吸频率 <24 次 /min，心率 <100 次 /min，pH>7.35，吸入氧浓度 <50% 时 $SaO_2>90\%$。

撤机的方式有：①逐渐降低压力支持水平；②逐渐减少通气时间（先减少白天通气时间，再减少夜间通气时间）；③以上两者联合使用。

6. 注意事项　无创通气通常较为安全，相比于有创性正压通气，无创通气期间与正压通气相关的并发症（例如气压伤、血流动力学不稳定）往往更少见，由无创通气引起的并发症大多是局限性的且与面罩紧密贴合有关。

（1）面罩及皮带的压迫作用可能导致局部皮肤损伤，在固定面罩之前，在额头和鼻梁放好衬垫可使出现这些问题的可能性降低。

（2）轻度面罩漏气较常见，不会妨碍进行无创通气。通过使用不同的面罩或不同的呼吸机设置通常可纠正面罩漏气。

（3）可能出现眼部刺激、鼻窦痛或鼻窦充血，需要较低吸气压或弃用鼻罩改用面罩。

（4）轻度胃膨胀会经常发生，但吸气压为常规水平时其极少具有临床意义，不需要常规使用鼻胃管。

（5）如患者看似很可能出现呼吸衰竭或包括吸氧、血管扩张剂、利尿剂和无创机械通气在内的标准治疗对其症状无效,应采用有创机械通气。

7. 阜外医院 ICU 使用无创正压通气概要流程(图 4-4)

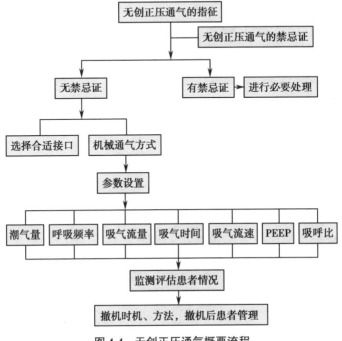

图 4-4　无创正压通气概要流程

(刘亚欣　张　迪)

六、有创呼吸机

1. 概念　有创正压通气(Invasive mechanical ventilation)是指通过气管内导管或气管造口导管进行通气,常用于严重呼吸衰竭、低氧血症、高碳酸血症和昏迷患者。在阜外医院,有创正压通气的使用多见于高级心肺复苏、急性左心衰竭、心源性休克等心血管急危重症患者,用于改善肺通气、肺水肿或肺淤血和心功能。

2. 适应证
(1)心源性休克或严重心律失常;
(2)病情危重发展迅速,出现呼吸困难或肺水肿者;

（3）神志不清、淡漠或昏迷；

（4）血气指标继续恶化：吸入氧浓度（FiO_2）>60%，PaO_2<60mmHg；$PaCO_2$>50mmHg，pH<7.35；

（5）呼吸频率>30~35次/min，或<5~10次/min；

（6）肺部感染严重，痰多；

（7）常规吸氧和药物治疗不能缓解或进行性呼吸困难加重者。

注意：目前尚无大样本前瞻性的随机临床试验研究最佳的机械通气时间，临床主要根据每位患者具体的病情来决定。

3. 禁忌证

（1）活动性大咯血；

（2）严重误吸引起的窒息性呼吸衰竭；

（3）伴有肺大疱的呼吸衰竭；

（4）张力性气胸患者。

4. 机械通气模式：通气模式就是指令、辅助、支持和自主四种机械呼吸类型的理想结合和不同组合，分为容量控制通气（ventilation control，VC）和压力控制通气（pressure control，PC），包括传统通气模式、自主呼吸辅助模式等。

（1）常见的传统通气模式

1）控制性机械通气（control mechanical ventilation，CMV）：每分钟通气量完全是由设定的呼吸频率和潮气量决定的，包括VC-CMV和PC-CMV。

2）辅助通气（assisted ventilation，AV）：通过设定呼吸频率和潮气量来确定最小的每分钟通气量。患者可通过触发额外的呼吸来增加每分钟通气量。当触发条件和流速设置不当时，会导致患者做功增加，包括VC-AC和PC-AC。

3）同步间歇指令通气（synchronized intermittent mandatory ventilation，SIMV）：呼吸机的送气与患者的吸气用力是同步的，可在很大范围内调节通气支持的水平。人机同步性更好、呼吸肌功能的保留更好、平均气道压较低以及可更大程度地控制通气支持的水平。

4）支持通气（supported ventilation，SV）：患者必须自主触发每次呼吸，呼吸机可提供吸气压，直至吸气流量降至预设的其峰值的一个百分比为止，通常为25%。

5）持续气道正压通气（continuous positive airway pressure，CPAP）：触发压力支持，压力支持呼吸的时间、次数和持续时间由患者自主呼吸决定。

（2）常见的自主呼吸辅助模式

1）自主呼吸 - 持续气道正压（SPN-CPAP）：增加肺泡内压和功能残气量，使肺泡 - 动脉氧分压差减少，有利于氧向血液内弥散；使萎缩的肺泡复张，在整个呼吸周期维持肺泡的通畅。

2）双水平气道正压通气（PC-biphasic positive airway pressure，PC-BIPAP）：在 PEEP 水平上的自主呼吸可选择正压支持通气，整个呼吸周期内患者均可自主呼吸，称为"万能通气模式"。

5. 呼吸机参数的设置

（1）常规参数设置

1）潮气量（VT）：是指每次通气时输送的气量，初始一般 4~10ml/kg。

2）氧浓度（FiO_2）：吸入气体中的氧浓度分数，一般不超过 60%，较高的氧浓度可能会导致氧中毒和肺不张。

3）呼吸频率（RR）：呼吸机设定的每分钟通气次数，初始一般 12~20 次 /min，可根据通气模式调整。

4）分钟通气量（L/min）：分钟通气量由潮气量和呼吸频率决定，决定了 CO_2 的排出。

5）吸呼比（I：E）：每次呼吸吸气时间和呼气时间的比值，呼吸次数和吸气时间决定吸呼比，一般为 1：1.5~1：4。

6）吸气时间（Ti）：吸气开始到呼气开始的时间，初始设置为 0.8~1.2 秒。

7）呼气末正压（PEEP）：机械呼吸机在吸气相产生正压，气体进入肺泡，在呼气末气道开放时，气道压力仍保持高于大气压，以防止肺泡萎缩塌陷。一般 3~5cmH$_2$O，可根据情况增加设置值。

8）吸气流速（L/min）：释放出潮气量的速度（L/min）。初始一般为 40~100L/min，根据患者需要和时间压力波形调整，是容控通气模式的一个设置参数。

9）压力上升时间（slope）：为保证更好的人机协调性，根据压力时间波形适当调整，默认 0.2 秒，是压控通气模式的一个设置参数。

10）吸气压力（pinsp）：一般以容控模式的平台压为依据，根据所需潮气量适当调整。

11）压力支持（△Psupp）：克服气管导管和呼吸机回路的阻力，一般 5~8cmH$_2$O。

（2）附加参数：附加参数包括叹息、触发、终止、自动插管补偿、自动流速和容量保证等，应根据患者病情适当设置和调整。

6. 操作过程及效果评估 评估患者情况，如需要进行有创正压通气，按以下几个阶段进行：不同阶段的患者特征，呼吸机模式选择，参数设置及效果评估，见表4-10。

7. 有创机械通气后的综合管理

（1）制定呼吸机辅助呼吸治疗目标；

（2）生命体征观察及记录；

（3）制定出入量；

（4）制定脑保护方案；

（5）胃肠保护，预防菌群失调，预防腹泻、便秘；

（6）营养支持计划，25~35kcal/kg；

（7）肺部感染及呼吸机相关肺部感染的监控、治疗；

（8）常规每2~3天复查胸片，搬动患者后复查胸片；

（9）定期复查基础病相关检查；

（10）关注参数报警，常见的报警参数类型如下：

1）高压报警：以峰压 +10cmH$_2$O 为限，为了预防气压伤；

2）低压报警：以呼气末压力 +5cmH$_2$O 为宜，为了预防管道脱落或呼吸回路有泄漏；

3）低潮气量报警：解剖无效腔量为 150ml，故应设置为 250~400ml 为宜；

4）低每分钟通气量报警：以 4L/min 为宜，否则会发生通气不足，导致 CO$_2$ 蓄积；

5）高呼吸频率报警：以 35 次 /min 为宜，大于 35 次 /min 宜用镇静剂；

6）高潮气量报警：以 800ml/min 为宜，预防高容积伤。

8. 阜外医院 ICU 使用呼吸机基本步骤及流程图

（1）确定是否有机械通气的指征；

（2）判断是否有机械通气的相对禁忌证，进行必要的处理；

（3）确定控制呼吸或辅助呼吸；

（4）确定机械通气方式（IPPV、SIMV、CPAP、PSV、PEEP）；

（5）确定机械通气的通气量（MV），一般为 8~12ml/kg；

（6）确定补充机械通气 MV 所需的频率（f）、潮气量（VT）和吸气时间（Ti）；

（7）确定 FiO$_2$：结合呼气末正压调整吸氧浓度，从而达到目标血氧饱和度（>88%~90%）；

表 4-10　不同阶段的患者特征，呼吸机模式选择，参数设置及效果评估

阶段	患者特征	模式选择	参数设置				临床表现	效果评估	
			FiO_2	VT (ml/kg)	R-R 次/min	PEEP (cmH_2O)		胸片	动脉血气
初始阶段	无自主呼吸	CMV	100%	4~10	12~20	3~5	尿量增加血压上升意识清醒	肺淤血，肺水肿改善	pH, PaO_2, SaO_2, $PaCO_2$, 乳酸
早期恢复阶段	呼吸力弱、次数少	AV	50~70%	6~8	12	<10	尿量增加，血压逐渐恢复	肺淤血，肺水肿较前改善	pH, PaO_2, SaO_2, $PaCO_2$, 乳酸
恢复阶段	自主呼吸恢复、呼吸力可	IMV	30~40%	6~8	8~12	4~8	生命体征，血流动力学相对稳定	肺淤血，肺水肿较前改善	各项指标在正常范围之内
稳定阶段	自主呼吸恢复，呼吸力基本正常	CPAP SV	30%	6~8	8~12	2~4	生命体征，血流动力学平稳	肺淤血基本改善	各项指标基本在正常范围内
脱机阶段	足够的自主呼吸频率和驱动力	CPAP	21%	5~10	~12	2.9	生命体征，血流动力学平稳	胸片正常	在 FiO_2<40%时，PaO_2>60mmHg，$PaCO_2$<50%

（8）确定PEEP：当高浓度吸氧条件下而PaO_2仍小于60mmHg，应加用PEEP，并将FiO_2降至0.5以下。PEEP的调节原则为从小渐增，达到最好的气体交换和最小的循环影响；

（9）确定报警限和气道安全阀：不同呼吸机的报警参数不同。气道压安全阀或压力限制一般调在维持正压通气峰压之上$5\sim10cmH_2O$；

（10）调节温化、湿化器：一般湿化器的温度应调节至34~36℃。

使用呼吸机的一般步骤，见图4-5。

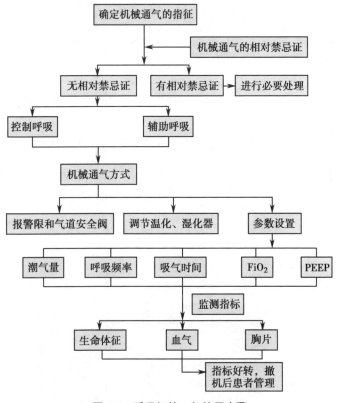

图4-5 呼吸机的一般使用步骤

（刘亚欣 张 迪）

七、床 旁 超 滤

1. **概念** 液体潴留是心力衰竭失代偿的主要表现及临床加重的常见因素，也是心衰治疗的主要目标之一。利尿剂通过排水排钠达到纠正水钠潴留的目的，是心衰治疗的基石。但急性失代偿性心力衰竭患者中，约30%的患者存在利尿剂抵抗。对于这些患者，即使采用限制入量、静脉应用袢利尿剂、联合应用利尿剂、利尿剂联合扩血管药物等方法，其临床收效仍甚微。在常规药物治疗效果受限的情况下，血液超滤治疗通过脱水可以减轻心脏负荷，从而改善心功能。单纯超滤技术是通过对流转运机制，经过透析膜等渗地从血中除去水分，由于缓慢和等渗清除液体，对血流动力学影响小，低血压发生率低，机体液体控制更好。随着技术的发展，血液超滤机器逐渐小型化、床边化，采用低流量蠕动泵（10~50ml/min），小膜面积（0.1~0.3m²），低体外循环容量（33~65ml），通过技术不断更新，使得超滤用于心力衰竭的排钠利尿治疗成为可能。

2. **作用机制** 体外超滤治疗是通过血泵从外周或中心静脉将血液引出，在超滤泵产生的跨膜梯度的作用下，通过半透膜，将超滤液从全血中滤出，剩余的血再输回患者静脉。超滤液是由电解质和水组成的等渗液，与患者不含血细胞及蛋白的血浆浓度相同。单纯超滤不同于血液透析，超滤过程不会纠正电解质、酸碱平衡紊乱，不会清除毒物，也不会产生利尿剂所造成的低钾、低钠等情况（表4-11、图4-6、图4-7）。

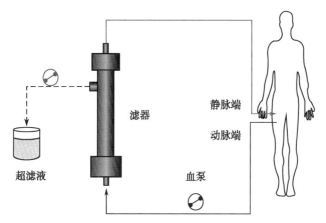

图4-6 采用静脉-静脉体外循环的超滤原理

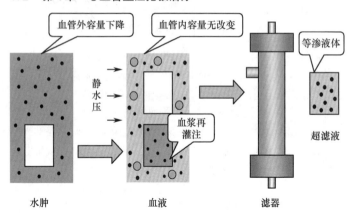

图4-7　超滤时血管外和血管内容量变化示意图

表4-11　超滤对血流动力学、血浆和尿液参数的影响

项目	影响
心率	-
收缩压	-
平均肺动脉压	↓
平均肺动脉楔压	↓
平均右房压	↓
心指数	-
肾灌注压	↑
血浆去甲肾上腺素	↓
血浆肾素活性	↓
血浆醛固酮	↓
血浆钠	-
尿量	↑
尿钠	↑

3. 适应证

（1）高容量负荷且对利尿剂抵抗；

(2)心力衰竭伴明显液体潴留；

(3)因近期液体负荷明显增加，导致心力衰竭症状加重。

4. 禁忌证

(1)绝对禁忌证

1)血流动力学不稳定；

2)严重二尖瓣或主动脉瓣狭窄；

3)急性右心室心肌梗死；

4)需要透析或血液滤过治疗；

5)全身性感染。

(2)相对禁忌证

1)肝素抗凝禁忌证；

2)血肌酐中度升高但未到透析指征；

3)收缩压 ≤ 90mmHg，且末梢循环不良；

4)血液处于高凝状态的患者。

5. 超滤时机　近年来的研究倾向于早期使用，不必等到尝试利尿剂治疗无效后才应用，特别是左心衰竭呼吸困难症状严重的患者，超滤能定时定量地清除过剩的体液，比利尿剂更可靠，能快速改善症状，为救治赢得时间。一旦病情进展到药物治疗无效的顽固性心力衰竭阶段或严重的心肾综合征，将超滤作为一种"挽救性"的治疗措施，患者难以获益。

6. 操作步骤

(1)准备物品：滤器、管路、穿刺针(8F)；一次性无菌治疗巾、纱布、碘伏、贴膜；5ml注射器、20ml注射器，肝素盐水，利多卡因。

(2)开始超滤治疗前，应明确心力衰竭的诊断，评估患者液体负荷状态，确定超滤治疗的适应证和禁忌证。获取患者体重和治疗前的实验室检查资料，如血常规、凝血指标、电解质、肾功能等。

(3)持续监测血压、心率、呼吸和经皮血氧饱和度，必要时检测 CVP。

(4)选 8Fr 或更大的双腔中心静脉导管，首选颈内静脉或股静脉穿刺置管(锁骨下静脉出血后不易止血)。血滤管路必需通畅无明显压力，固定牢固。外周静脉条件良好者，也可以采用 16G 或 18G 静脉留置针，经头静脉、肘正中静脉等浅表静脉建立体外循环。同时建立静脉输液通路。

(5)体外循环管路和滤器用 500ml 生理盐水 +5000U 普通肝素进行预冲，充分排出气体和浸泡滤器，避免空气残留，以延长滤器使用寿命。预冲时间不少于30分钟。

（6）抗凝治疗：连接患者和血液进入管路前启动抗凝治疗。

1）普通肝素：负荷量为1500~3000U（基础APTT≤40秒时使用负荷量），初始维持量500U/h，保持APTT在正常值的1.5~2.5倍或65~85秒，或ACT180~220秒。每4~6小时测定APTT，据此调整肝素剂量。APTT>100秒时，暂停肝素应用。出血风险大时，可适当减少肝素用量，降低APTT数值，但滤器寿命会缩短。

2）低分子量肝素：首剂量75~100U/kg，于治疗前30分钟静脉（不要皮下）给药，每4~6小时追加首剂的半量，不必检测APTT。年龄>70岁或血肌酐升高者，应适当减量。

3）枸橼酸钠：适用于存在明确的活动性出血或明显出血倾向的患者或合并肝素诱导的血小板减少症患者。枸橼酸钠从滤器前持续输入，螯合滤器中的钙离子，阻断滤器内凝血活化，并从静脉端补充钙剂，不影响体内凝血，为单纯体外抗凝。4%枸橼酸钠180~220ml/h由管路动脉端泵入，同时10%葡萄糖酸钙连接外周静脉补充消耗的钙离子。监测：使滤器后管路中的游离钙维持在0.2~0.5mmol/L，外周静脉或动脉游离钙维持在0.95~1.05mmol/L。

4）阿加曲班：适用于肝素诱导的血小板减少症患者及其他不宜用肝素抗凝的患者。半衰期短（清除半衰期15~30分钟），停药后恢复快，出血倾向小。不引起血小板减少，与肝素无交叉反应。起始剂量250μg/kg在透析管路动脉端推注，维持剂量0.5~2μg/（kg·min）持续泵入。监测ACT，维持在180~220秒，或APTT，不超过100秒。

5）无抗凝：有抗凝禁忌证患者可采用无抗凝超滤。用高浓度肝素盐水缓慢预冲与间断地使用生理盐水冲洗管路与滤器的方法。预冲：0.9%NS 2000ml+肝素钠6250U或3125U，浸泡2小时，治疗开始前0.9%NS 500ml冲洗管路，治疗过程中每30~60分钟给予生理盐水100~200ml冲洗管路。

（7）初始血泵流量30ml/min，根据压力判断静脉导管是否能够满足流量要求，并相应增减速度。初始超滤速度为200ml/h，根据病情、患者反应、液体负荷状态和脱水计划作后续调整，一般不超过400ml/h。

（8）治疗期间血流动力学应保持稳定。在治疗的第1个小时内，每15分钟检测血压和心率，之后每小时一次。每4小时测量体温。如血压持续下降（收缩压<90mmHg或较基础值下降大于30mmHg）、心率加快，应降低超滤速度，必要时药物干预。仍不能维持血压时，暂停或中止超滤治疗。

(9)定时观察、记录和评估呼吸困难,肺部啰音,水肿程度等指标的变化,判定淤血症状和体征的缓解程度和治疗终点,达到治疗终点后停止治疗。

(10)用尽可能少的生理盐水完成体外循环管路回血,心力衰竭超滤专用管路+滤器总容积为 65ml,通常 100ml 生理盐水就能完成回血。

(11)密切注意穿刺点、皮肤黏膜、消化道等部位的出血情况。

(12)酌情补充白蛋白,微量元素等营养物质。

(13)在治疗观察表上,按时间顺序记录呼吸困难等主要症状、生命体征、超滤量、液体出入量、压力参数、血泵和超滤速度等。

(14)超滤治疗结束后或治疗过程中每 24 小时复查血常规、电解质和肾功能等必要的实验室检查。

7. 并发症

(1)与穿刺相关并发症

1)穿刺部位渗血、血肿;

2)穿刺到附近其他脏器:腹膜后血肿,血气胸等;

3)动静脉瘘;

4)穿刺置管局部皮肤感染,全身感染;

5)导管内血栓形成;

6)导管位置不佳,需要重新插管。

处理:

1)出血严重者停止超滤,压迫出血部位;

2)局部应用云南白药或凝血酶止血,必要时输注新鲜血浆;

3)出血不明显时更换穿刺部位或更换导管;

4)怀疑导管相关感染时立即拔管并行导管尖端细菌培养。

(2)与超滤相关的并发症

血压明显下降:与脱水速度过快或出血有关。

处理:减少脱水量,适当应用升压药和补充胶体液。

(3)与抗凝相关的并发症

1)穿刺点、黏膜出血,瘀斑;

2)贫血;

3)血小板减低。

处理:

1)维持合理 APTT 或 ACT;

2)血小板进行性下降可及早将普通肝素更换为阿加曲班或枸

橼酸钠，或者停抗凝药进行无肝素超滤，无效时停超滤；

3）必要时输血液制品。

（黄　燕）

八、心 脏 移 植

1. 概念　心脏移植（heart transplant）是将已判定为脑死亡并匹配成功的人类心脏完整取出，植入终末期心力衰竭患者体内的同种异体移植手术。心脏移植的过程包括移植候选者的筛选和术前管理，供者心脏的选择和维护，供受体的匹配，供者心脏的离体保护和运送，心脏移植手术操作，围术期管理，排异反应的监测和治疗，术后中长期的随访等多个方面。成功的心脏移植依赖内外科、重症医学、麻醉等多学科的紧密合作。

国际心肺移植协会统计数据表明，2002年以来，国际范围内心脏移植术后1年生存率为83.4%，3年生存率为77.3%，5年生存率为71.9%，7年生存率为66.3%，10年生存率为56.4%。中国医学科学院阜外医院自2004年开展心脏移植以来，已完成了近800例心脏移植手术，术后生存率显著高于国际平均水平，1年生存率为93.8%，3年生存率为90.3%，5年生存率为85.2%，7年生存率为78.6%，10年生存率为72.7%。

2. 心脏移植适应证及影响预后因素　心脏移植候选者的筛选和管理是心脏移植的首要环节，直接关系到供者心脏资源的合理利用以及心脏移植术后生存情况。对于难治型心力衰竭患者，在矫正心衰可逆因素、优化药物治疗、外科手术、介入手术等常规手段治疗无效的前提下，心力衰竭仍持续进展时，可进入心脏移植候选者筛选程序。评价内容包括心肺运动试验检查、西雅图评分、心力衰竭生存评分对患者预后进行评价。

心脏移植候选者入选标准包括：①西雅图心衰评分（SHFM）评估1年生存率 <80% 或 HFSS 评估为中危 - 高危；②心肺运动试验参数：峰值耗氧量（peakVO$_2$）≤14ml/（kg·min）或 peakVO$_2$≤50%预计值，CO$_2$通气当量斜率（VE/VCO$_2$ slope）>35；③严重缺血性症状至持续常规活动受限，血流动力学持续恶化、依赖静脉血管活性药物的支持以维持器官灌注、反复发作有症状的恶性心律失常、反复发作的心源性休克。在进行预后评价的同时，还应对心力衰竭患者进行一般情况及多器官功能评估，包括年龄、体重、心力衰竭原发病因、既往病史(恶性肿瘤、糖尿病、外周血管疾病、慢性肾功能不全)、不良嗜好(抽烟、饮酒、药物滥用)、肺动脉压力、肝肾功能、中枢神经系统、感染情况等。研究表明,受者高龄、肥胖、术前容量负荷状态、肝肾功能异常、肺动脉高压、糖尿病等为影响心脏移植术后生存的重要危险因素,不同心力衰竭病因在心脏移植术后生存情况同样存在显著差异。

国际心肺移植协会指出,心力衰竭出现下列情况时,在考虑将患者入选心脏移植候选者名单时需谨慎:年龄 >72 岁,病理性肥胖(体重指数 >35kg/m^2),恶液质(体重指数 <18kg/m^2),活动性感染,存在系统性疾病(血液系统疾病累及多系统,结缔组织病),固定的肺动脉高压(PVR>5Wood units,PVRI[TPG/CI]>6,TPG[PAMP-PCWP]超过 16~20mmHg),存在恶性肿瘤,严重糖尿病伴有终末器官损伤(糖尿病肾病,糖尿病神经病变/视网膜病变),严重外周血管/中枢血管疾病,严重的肾功能损害(肌酐 >2.5mg/dl,或者肌酐清除率 <25ml/min),严重的肝功能损害(胆红素 >2.5mg/dl,INR>1.5),严重肺功能不全(FEV$_1$< 正常值的 40%),6~8 周内出现的肺梗死,难以控制的高血压,不可逆的神经或者神经肌肉疾病,活动性精神心理疾病,6 个月内药物,烟草或者乙醇滥用史等。

综上所述,评估心力衰竭患者是否适宜进行心脏移植是一个十分复杂的过程,需结合患者心衰预后、一般情况、既往病史、多器官功能、社会心理因素等多个方面进行综合考虑。对于入选心脏移植等待名单的候选者,在术前接受严格的限水、利尿,以期降低肺动脉压,同时控制血糖、调整血压、抗感染等多种支持治疗措施,最大限度改善心功能及其他多系统、多器官功能状态。术前管理对减少围术期并发症的出现,提高心脏移植术后生存率至关重要。

3. 急诊心脏移植　急诊心脏移植(emergency heart transplant-ation)是指当心脏移植候选者出现危及生命的急性心功能失代偿,难以用药物等一般手段维持生命,紧急进行的心脏移植。根据病情严重程度的不同,通常将受者分为两类。Ⅰ类:严重的心源性休克(critical cardiogenic shock),正性肌力药物迅速加量仍不能维持血压和器官灌注,表现为乳酸进行性升高,酸中毒进行性加重;Ⅱ类:多器官功能进行性下降,在正性肌力药物支持下,肾功能不断下降、容量平衡难以维持,或者不能耐受正性肌力药物。此两类患者接受急诊心脏移植术后短期病死率均较择期心脏移植患者明显升高。Ⅰ类、Ⅱ类心脏移植院内病死率分别为 42% 和 29%,超过择期心脏移植患者的 2 倍,但存活出院后,两者中长期生存率已无明显差异。由于供者因素的限制,即使上述两类接受急诊心脏移植的患者,平均等待供者时间也需要 5 天左右,等待期间可先行应用机械循环辅助装置(mechanical circulatory support,MCS),待患者病情得到一定程度的控制,供者匹配成功后,再行接受心脏移植,这一过程称为机械循环辅助过渡(MCS for bridge to candidacy)。

据国际心肺移植协会统计,上述 I 类和 II 类患者中,19% 左右接受了 MCS,有效改善术后短期生存。MCS 主要包括心室辅助装置(ventricular assist device,VAD)、体外膜式氧合(extracorporeal membrane oxygenation,ECMO)、全人工心脏(total artificial heart,TAH)。国际范围内,MCS 过渡至心脏移植的数量占所有心脏移植的比例接近 50%,国内由于 VAD 尚未上市,MCS 过渡的心脏移植病例严重受限。阜外医院胡盛寿院士在 2017 年 12 月 6 日成功将一例使用全磁悬浮心室辅助装置患者支持 192 天后过渡至心脏移植。国际心肺移植协会统计数据表明,使用 VAD 进行辅助过渡的术后生存率 90% 左右明显优于 ECMO,与无需 MCS 过渡的候选者心脏移植术后早期及中长期生存率相似。MCS 的应用还有助于急性心功能失代偿合并的多器官功能损害的其他器官功能恢复。对于合并肺动脉高压的患者,MCS 在减轻心脏负荷的同时能够改善肺循环的淤血情况,同时可联用肺动脉高压治疗的靶向药物(西地那非、米力农等),致使部分病人在一定程度上肺动脉压力降低。研究观察到 MCS 对于患者肝肾功能的显著改善作用,且该改善作用可一直持续至移植术后。

ECMO 过渡至心脏移植的成功率显著低于 VAD。过渡失败的因素包括:年龄 >50 岁,既往 ECMO 应用史,序贯器官衰竭评分(sequential organ failure assessment score,SOFA)>10 分。中国医学科学院阜外医院在实施的近 800 例心脏移植中,已有 10 几例 ECMO 过渡至心脏移植的成功经验。国外研究显示,在移植等待期间使用 ECMO 的心脏移植候选者总体 1 年生存率为 52%,成功过渡至心脏移植后,1 年生存率可提高至 70%,虽然较无需 ECMO 过渡的候选者心脏移植术后 1 年生存率低,但生存获益已经十分明显,且 ECMO 过渡对生存的影响主要集中在术后的前 6 个月,6 个月之后的生存情况已与其他患者相似。

4. 影响心脏移植术后生存的供体因素　供者是心脏移植能否成功的重要方面。影响心脏移植术后生存的供者因素主要包括：供者心脏的选择、供受体匹配、供者心脏缺血时间等。供者脑死亡后所出现的儿茶酚胺风暴、酸碱平衡紊乱、内分泌及代谢异常可对心脏造成不同程度的损伤。可获取心脏的脑死亡供体应符合下列条件：平均动脉压（mPAP）>60mmHg、中心静脉压（CVP）4~12mmHg、肺毛细血管楔压（PCWP）8~12mmHg、外周血管阻力（SVR）800~1200dyn/（s·cm^5）、心排血量（CI）>2.4L/（min·m^2）、多巴胺/多巴酚丁胺 <10μg/（kg·min）、肾上腺素/去甲肾上腺素 <0.05μg/（kg·min）、无严重室壁运动异常、无持续性 LVEF<45%。同时脑死亡供者的心脏能否被应用于心脏移植还需要综合考虑到供者的年龄、既往病史、个人嗜好等多个方面，供者年龄 >55 岁、心肌肥厚 >14mm、既往有药物滥用、中毒病史的供者应谨慎使用。心脏移植中供受体的匹配主要包括心脏大小、供受体体重和性别匹配，供者体重与受体体重相差不应超过 30%，女性供体给同体重的男性受者应谨慎使用。供体冷缺血时间通常情况下应 <6 小时，45~55 岁供体心脏缺血时间应 <4 小时。供体短缺是限制心脏移植发展的重要因素，维持包括激素替代治疗在内的多种手段在供体维护中的应用，有助于提高供体的心脏获取率。阜外医院对边缘供体（女性供体，供体年龄 >45 岁，供体缺血时间 >6 小时，供/受体重比 <0.8）的使用进行了探索。研究表明，在严格的受体选择、积极的术前治疗以及完善围术期管理的基础上，使用边缘供体的候选者能达到与使用理想供体相似的术后生存。

5. 心脏移植的手术方式　心脏移植手术方式包括原位心脏移植和异位心脏移植，目前已较少采用异位心脏移植。原位心脏移植又可分为标准双房技术和双腔静脉技术，双腔静脉技术在术后心房排空能力、心室充盈能力、三尖瓣反流率、术后窦房结功能障碍及心律失常发生率、术后 30~90 天起搏器的使用率及术后长期生存率方面均优于标准双心房技术。因此，标准双心房技术有逐渐被双腔静脉技术取代的趋势。

6. 心脏移植术后并发症　心脏移植围术期最严重的并发症为移植心脏右心功能衰竭，占心脏移植术后 30 天内死亡原因的 40%，第 2 到第 12 个月死亡的 18%。其发生与受体术前肺动脉高压、肺循环阻力升高、供受体匹配欠佳、供体缺血时间延长、供体器官缺乏保护和氧化应激等因素有关。治疗主要包括应用血管活性药物（去甲肾上腺素、肾上腺素、多巴胺、米力农等）、肺动脉扩张剂（前列腺素类、西地那非、一氧化氮等）和 MCS（主动脉球囊反搏、持续床旁血滤、ECMO等）。围术期其他并发症包括心律失常、肾功能不全和感染等。急性排异反应曾经是限制器官移植的重要因素，但随着免疫抑制剂和排异反应监测技术的不断发展和完善，死于急性排异反应的患者占围术期所有死亡病例的比例不足5%。

心脏移植术后中长期并发症主要包括移植心脏血管病变、原发性移植心脏衰竭、移植后慢性肾脏病、移植后糖尿病、移植后高血压、移植后骨骼疾病、恶性肿瘤、感染等。其中移植心脏血管病变、原发性移植心脏衰竭是心脏移植患者中长期的主要死亡原因，急慢性排异反应是上述两大并发症的重要病因，长期规律服用以免疫抑制剂为主的综合药物治疗，并密切随访是获得长期生存，恢复正常学习、工作和生活的基础。

（黄　洁　胡盛寿）

第5章

心血管重症常见
疾病的诊治要点

第1节　急性冠脉综合征

一、概　　念

冠状动脉粥样硬化性心脏病（coronary atherosclerosis disease，CAD）简称冠心病，是冠状动脉发生粥样硬化性病变而引起血管腔狭窄≥50％或闭塞，造成心肌缺血或坏死的心脏病。当冠脉血流急剧减少引起急性心肌缺血、坏死时，称为急性冠状动脉综合征（acute coronary syndrome，ACS），包括 ST 段抬高型心肌梗死（STEMI）、非 ST 段型抬高心肌梗死（NSTEMI）和不稳定性心绞痛（UA）。由于治疗策略不同，根据发病时心电图 ST 段是否抬高，可将 ACS 分为 ST 段抬高型心肌梗死（STEMI）和非 ST 段抬高型急性冠脉综合征（NSTE-ACS，包括 NSTEMI 和 UA）。ACS 发病急、病情变化快、预后差、病死率高。

我国 2002—2015 年急性心肌梗死（AMI）的病死率总体呈上升态势。2015 年我国城市和农村地区 AMI 死亡率分别为 56.38/10 万和 70.09/10 万，男性多于女性。多数患者在到达医院之前即死于恶性心律失常。值得注意的是，45 岁以下的中青年人群发病率呈逐年上升趋势。因此，发现高危患者，及时准确治疗，防止病情加重及死亡，是心内科医师的重要目标，任重道远。

二、急重症患者的临床表现

UA 可表现为静息胸痛持续 >20 分钟且应用硝酸甘油无效，48小时内胸痛反复发作、夜间睡眠中发作胸痛。典型 AMI 症状为胸骨后或心前区剧烈的压榨样疼痛（通常超过30分钟），可向左上肢、下颌、颈部或肩背部放射，常伴有恶心、呕吐、大汗及呼吸困难等，含服硝酸甘油不能完全缓解。由于缺血、心肌坏死或机械并发症引起急性心衰、肺水肿时，可出现呼吸困难、不能平卧，严重时端坐呼吸、咳粉红色泡沫痰，查体可闻及肺部啰音，第三或第四心音奔马律，二尖瓣区收缩期杂音（乳头肌功能不全或断裂），胸前区粗糙的收缩期杂音（室间隔穿孔），低血压，心动过速等。大面积心肌坏死或合并严重机械并发症引起心源性休克时，可有精神状态改变、四肢末梢湿冷、少尿或无尿、严重持续低血压（收缩压 <90mmHg 或平均动脉压较基础值下降≥30mmHg）。合并左室游离壁破裂可出现循环"崩溃"伴电机械分离，常在数分钟内死亡；如游离壁破裂后破口暂时被血栓封闭，可出现低血压及心脏压塞表现。心电图（ECG）提示 ST 段弓背向上抬高或压低、新发束支阻滞、可有单形性或多形性室性心动过速（室速）、心室颤动（室颤）、房室传导阻滞（AVB）等表现。心肌肌钙蛋白（cTn）明显升高。

三、病 情 评 估

1. 病史询问

（1）重点询问胸痛及相关症状。发病前可有情绪激动、体力活动、饱餐等诱发因素。应注意不典型疼痛部位、不典型表现（可以急性左心衰、心悸、晕厥、上腹痛等为首发症状）及无痛性心肌梗死（如女性、老年、糖尿病、围术期的患者）。

（2）既往史要注意询问冠心病危险因素，包括冠心病史 [心绞痛、心肌梗死、经皮冠状动脉介入治疗（PCI）或冠状动脉旁路移植术（CABG）后] 糖尿病、高血压、高脂血症、外周动脉疾病、吸烟、早发冠心病家族史等。由于与治疗策略相关，还应询问是否有脑血管疾病（缺血性卒中、颅内出血或蛛网膜下腔出血史）、消化道疾病（溃疡病、糜烂性胃炎及消化道出血史）、其他部位出血史、血液系统疾病、近期手术史、抗血小板、抗凝及溶栓药物应用史。

2. 体格检查　应密切关注患者的神志及生命体征。出现并发症时可有如下体征：低血压、面色苍白、烦躁不安、末梢皮肤湿冷（心源性休克）、肺部啰音（左心衰）、第三或第四心音奔马律（左心衰），新发心脏杂音（室间隔穿孔、乳头肌断裂致二尖瓣反流）、颈静脉怒张不伴肺部啰音（右心衰）、心律不齐（心律失常）、心包摩擦音（心包炎）。

3. 辅助检查

(1)心电图:应在首次医疗接触(FMC)后 10 分钟内完成首次心电图(ECG),需记录 18 导联 ECG(包括右室 V3R~5R、后壁 V7-9 导联)。

UA 的 ECG 表现大多为 ST 段一过性抬高或压低,可伴 T 波倒置。

典型 STEMI 的 ECG 表现为在至少相邻两个导联 ST 段弓背向上抬高(图 5-1、图 5-2),超急性期可见对称性高尖 T 波,如 ECG 已演变至 Q 波形成表明已有心肌坏死。与既往 ECG 对比有助于诊断。新发束支阻滞、房室传导阻滞往往也提示心肌缺血或梗死。左束支传导阻滞(LBBB)时,常常难以诊断 AMI,如果 ST 段在 QRS 波群正向的导联上表现为向上抬高提示急性心梗;AMI 合并右束支传导阻滞(RBBB)时预后不良,如果 RBBB 伴持续缺血症状,应考虑行急诊冠脉造影,必要时 PCI 治疗。植入起搏器后右室起搏的患者,ECG 表现为 LBBB 图形,可参照上述方法;如果非起搏依赖

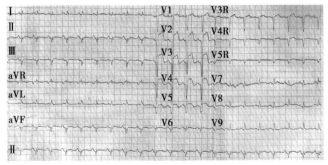

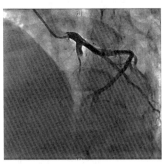

图 5-1　患者男性,50 岁,急性广泛前壁、下后壁心梗。V1~6 导联 ST 段弓背向上抬高 0.2~1.0mV,Ⅱ、Ⅲ、aVF 导联、V7~9 导联 ST 段抬高 0.1~0.2mV。急诊冠脉造影提示:前降支近段急性闭塞,于前降支植入支架 1 枚

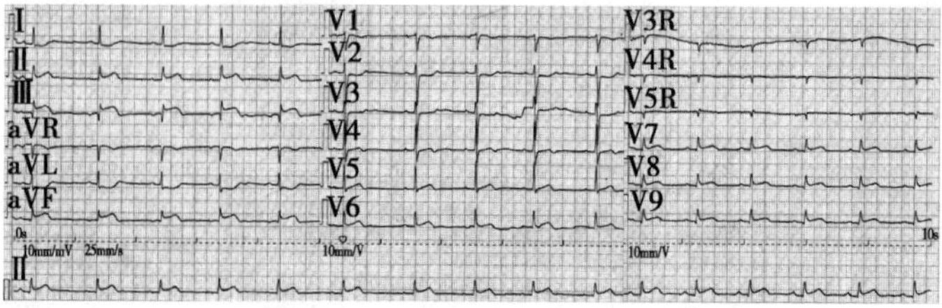

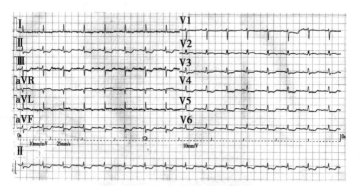

图 5-2　患者女性，73 岁，急性下后壁心梗。Ⅱ、Ⅲ、aVF 导联 ST 段弓背向上抬高 0.1~0.2mV，V6、V7~9 导联 ST 段抬高 0.1mV，对应导联 Ⅰ、aVL 导联、V1~4 导联 ST 段压低 0.05mV。急诊冠脉造影示：第二钝缘支近段 100% 闭塞，前降支 50% 狭窄，于钝缘支植入支架 1 枚

者，也可临时行起搏器程控，在自主心律状态下行 ECG 检查。左主干或等同于左主干病变的多支病变，ECG 可表现为 ≥8 个导联 ST 段压低伴 aVR 和（或）V1 导联 ST 段抬高。对疑似 ACS 的患者，如首次心电图不能确诊时，应每隔 15~30 分钟复查一次 ECG。

　　典型 NSTE-ACS 的 ECG 表现为 ST 段压低（尤其是水平型或下斜型压低）≥0.05mV（图 5-3），胸前导联 T 波对称性倒置（≥0.2mV）提示前降支重度狭窄导致的急性缺血。ST 段压低 <0.05mV 或 T 波倒置 <0.2mV 诊断意义不大。中枢神经系统疾病、应用三环类抗抑郁药或吩噻嗪类药物可导致 T 波深倒置，需注意鉴别。

图 5-3　患者女性，76 岁，急性非 ST 段抬高型心梗。Ⅱ、Ⅲ、aVF 导型 ST 段压低 0.15~0.2mV、胸前导联 V3-6 导联 ST 段压低 0.1mV 伴 T 波双向，aVR 导联 ST 段抬高 0.1mV。冠脉造影示：LM 开口 95% 狭窄。患者急性左心衰，予呼吸机、主动脉内球囊反搏等治疗，仍反复缺血发作，2 周后行冠状动脉旁路移植术

（2）血清心肌损伤标志物：心肌肌钙蛋白（cTn）是最特异和敏感的首选心肌损伤标志物，也与心梗范围及预后相关，应在出现胸痛症状后 3~6 小时测定肌钙蛋白 I（TnI）或肌钙蛋白 T（TnT）。根据临床表现及 ECG 中高度怀疑 ACS 但首次 cTn 正常，应在 6 小时后重复测定。肌酸激酶同工酶（CK-MB）在溶栓再通时峰值前移至 14 小时内。必须注意的是，如果根据症状和 ECG 能明确诊断 STEMI，不能因为等待心肌标志物的结果而延误再灌注治疗。

（3）超声心动图：在常规检查不能确诊时，超声心动图（UCG）有助于胸痛的鉴别诊断。此外，UCG 还可评估心功能、发现节段性室壁运动异常及 AMI 并发症（游离壁破裂、室间隔穿孔、二尖瓣反流、乳头肌断裂、心包积液等）。UCG 的局限性是不能鉴别急性和陈旧心梗。

（4）胸片：胸片有助于发现 AMI 并发症。肺淤血、肺水肿、胸腔积液提示心力衰竭，心影扩大提示心脏扩大或心包积液。

（5）冠状动脉造影（CAG）：CAG 仍然是诊断及评估冠心病的金标准，可获取血流动力学参数，了解心脏和冠状动脉管腔解剖结构，发现室壁运动异常，评价心功能。通过该检查还可决定治疗方案，如采取 PCI 治疗、CABG 或仅需药物治疗。

4. 诊断

（1）STEMI：剧烈胸痛持续 >30 分钟，ECG 至少 2 个相邻导联 ST 段弓背向上抬高，cTn 阳性；

（2）NSTEMI：胸痛持续 >30 分钟，ECG 无 ST 段抬高，表现为 ST 段压低或一过性抬高或 T 波低平、倒置，cTn 阳性；

（3）UA：胸痛症状，ECG 无 ST 段抬高，表现为 ST 压低或 T 波低平、倒置，cTn 阴性。

5. 风险评估　对于 ACS 的风险评估应综合考虑患者的临床症状、病史、体格检查、心电图表现、肾功能、肌钙蛋白水平等因素，并应根据临床情况进行动态更新。

（1）NSTE-ACS 的风险评估：常用的危险评分系统有 GRACE 评分和 TIMI 评分。推荐首选 GRACE 评分（表 5-1）用于预测 NSTE-ACS 患者院内及 6 个月的病死率（表 5-2），评分越高，预后越差。如果 GRACE 评分 >140 分，应尽快在 24 小时内行急诊 CAG 检查。

表 5-1　GRACE 评分（2015 年中国急诊、急性冠脉综合征临床实践指南）

年龄（岁）	分值	心率（次/分）	分值	收缩压（mmHg）	分值	血肌酐（mg/dl）	分值	Killip 分级	分值	危险因素	分值
≤30	0	≤50	0	<80	58	0~0.39	1	I	0	院前心脏骤停	39
30~39	8	50~69	3	80~99	53	0.40~0.79	4	II	20	ST 段下移	28
40~49	25	70~89	9	100~119	43	0.80~1.19	7	III	39	心肌酶升高	14
50~59	41	90~109	15	120~139	34	1.20~1.59	10	IV	59		
60~69	58	110~149	24	140~159	24	1.60~1.99	13				
70~79	75	150~199	38	160~199	10	2.00~3.99	21				
80~89	91	≥200	46	≥200	0	≥4.0	28				
≥90	100										

TIMI 评分（表 5-3a）有助于判断 NSTE-ACS 患者 14 天内的全因死亡、新发或再发心梗、需要紧急血运重建的反复心肌缺血的风险（表5-3b）：总分为 7 分，0~2 分为低危，3~4 分为中危，5~7 分为高危，中高危患者发生死亡或心脏事件的风险较高。

（2）STEMI 的风险评估：STEMI 患者 TIMI 评分（表 5-4）有助于评估死亡风险，总分 14 分，0~3 分为低危，4~6 分为中危，7~14 分为高危，评分越高，30 天及 1 年病死率越高。

表 5-2 根据 GRACE 评分评估 NSTE-ACS 患者住院期间及 6 个月死亡风险

风险分类	住院期间		出院至 6 个月	
	GRACE 评分	病死率（%）	GRACE 评分	病死率（%）
低	1~108	<1	1~88	<3
中	109~140	1~3	89~118	3~8
高	141~372	>3	119~263	>8

（2015 年中国急诊急性冠脉综合征临床实践指南）

表 5-3a TIMI 评分系统（NSTE-ACS）

项目	分值
年龄≥65 岁	1
≥3 个冠心病危险因素	1
已知的冠心病（冠脉狭窄≥50%）	1
过去 7 天内服用阿司匹林	1
24 小时内发作 2 次以上静息心绞痛	1
心电图 ST 段改变≥0.5mm	1
心肌损伤标志物阳性	1

表 5-3b TIMI 评分评估 14 天内发生心脏事件或死亡风险

分值	心脏事件或死亡风险（%）
1	4.7
2	8.3
3	13.2

续表

分值	心脏事件或死亡风险（%）
4	19.9
5	26.2
6	40.9
7	40.9

表 5-4　TIMI 评分系统（STEMI）

项目		分值
年龄	<65 岁	0
	65~74 岁	2
	≥75 岁	3
糖尿病、高血压或心绞痛		1
收缩压 <100mmHg		3
心率 >100 次 / 分		2
Killip 分级 Ⅱ~Ⅳ级		2
体重 <67kg		1
前壁 ST 段抬高或左束支传导阻滞		1
治疗距发病时间 >4 小时		1

四、治 疗 流 程

1. 治疗原则

（1）STEMI（图 5-4）：早期、快速和完全地开通梗死相关动脉是改善 STEMI 患者预后的关键。要尽最大努力缩短 FMC 到开通梗死相关动脉的时间，尽可能在 FMC10 分钟内完成首份 ECG，一旦确诊 STEMI，优先将发病 12 小时内的患者转运至有条件行直接 PCI 的医院（最好 60 分钟内导丝通过罪犯血管）。对已到达无直接 PCI 条件医院的患者，如能在 120 分钟内完成转运，应将患者转运至可行 PCI 的医院实施直接 PCI（最好 90 分钟内导丝通过病变）。如 120 分钟内不能完成转运，应于 10 分钟内开始溶栓治疗。

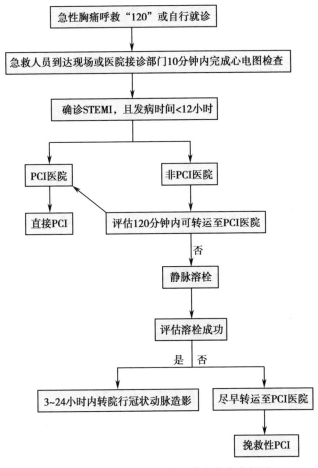

图 5-4　STEMI 患者再灌注治疗流程图

（2）NSTE-ACS：治疗应以强化抗血小板、抗凝、抗缺血药物为主，不建议急诊再灌注治疗。如 NSTE-ACS 患者出现顽固性心绞痛、血流动力学或心电不稳定时，可行急诊 CAG，根据冠脉解剖情况决定是否行血运重建。对于高危患者（GRACE 评分 >140），无严重合并疾病及禁忌证，可采取早期介入治疗策略（24 小时内行 CAG，根据解剖情况决定是否行血运重建）；但如合并疾病多（如肝肾功不全、呼吸衰竭、肿瘤等），整体风险超过血运重建获益，不建议行介入治疗。

2. 一般及支持治疗　立即给予吸氧、心电、血压及血氧饱和度监测，及时发现和处理心律失常、血流动力学异常和低氧血症（指氧饱和度 <90%）。每日连续监测 ECG 和心肌酶学变化。对伴有胸痛患者给予吗啡及静脉硝酸酯类缓解疼痛。注意保持患者大便通畅。严重心衰、心源性休克和（或）机械并发症患者可能需要气管插管机械通气及 IABP 治疗。

3. 再灌注治疗

（1）溶栓：溶栓治疗仅限于 STEMI，发病 12 小时内溶栓有明确获益。在不具备 PCI 条件或因各种原因致 PCI 事件延迟时，溶栓仍是较好的选择。

1）适应证：STEMI 发病 12 小时内，预期 FMC 到 PCI 时间 >120 分钟，无禁忌证；发病 12~24 小时，仍有缺血性胸痛，ECG 至少 2 个导联 ST 段抬高 >0.1mV，或血流动力学不稳定者，无直接 PCI 条件。不应溶栓治疗的：计划行直接 PCI 前；ST 段压低者；STEMI 发病 >12 小时，症状已缓解者。禁忌证：①绝对禁忌证：既往脑出血史或不明原因卒中；已知脑血管结构异常；颅内恶性肿瘤；3 个月内缺血性卒中；可疑主动脉夹层；活动性出血或出血体质；3 个月内严重头部闭合伤或面部创伤；2 个月内颅内或脊柱内外科手术；严重未控制的高血压 [收缩压 >180mmHg 和（或）舒张压 >110mmHg]。②相对禁忌证：年龄 ≥75 岁；3 个月前缺血性卒中；3 周内创伤或持续 >10 分钟心肺复苏；4 周内内脏出血；2 周内不能压迫止血部位的大血管穿刺；妊娠；不符合绝对禁忌证的已知其他颅内病变；活动性消化性溃疡；正在使用抗凝药物。

2）溶栓药物选择（表 5-5）：建议首选重组组织型纤溶酶原激活剂阿替普酶（rt-PA），对全身纤溶活性影响小，无抗原性，是目前最常用的溶栓剂，但因半衰期短需联合用肝素 24~48 小时。

3）疗效评估：溶栓后 60~180 分钟应密切监测症状、ECG ST 段变化及心律失常。血管再通的间接判定指标为：60~90 分钟内抬高的 ST 段回落 >50%、胸痛症状明显缓解、出现再灌注心律失常、CK-MB 酶峰前移至 14 小时内。CAG 判断指标：TIMI2~3 级血流表示血管再通。

4）溶栓后处理：无论血管是否再通，均应早期（3~24 小时内）进行冠状动脉造影，必要时对梗死相关动脉进行介入治疗。无 PCI 条件的医院，在溶栓后应将患者转运到有 PCI 条件的医院。如溶栓失败或出现缺血加重、血流动力学或心电活动不稳定，应立即行补救性 PCI。

表 5-5　常用溶栓药物比较

药物名称	阿替普酶	替奈普酶	尿激酶	链激酶
用法用量	全量给药：15mg 静推后，0.75mg/kg，30 分钟内静滴（最大量 <50mg），随后 0.5mg/kg，60 分钟内静滴（最大量 <35mg） 半量给药：50mg 溶于专用溶剂，静推 8mg 后，其余 42mg 在 90 分钟内滴完	30~50mg 溶于 10ml 生理盐水，静推：<60kg：30mg 60~70kg：35mg 70~80kg：40mg 80~90kg：45mg ≥90kg：50mg 如年龄 ≥75 岁，剂量减半	150 万 U+100ml 生理盐水，30 分钟静滴	150 万 U，30~60 分钟静滴
抗原性	无	无	无	有
全身纤维蛋白原消耗	轻度	极小	明显	明显
90 分钟血管开通率（%）	73~84	85	53	40

　　（2）介入治疗：STEMI 发病 12 小时内，如能在确诊 2 小时内行直接 PCI，应首选直接 PCI 治疗（优于静脉溶栓）。PCI 手术量大的中心病死率低。

　　1）适应证：①直接 PCI：STEMI 发病 12 小时内或伴新发 LBBB；虽发病 >12 小时，仍有反复胸痛、ECG 有进行性缺血证据、伴心衰、心源性休克、致命性心律失常或心脏停搏。②溶栓后 PCI：溶栓 3~24 小时后进行冠脉造影及血运重建治疗；溶栓失败者应尽早实施补救性 PCI。

　　2）禁忌证：发病 >24 小时，无心肌缺血、血流动力学和心电活动稳定者。

　　3）直接 PCI 策略：首选桡动脉入路。应对梗死相关动脉进行直接 PCI，首选新一代药物洗脱支架（DES），支架内血栓及再发 MI 风险低于第一代 DES。冠脉内血栓负荷大时可考虑应用导管血栓抽吸,但不应常规应用。约有50%患者合并多支冠脉病变,是否对其他严重冠脉病变进行介入治疗尚有争议,可考虑在多支冠脉病变的STEMI患者出院前对非IRA进行常规血运重建。

(3)CABG:当STEMI患者出现持续或反复缺血、血流动力学不稳定、严重心衰或心源性休克、冠状动脉解剖特点不适合行PCI或PCI失败、出现AMI机械并发症(如二尖瓣反流或室间隔穿孔)可行急诊CABG。急诊CABG死亡率较高。

(4)主动脉内球囊反搏(IABP):适合因机械并发症引起心源性休克或血流动力学不稳定,且在等待PCI或CABG治疗的患者。由于IABP不改善STEMI及不伴机械并发症的心源性休克患者的预后,不建议常规应用。

4. 药物治疗

(1)抗血小板药物

1)阿司匹林:所有无禁忌证的STEMI患者立即口服300mg,此后75~100mg/d长期维持。

2)P2Y12受体抑制剂:STEMI直接PCI患者,应首选负荷量替格瑞洛180mg,以后每次90mg,每日2次,至少12个月;或氯吡格雷600mg负荷(仅在替格瑞洛不能获得或有禁忌证时),以后75mg/日,至少12个月。STEMI溶栓患者,如≤75岁,给予氯吡格雷300mg负荷量;如>75岁,给予氯吡格雷75mg,以后均75mg/日,维持12个月。

3)血小板糖蛋白Ⅱb/Ⅲa受体拮抗剂:不建议STEMI患者CAG前常规应用,高危患者或CAG提示血栓负荷重、未给予适当负荷量P2Y12受体抑制剂的患者可应用替罗非班或依替巴肽。

(2)抗凝药物

1)直接PCI:术中应用普通肝素,出血风险高的STEMI患者可用比伐卢定。

2)溶栓患者:至少48小时至8天抗凝治疗,目前常用低分子肝素。依诺肝素剂量为:<75岁,30mg静推后每12小时皮下注射1mg/kg;≥75岁,每12小时皮下注射0.75mg/kg;如肌酐清除率(CrCl)<30ml/min,每24小时皮下注射1mg/kg。或用磺达肝癸钠,剂量为2.5mg静推后每日皮下注射2.5mg(需CrCl>30ml/min)。

发病12小时内未行再灌注治疗或>12小时患者,应尽快开始抗凝治疗。

(3)β受体阻滞剂:有利于缩小心梗面积,减少相关并发症,并降低AMI早期和后期病死率。无禁忌证的AMI患者应在24小时内口服。建议应用 β 受体阻滞剂，如美托洛尔，从低剂量开始，逐渐加量。AMI 合并房扑、房颤伴心绞痛症状，血流动力学稳定时；或合并交感电风暴者可应用静脉 β 受体阻滞剂。如有以下情况需暂缓或减量应用 β 受体阻滞剂：心力衰竭失代偿、心源性休克、二度或三度 AVB、活动性哮喘或反应性气道疾病。如发病早期有 β 受体阻滞剂使用禁忌证，应在 24 小时后重新评估并尽早使用。

（4）他汀：除调脂作用外，还有抗感染、改善内皮功能、抑制血小板聚集的多种功效，因此，所有无禁忌证的 AMI 患者应尽早开始他汀类药物治疗。

（5）血管紧张素转化酶抑制剂（ACEIs）和血管紧张素 II 受体拮抗剂（ARBs）：可改善心室重构、预防心衰、降低 AMI 病死率，其中前壁心梗、左室收缩功能不全的患者获益最大。所有无禁忌证的 AMI 患者均应在 24 小时内使用 ACEI 并长期治疗。如不耐受 ACEI，可用 ARB 替代。禁忌证：血管神经性水肿、低血压（收缩压 <90mmHg）、严重肾功能不全（肌酐 >265μmol/L）、双侧肾动脉狭窄、移植肾或孤立肾伴肾功能不全、妊娠。

（6）醛固酮受体拮抗剂：AMI 后左室射血分数（LVEF）≤40%、无明显肾功能不全、血钾≤5mmol/L 的患者应用，通常在 ACEI 基础上联用。

（7）硝酸酯类：急性期静脉滴注用于缓解缺血、控制高血压、减轻心衰或肺水肿，不推荐常规使用。禁忌证：低血压、持续心动过缓（<50 次 /min）或心动过速（>100 次 /min）、右室梗死、48 小时内应用过磷酸二酯酶 5 抑制剂者。

（8）钙离子拮抗剂（CCB）：不能预防再发缺血和梗死，也不降低 AMI 患者死亡，急性期应避免使用。当 β 受体阻滞剂有禁忌时，可用非二氢吡啶类 CCB 控制房颤伴快速心室率（无心衰及左室收缩功能不全）。

五、AMI 并发症及进一步评估治疗

1. 心力衰竭和心源性休克　AMI 后心源性休克病死率高，常见原因有心梗面积大（> 左室 40%）、机械并发症、心脏压塞、右心衰等。治疗包括监测血流动力学、应用升压药物、机械通气、IABP（有机械并发症时）、紧急 PCI，如冠脉解剖不适合 PCI 或 PCI 失败，应行急诊 CABG。AMI 40 天或血运重建 90 天后仍有心衰表现，低 LVEF 者，需心律失常专科评估有无 ICD 指征（一级预防）。

2. 机械并发症

（1）心室游离壁破裂：多见于 AMI 最初 2 周，高峰为 3~6 天，患者表现为循环衰竭伴电机械分离,常在数分钟内死亡,病死率高。如血栓或周围组织封闭破口可出现心脏压塞体征。确诊依靠 UCG。治疗包括扩容、心包穿刺、IABP 支持下急诊手术修补。

(2)室间隔穿孔:多见于前壁心梗后 3~5 天,表现为胸前区新发全收缩期杂音,可伴心源性休克。UCG 可确诊。治疗包括血管扩张剂(硝普钠或硝酸酯)、IABP 辅助,外科手术治疗,部分患者可行经皮导管室间隔穿孔封堵术。

(3)乳头肌功能不全或断裂:多见于 AMI 后 3~5 天,下壁 AMI 常见,表现为低血压、肺水肿、新发心尖部收缩期杂音,心源性休克。UCG 可确诊。治疗包括血管扩张剂、IABP 支持下尽早外科手术。

3. 心律失常

(1)室性心律失常:心室颤动(室颤)是 AMI 患者最初 24 小时内死亡的主要原因。AMI 发生室颤、持续多形性室速、单形性室速伴血流动力学不稳定时,需及时直流电复律。室速经电复律后仍反复发作可静脉应用胺碘酮联合 β 受体阻滞剂治疗。维持血钾 >4.5mmol/L 有助于避免室性心律失常发作。AMI>48 小时后曾出现室颤或持续性室速,伴慢性心衰症状,低 LVEF,需评估是否有 ICD 指征(二级预防)。

(2)房颤:AMI 发生房颤时可加重心衰,应尽快控制心室率或转复窦性心律,可用静脉 β 受体阻滞剂或胺碘酮治疗,并要重视抗凝治疗。禁用 I C 类抗心律失常药物转复房颤。

(3)房室传导阻滞(AVB):AMI 发生影响血流动力学的 AVB 需行临时起搏器植入术。AMI 急性期后仍有持续二度、三度 AVB,需评估有无永久起搏器植入术指征。

阜外经验总结:"时间就是心肌",准确评估病情,识别高危患者,尽早开通梗死相关血管,积极药物治疗,必要时外科手术治疗,能有效改善预后,降低死亡率。

(唐熠达　赵　妍)

第2节　高血压急症

一、概　　念

高血压急症(hypertensive emergencies)是指血压短时间内

严重升高[通常收缩压（SBP）>180mmHg 和（或）舒张压（DBP）>110mmHg]并伴发进行性靶器官损害。靶器官损害主要表现为急性脑卒中（缺血性、出血性）、急性冠状动脉综合征、急性左心衰伴肺水肿、主动脉夹层、高血压脑病、子痫前期和子痫。围术期高血压急症和嗜铬细胞危象也属于高血压急症范畴。

　　目前我国有高血压患者约 2.7 亿，其中，约 1%~2% 的高血压患者会发生高血压急症，高血压急症的发病率约为 100 万 ~200 万患者 / 年，高血压急症临床表现多样化，发病急、预后差，部分严重的高血压急症患者 12 个月内病死率达 50%。

二、急重症患者的临床表现

　　高血压急症的临床表现因临床类型不同而异，但共同的临床特征是短时间内血压急剧升高，收缩压可高达 210~240mmHg，舒张压可达 120~130mmHg；同时出现明显的头痛、眩晕、烦躁、恶心呕吐、心悸、气急和视力模糊等靶器官急性损害的临床表现（表 5-6）。

表 5-6　高血压急症患者靶器官受损临床表现

靶器官损害	临床表现
急性脑卒中	脑梗死：失语，面舌瘫，偏身感觉障碍，肢体偏瘫，意识障碍，癫痫样发作 脑出血：头痛，喷射性呕吐，伴有不同程度意识障碍，偏瘫，失语，进行性加重 蛛网膜下腔出血：剧烈头痛、恶心、呕吐，颈背部疼痛，意识障碍，抽搐，偏瘫，失语脑膜刺激征阳性
高血压脑病	急性发作，剧烈头痛，恶心、呕吐，意识障碍（意识模糊、嗜睡、昏迷），进展性视网膜病变
先兆子痫和子痫	孕妇在妊娠 20 周到分娩后 1 周之间血压升高，蛋白尿和水肿，伴有头痛、头晕、视物模糊、上腹部不适、恶心；子痫患者甚至发生抽搐和昏迷
充血性心力衰竭	呼吸困难、发绀、咳粉红色泡沫样痰，查体可见肺部啰音、心脏扩大、心率增快、奔马律

续表

靶器官损害	临床表现
急性冠脉综合征	急性胸痛、胸闷；放射性肩背痛、咽部紧缩感、烦躁、出汗、心悸 心电图（ECG）有缺血表现；心肌梗死患者可出现心肌损伤标记物阳性
急性主动脉夹层	撕裂样胸痛，波及血管范围不同可有相应的临床表现，如伴有周围脉搏的消失，可出现少尿、无尿（详见第5章第3节）
眼	眼底检查出现视盘水肿，视觉障碍，视网膜出血和渗出
进行性肾功能不全	少尿、无尿、蛋白尿、管型；血肌酐和尿素氮升高

三、病 情 评 估

1. 病史询问

（1）既往：高血压病史、药物治疗情况及血压控制情况、心脑血管危险因素。

（2）靶器官损伤

胸痛——心肌缺血或心肌梗死？主动脉夹层？

胸背部撕裂样疼痛——主动脉夹层。

呼吸困难——肺水肿或充血性心衰。

神经系统症状，癫痫发作/意识改变——高血压脑病。

（3）有无使血压急剧升高的诱因：既往降压治疗停止（较大剂量中枢降压药）；急性尿潴留；急慢性疼痛、嗜铬细胞瘤；肾功能不全；服用拟交感毒性药品（可卡因、麦角酸二乙酰胺、安非他命）；服用药物（皮质类固醇、盐皮质激素、雌激素、环孢霉素、卡马西平、甲氨氯普胺、血管生成抑制剂）；惊恐发作；服用限制降压治疗效果的药物（非甾体类消炎药，胃黏膜保护剂）。

2. 体格检查

（1）准确测量血压：测量患者平卧及站立两种姿势下的血压，评估有无血容量的不足；测量双侧上臂血压，双上臂血压明显不同应警惕主动脉夹层的可能；

（2）有无心力衰竭的存在：颈静脉怒张、双肺底湿啰音、病理性第三心音或舒张期奔马律；

（3）神经系统检查：评估意识状态、有无脑膜刺激征、视野改变及局部病理性体征；

（4）眼底镜检查：对于鉴别高血压急症及高血压亚急症具有重要作用，新发的出血、渗血、视盘水肿则提示高血压急症。

3. 实验室检查及影像学检查

（1）常规检查：血常规、尿常规、心电图和血生化（电解质、肝肾功能）；

（2）依病情选择：胸部 X 线、胸部 CT、核磁共振（CMR）；心肌损伤标记物、心肌酶学；血尿钠肽（BNP 或 NT-proBNP）、血尿儿茶酚胺；血气分析；超声心动图；头部 CT、CMR；肾上腺 CT 或 CMR；斑点示踪参数技术。

4. 高血压急症危险程度评估

（1）基础血压值：通过了解基础血压可以反映血压急性升高的程度，以评估对脏器损害的风险；

（2）急性血压升高的速度和持续时间：血压缓慢升高和（或）持续时间短的严重性较小，反之则较为严重；

（3）影响短期预后的脏器受损表现：肺水肿、胸痛、抽搐及神经系统功能障碍等。

5. 诊断　短时间内收缩压大于 180mmHg 和（或）舒张压大于 110mmHg，伴有主动脉夹层、高血压脑病、急性左心衰竭、急性冠脉综合征、急性脑卒中、急性肾功能衰竭、嗜铬细胞瘤和子痫前期及子痫即可诊断。

特别指出：①患者收缩压 ≥220mmHg 和（或）舒张压 ≥140mmHg，则无论有无症状亦应视为高血压急症；②血压升高不显著的高血压急症：妊娠期妇女，急性肾小球肾炎的患者（特别是儿童）；③并发急性肺水肿、主动脉夹层、心肌梗死或脑血管意外者，即使血压仅为中度升高，也应视为高血压急症。当收缩压高于 180mmHg 和（或）舒张压高于 120mmHg 时应及时干预。

四、治　疗　流　程

1. 治疗的基本原则（图 5-5）　通过病史采集、体格检查、实验室及辅助检查，评估患者靶器官损害情况、引起患者血压升高的病因和诱因。对患者做出危险分层，制订个体化的治疗方案，迅速恰当地将患者血压控制在目标范围内。降压时应遵循以下 3 个原则。

（1）"迅速"降压：选择适宜有效的降压药物，静脉给药（注射泵

或静脉滴注),无创/有创性血压监测,及早开始口服降压药治疗;

(2)"控制性"降压:为避免快速降压而导致的重要器官的血流灌注明显减少,应采取逐步控制性降压。降压过程中发现有重要器官的缺血表现,应适当调整降压幅度;

(3)"合理"选择降压药物:要求快速平稳地发挥降压效果;起效迅速,短时间内达到最大作用,作用持续时间短,停药后作用消失较快,不良反应,心率、心排血量和脑血流量影响小。

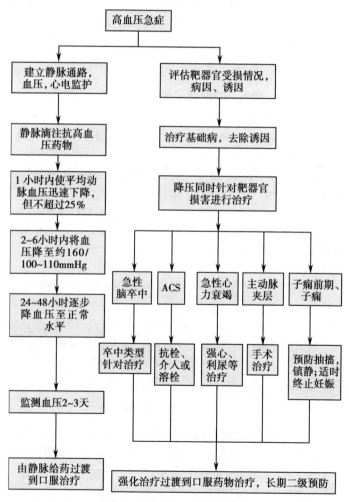

图 5-5 高血压急症处理流程图

2. 血压控制节奏和降压目标　高血压急症的血压控制并非越快越好,越低越好,应在结合患者情况的基础上,制定个体化的治疗方案,有节奏有目标地降低血压。降压第一目标:30~60 分钟将血压降低到一个安全水平,由于患者基础血压不同,靶器官受损情况不同,这一安全水平应根据患者的具体情况决定。除特殊情况外,建议第 1~2 小时使平均动脉血压迅速下降但不超过 25%。降压第二目标:达第一目标后,放慢降压速度,加用口服降压药,逐步减慢静脉给药的速度,将血压降低至第二目标。建议降压治疗后 2~6 小时将血压降至约 160/100mmHg,根据患者具体情况适当调整。降压第三目标:第二目标血压水平可耐受且临床情况稳定,在以后 24~48 小时逐步降低血压达到正常水平(表 5-7)。

表 5-7　高血压急症降压目标及推荐常用静脉降压药物

疾病种类	降压目标	常用静脉降压药
主动脉夹层	迅速将 SBP 降至 100~120mmHg,心率≤60 次/min	首选 β 受体阻滞剂,可联用拉贝洛尔;尼卡地平、乌拉地尔、硝普钠
高血压脑病	160~180/100~110mmHg,给药开始 1 小时内将 SBP 降低 20%~25%,不能大于 50%	乌拉地尔、拉贝洛尔
脑卒中	缺血性脑卒中:准备溶栓的患者,血压应控制 SBP<180mmHg,DBP<110mmHg;不溶栓患者 24 小时内降压需谨慎	尼卡地平、拉贝洛尔、乌拉地尔
	出血性脑卒中:SBP 为 150~220mmHg 的自发性脑出血患者且没有急性降压治疗的禁忌证,急性期降低 SBP 到 140mmHg 是安全的; 蛛网膜下腔出血:高于基础血压的 20% 左右,避免低血压; 动脉瘤处理前可将收缩压控制在 140~160mmHg;处理动脉瘤后,应参考患者的基础血压,合理调整目标值,避免低血压造成的脑缺血	拉贝洛尔、乌拉地尔等

续表

疾病种类	降压目标	常用静脉降压药
急性心力衰竭	早期数小时应迅速降压,降压幅度在25%以内,没有明确的降压目标;以减轻心脏负荷、缓解心力衰竭症状为主要目标,SBP<90mmHg时禁用扩血管药	硝普钠、拉贝洛尔、硝酸甘油、奈西立肽、乌拉地尔
急性冠脉综合征	SBP<130/80mmHg,但治疗需个体化,尤其针对老年人群的降压	硝酸甘油、β受体阻滞剂
子痫前期、子痫	<160/110mmHg,孕妇并发器官功能损伤者血压应<140/90mmHg,且不低于130/80mmHg	拉贝洛尔或尼卡地平和乌拉地尔
围术期高血压	患者年龄≥60岁的患者,控制SBP<150/90mmHg;患者年龄<60岁,血压控制目标<140/90mmHg;糖尿病和慢性肾病患者,血压控制目标<140/90mmHg;术中血压波动幅度不超过基础血压的30%;术前24小时血压<160/90mmHg,不低于80/45mmHg	艾司洛尔、乌拉地尔

3. 注意事项

(1)高血压急症由于其临床病理生理学较复杂,治疗时需要个体化;

(2)通常需要静脉给药,宜采用半衰期短的药物为主;

(3)加强一般治疗,吸氧、安静休息、心电监护、监测生命体征,维持水电解质平衡、防治并发症;

(4)避免舌下含服硝苯地平。

五、降压药物的选择

1. 药物选用原则

(1)大多数高血压急症患者,通常需要持续静脉使用降压药;

(2)遵循个体化、小剂量开始、依据目标调整降压的原则;

(3)有计划、分步骤地快速平稳降低血压以保护靶器官;

(4)高血压急症初期不宜使用强效利尿剂降压,除非有心力衰竭或明显的体液容量负荷过度。

2. 代表性降压药

（1）硝普钠

1）对动、静脉有直接扩张作用；

2）其特点是起效快、作用强、持续时间短；

3）扩张血管作用明显，能降低前后负荷和改善左心功能；

4）适用于高血压脑病，主动脉夹层动脉瘤和恶性高血压，高血压危象合并左心衰竭尤为适宜；

5）用法及剂量：本药静滴后立即起效，静滴停止后作用可维持 1~10 分钟。开始剂量为 0.5μg/（kg·min），根据疗效逐渐以 0.5μg/（kg·min）递增，通常维持剂量 3.0μg/（kg·min），极量 10μg/（kg·min），如已达极量，经 10 分钟降压效果仍不理想，应考虑停药。

6）禁忌证：代偿性高血压（如伴动静脉分流或主动脉瓣缩窄的高血压）；可引起冠脉窃血，急性心梗禁用；孕妇、甲状腺功能减退者、高血压脑病及脑卒中患者应慎用或禁用硝普钠；肾功能衰竭者具有蓄积性。

（2）硝酸甘油

1）静脉滴注发挥作用快，停止静脉滴注作用亦消失；

2）小剂量时以降低心脏前负荷为主，增大剂量同时降低心脏后负荷；

3）可扩张冠状动脉，故对高血压合并急性冠脉综合征或心功能不全时尤为适宜；

4）用法及剂量：静脉滴注即刻起效，停药后数分钟作用消失。其作用强度呈剂量相关性，开始时以 5~10g/min 速率静滴，然后以每 3~5 分钟增加 5~10pg/min 的速率达到满意疗效，极量通常为 100g/min，合并肺水肿者极量可至 200pg/min；

5）禁忌证：有颅内高压、青光眼、肥厚型梗阻性心肌病、脑出血或头颅外伤患者禁用。

（3）乌拉地尔

1）作用机制：兼具外周和中枢双重降压作用。①外周的舒张血管作用主要为阻断突触后 α2 受体，使外周阻力显著下降，扩张血管；同时也有中等的 α1 受体阻断作用，阻断儿茶酚胺收缩血管的作用；②中枢作用主要通过激活 5- 羟色胺 -1A 受体，降低延髓内血管中枢的交感反馈调节而起降压作用。

2）特点：起效迅速，使用方便，可维持心、脑、肾血供，作为血管扩张剂改善心功能,治疗充血性心衰。

3)适应证:适用于大多数高血压急症(高血压危象,高血压脑病和高血压急性左心衰),对嗜铬细胞瘤引起的高血压危象有特效,适用于糖尿病、肾功能衰竭伴前列腺肥大的老年高血压患者。

4)用法及剂量:治疗高血压急症时可 12.5mg 稀释后静注,通常 5 分钟内起效,10~15 分钟后效果不明显可重复应用,必要时还可加大剂量至 25mg 静注,也可静脉泵连续输注,乌拉地尔 100mg 稀释至 50ml(静脉滴注最大药物浓度为 4mg/ml),推荐初始速度为 2mg/min,依据降压需要调整速度。

5)禁忌证:主动脉狭部狭窄或动静脉分流者禁用;应监测血压,避免血压过度降低。

(4)尼卡地平

1)二氢吡啶类钙拮抗剂,降压效果与硝普钠相近,主要扩张中小动脉,降低心脏后负荷,对静脉作用小;具有高度血管选择性,在降压的过程中能改善心、脑等器官的血流量,对缺血心肌具有保护作用。

2)适用于高血压急症及手术时异常高血压的短期急救处理,尤其急性高血压伴基底动脉供血不足者、冠脉供血不足或二尖瓣关闭不全及末梢阻力和肺动脉压中度升高的低心排血量患者。

3)用法及剂量:起始剂量 $0.5\mu g/(kg \cdot min)$(5.0mg/h),监测血压,逐渐增加剂量至血压稳定于预期水平,可用至 $6\mu g/(kg \cdot min)$(可用剂量 5~15mg/h);口服 20~40mg, tid;静滴 5~10 分钟起效,停药后维持 1~4 小时。

4)禁忌证:重度主动脉狭窄,颅内出血尚未完全止血。

六、高血压急症的后续降压管理

高血压急症经静脉降压治疗后血压达到目标值,且靶器官功能平稳后,逐渐过渡到口服用药。口服用药应依据具体药物起效时间与静脉用药在一定时间内重叠使用,以防止血压反弹,降压药物剂型改变过渡期间应密切监测各项生命体征及靶器官功能变化。

七、特殊人群高血压急症的 亚专科进一步治疗

1. 儿童高血压急症 在儿童和青少年中,高血压急症多由继发性原因所致。最初的 6~8 小时降压水平不超过 25%,在随后的

24~48小时,血压可进一步降低。首选拉贝洛尔、硝普钠,可选用艾司洛尔、尼卡地平或乌拉地尔。

2. 老年人高血压急症　老年高血压急症多有复杂的基础疾病,更容易出现多个靶器官损害。迅速而平稳地降压,对老年患者减少心血管疾病发病和死亡是有益的。同时,治疗过程中监测血压非常重要,同时应注意降压过程中出现脑低灌注以及直立性低血压。

3. 妊娠高血压急症　妊娠高血压急症患者需谨慎处理,兼顾母亲和胎儿的安全。需要把握以下原则:镇静、预防抽搐;积极降压;适时终止妊娠。目前最常用的药物包括拉贝洛尔、尼卡地平、乌拉地尔。

4. 肾功能不全高血压急症　肾功能不全患者的降压目标更严格,严格控制在<130/80mmHg。当尿蛋白>1g/24h,血压应<125/75mmHg。降压药物选择增加或不减少肾血流量的降压药,推荐选用尼卡地平、拉贝洛尔、菲诺多巴、ACEI等。

以上特殊人群的治疗是整体的处理方法,具体的进一步亚专科的处理,需转至相应的科室或者医院进行。

阜外经验总结:准确评估病情的同时,把握“降压是硬道理”,选择合适的降压药物,迅速、控制性和合理地降压,逐步达到阶段性降压目标,最大限度地保护靶器官。

(刘亚欣　张　迪)

第3节　主动脉夹层

一、概　　念

主动脉夹层(aortic dissection)指主动脉腔内血液从主动脉内膜撕裂口进入主动脉中膜,沿主动脉长轴方向扩展,形成主动脉壁真假两腔分离的病理状态。好发于50~70岁男性,是致命性心血管急危重症,48小时内病死率可高达50%。发病有相对时间规律:一年之内冬季易发,一天之内上午6点至10点和下午3点易发。主要致死原因为主动脉夹层破裂至胸、腹腔及心包腔,导致进行性纵隔或腹膜后出血、急性心肌梗死、急性肾衰竭等。

二、病因及病理机制

遗传或代谢异常导致主动脉中层囊性退变,使弹性硬蛋白(elasticin)在主动脉壁内沉积,主动脉壁僵硬扩张,致中层弹力纤维断裂、平滑肌局灶性缺失、中层空泡变性并充满黏液样物质;另一方面,主动脉壁的基质金属蛋白酶(matrix metalloproteinases,MMPs)活性增高,降解主动脉壁的结构蛋白。其易患因素为高血压、动脉粥样硬化、年龄、先天因素[包括马方综合征(Marfan syndrome)、埃勒斯-当洛综合征(Ehlers-Danlos syndrome)、家族性胸主动脉瘤、二叶主动脉瓣疾病等]。医源性损伤包括:安置主动脉内反搏球囊、主动脉内造影剂注射误伤等。

三、病理生理及转归

主动脉夹层有明确的好发部位,通常胸主动脉多于腹主动脉,裂口多位于主动脉根部至弓降结合部的大弯侧,这与该部位的特殊血流动力学有密切关系。其分型如下:

1. Stanford A 型夹层　发生于升主动脉的 A 型夹层多累及整个主动脉弓,冠状动脉所在瓣叶常会因夹层逆行撕裂而脱垂,导致急性主动脉瓣重度反流,夹层累及冠脉,破裂入心包、纵隔均可导致猝死。约 2/3 的 Stanford A 型夹层患者在急性期死于夹层破裂、心脏压塞、心律失常、心力衰竭、急性心肌梗死等并发症。另外,此型夹层还可以引起不同程度的冠脉和脑皮质功能不全。

2. Stanford B 型　Stanford B 型夹层急性期主要的并发症是夹层破裂和脏器缺血,急性期病死率超过 30%。由于夹层破口和假腔的位置特殊,B 型夹层易破入左侧胸腔。另外,破裂还可以发生在纵隔、右侧胸腔、腹膜后或腹腔。脏器缺血是 B 型夹层的主要特征,由夹层累及降主动脉和腹主动脉分支引起,临床症状因受累器官不同而有差异。多数夹层患者发生主动脉闭塞是由于假腔压迫真腔,尤其是只有入口没有出口的夹层,随着夹层导致的血肿增大,张力越发增高,从而压迫甚至导致主动脉真腔闭塞,常见于胸腹主动脉交界处。75%B 型夹层可以度过急性期进入慢性期,假腔内血栓形成及血栓再通后,假腔扩张形成动脉瘤,但其五年生存率不超过 15%,多数死于夹层破裂。B 型夹层在慢性期形成动脉瘤,晚期动脉瘤破裂是致死的主要原因。

四、临床表现

起病 2 周内为急性期，2 周~2 个月为亚急性期，超过 2 个月者则为慢性期。体格检查偶然发现的无症状的主动脉夹层患者常处于慢性期。本病临床表现取决于主动脉夹层的部位、范围、程度、主动脉分支受累情况、有无主动脉瓣关闭不全以及向外破溃等并发症。临床特点为：急性起病，突发胸腹部或腰背部剧烈疼痛，休克和血肿压迫相应的主动脉分支血管时出现的脏器缺血症状。

1. 疼痛　疼痛是最早、最常见、最主要、最突出的表现，85％以上患者急性期出现典型的突发胸腹或腰背部剧痛，疼痛迅速达到高峰，伴难以忍受的濒死感，性质为持续性、撕裂样、刀割样剧痛，伴有交感神经极度兴奋的表现，如面色潮红、大汗、恶心等。

疼痛呈扩展性是其特点之一，Stanford A 型可引起前胸和肩胛区疼痛，放射到喉、颈、下颌；Stanford B 型可引起后背疼痛，向下波及腹部、腰背部、下肢。

2. 血压升高或降低

（1）升高：95％患者可有高血压，血压升高以收缩压升高为主。右上肢受夹层影响较小，可作为临床的标准血压。当两侧上肢或同侧上下肢血压相差较大时，应警惕本病。

（2）降低：当夹层向外破裂引起心脏压塞、血胸或内膜片阻塞冠状动脉引起心肌梗死时，可发生低血压，甚至休克或猝死。

（3）矛盾的休克现象：25％~35％患者有面色苍白、出汗、皮肤湿冷、脉快、发绀等休克表现，但血压仍较高（矛盾的休克现象）。这可能与主动脉弓压力感受器受累释放儿茶酚胺或肾动脉阻塞引起肾素 - 血管紧张素系统激活有关。

3. 破裂表现　破裂是导致主动脉夹层急性死亡的最常见原因。破口常位于升主动脉，最常引起心脏压塞、胸腔积血。患者常伴有失血性休克表现，也可破入气管食管、引起咯血、呕血。腹主动脉夹层破裂形成腹膜后血肿，常有腰腹部剧痛、压痛和反跳痛。

4. 主动脉夹层压迫邻近器官或主动脉分支受累症状

（1）循环系统

1）主动脉瓣关闭不全：是 Stanford A 型夹层的重要特征，约50％的 Stanford A 型夹层患者由于夹层使瓣环扩张、瓣叶下移、瓣叶或瓣环撕脱引起主动脉瓣关闭不全。Stanford B 型夹层患者的主动脉瓣反流主要与主动脉根部扩张有关。主动脉瓣关闭不全导致心力衰竭加重，左心室扩大。

2）心肌缺血、梗死：少数夹层内膜片遮盖或阻塞冠状动脉开口致急性心肌梗死，60%以上发生在右冠导致下壁心肌梗死。

（2）脏器或肢体缺血

1）神经系统：夹层累及颈动脉、无名动脉时可致头晕、嗜睡、一过性晕厥、精神失常、缺血性脑卒中；压迫颈交感神经节常出现Horner综合征；压迫左侧喉返神经出现声音嘶哑；若向下延伸至第2腰椎水平，可累及脊髓前动脉，出现截瘫、二便失禁等。

2）四肢缺血：压迫头臂动脉或锁骨下动脉可致两上肢血压和脉搏不对称；累及腹主动脉、髂动脉等引起下肢脉搏减弱或消失，双上肢血压不对称上下肢血压差变小、肢体发凉、出汗、皮肤湿冷、发绀，甚至死亡。

3）内脏缺血：累及肾动脉致血尿、少尿、肾功能损害；累及肠系膜上动脉致肠坏死；累及肝动脉致黄疸及肝功能受损。

4）视主动脉夹层血肿的扩展而出现相应受累部位的搏动性血肿和血管杂音。

五、分　　型

1. De Bakey 分型（图 5-6）

（1）Ⅰ型：最常见。内膜破口位于升主动脉，扩展范围超越主动脉弓，直至腹主动脉。

（2）Ⅱ型：内膜破口位于升主动脉，局限于升主动脉或主动脉弓。

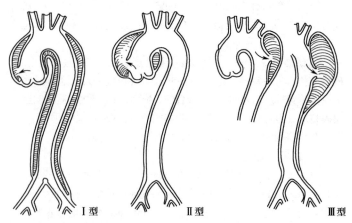

图 5-6　De Bakey 分型示意图

（3）Ⅲ型：内膜破口位于降主动脉峡部，扩展范围累及降主动脉或（和）腹主动脉。

2. Stanford 分型

（1）凡升主动脉受累者均为 A 型（包括 De Bakey Ⅰ 型和 Ⅱ 型），又称近端型。

（2）凡病变始于降主动脉者为 B 型（相当于 De Bakey Ⅲ 型），又称远端型。

六、主 要 检 查

1. 超声心动图

（1）经食管超声：敏感性为 98%~99%，特异性为 94%~97%。对降主动脉夹层的诊断价值优于其它诊断方法，但对局限于升主动脉远端及主动脉弓部病变，因气道内空气影响而可能漏诊。

（2）经胸壁超声心动图：敏感性 59%~85%，特异性 63%~96%。可识别真假腔，可在床旁检查。

2. 增强计算机断层扫描（CTA） 可显示撕裂内膜片，是诊断主动脉夹层最特异影像之一，敏感性 83%~97%，特异性 99%~100%（图 5-7）。

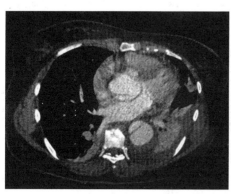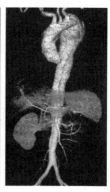

图 5-7　主动脉夹层的 CT 血管造影

3. 数字减影血管造影（DSA） 造影显示主动脉呈双腔或内膜片等直接征象和主动脉瓣反流等间接征象。特异性 94%，对Ⅲ型夹层诊断价值高，对Ⅰ型、Ⅱ型分辨率差（图 5-8）。

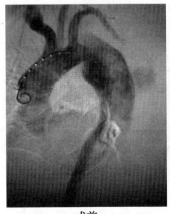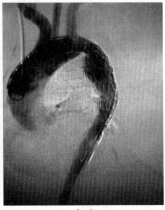

术前　　　　　　　　　　术后

图5-8　主动脉夹层的术前，术后 DSA 图像

4. 磁共振成像（CMR）　为正确诊断胸主动脉全程病变提供高质量影像，能清晰判定夹层破口及血栓部位，特异性98％，但检查耗时较长。肾功能严重受损时可作为CTA的替代检查。

5. X线　胸片可见纵隔增宽，有一定的提示价值，但特异性差，只能作为筛查手段。

有创检查风险高，超声、CMR、CTA 已取代主动脉造影成为主要诊断方法（表5-8）。

表5-8　主动脉疾病的影像学诊断方法比较（2014ESC主动脉疾病诊断治疗指南推荐）

优劣势	CTA	CMR	经胸超声	经食管超声	主动脉造影
便利度	+++	++	+++	++	+
可靠性	+++	+++	+	+++	++
连续性	++	+++	++	+	−
主动脉壁	+++	+++	+	+++	−
费用	++	+++	+	+	+++

6. D-二聚体的临床筛查意义　在主动脉夹层可能性较低的疑诊患者，D-二聚体阴性可以排除主动脉夹层。临床中度可疑的患者，D-二聚体阳性提示需要进一步检查。

七、诊断与鉴别诊断

1. 诊断　据急性发作胸腹部或腰背部撕裂样剧痛，血压显著升高或降低、两侧上肢血压明显不对称或同侧上下肢血压差值较大、新发主动脉瓣关闭不全杂音、心脏压塞体征、急腹症、神经系统障碍、肾功能急剧减退、血管阻塞的症状及杂音等临床表现，结合超声、CTA、CMR 等检查的表现可确诊。

2. 鉴别诊断　由于本病以急性胸痛为首要症状，鉴别诊断主要考虑急性心肌梗死和急性肺栓塞。此外，因可产生多系统血管的压迫，导致组织缺血或夹层破入某些器官，引发多种症状。因而需要详细地询问病史和查体，并注意与各系统类似表现的疾病进行鉴别。

八、治　　疗

1. 内科即刻处理

（1）绝对卧床休息，给予冬眠合剂及吗啡镇静、镇痛。

（2）迅速降压：静脉泵入或静滴硝普钠，迅速将收缩压降至 100~120mmHg（13.3~16kPa）。

（3）尽早降低左室压变化速率（±dp/dt）和心率：单纯静脉使用扩张血管类降压药并不能显著降低 ±dp/dt，所以尽管血压下降，但左室射血对主动脉壁的冲击并未减轻，因此需尽早静脉使用 β 受体阻滞剂（比如艾司洛尔泵入）以迅速降低 ±dp/dt、控制心率至 60bpm 或以下。

（4）严密监测四肢血压、心率、心律及出入量平衡，有心衰或低血压者需监测中心静脉压、肺毛细血管楔压和心排血量。

2. 介入治疗　降主动脉夹层病变血管直径≥5cm 或有血管并发症者应介入治疗植入支架（动脉腔内隔绝术）。在主动脉内植入带膜支架，压闭撕裂口，扩大真腔。

3. 外科急诊手术

（1）升主动脉夹层波及主动脉瓣，心包内积血过多致心脏压塞者。首选外科手术，术式采取修补撕裂口，排空假腔或人工血管置换术。

（2）外科手术包括人工血管置换术和腔内隔绝术。

2014ESC 主动脉疾病诊断治疗指南推荐如下

（1）Stanford A 型夹层首选急诊手术治疗。

（2）Stanford A 型夹层伴有器官低灌注，推荐采用外科与介入杂交手术方案。

（3）简单 Stanford B 型夹层，优先考虑药物治疗，可考虑主动脉腔内修复术。

（4）复杂 Stanford B 型夹层，推荐主动脉腔内修复术，外科手术可考虑。

主动脉夹层诊治流程图，见图5-9。

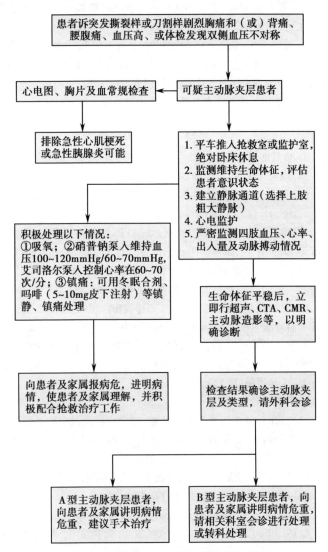

图5-9　急性主动脉夹层诊治处置流程图

阜外经验总结：根据病情应迅速确诊并明确分型和下一步治疗策略，尽早静脉用药镇静、镇痛，严格控制血压和心率，尤为重要的是不仅要应用静脉降压药，更重要的是静脉应用 β 受体阻滞剂降低 ±dp/dt，以减少心室射血对主动脉壁的冲击，同时积极联系外科会诊，确定下一步诊疗方案。要深刻认识时间就是生命！

（钱海燕　田德丽）

第4节　急性肺血栓栓塞症

一、提高诊断意识

肺血栓栓塞症（pulmonary thromboembolism，PTE，以下简称肺栓塞）是指来自静脉系统或右心的血栓阻塞肺动脉或其分支所致疾病，以肺循环和呼吸功能障碍为其主要临床和病理生理学特征。发生肺出血或坏死者称肺梗死。引起 PTE 的血栓主要来源于下肢深静脉血栓形成（deep venous thrombosis，DVT），深静脉血栓形成和肺血栓栓塞症是静脉血栓栓塞症（venous thromboembolism，VTE）的两个不同阶段。

急性肺血栓栓塞症（简称急性肺栓塞）是临床常见疾病，也是急诊科常见的危重症，其致死率颇高，早期诊断，及时治疗，将明显改善预后。急诊首诊医师应该提高急性肺栓塞的诊断意识，加强鉴别诊断，特别是与急性冠脉综合征、主动脉夹层等疾病的鉴别。

二、识别临床表现

1. 症状　主要表现为突发劳力性呼吸困难，其他表现为胸痛、咯血、晕厥和心悸等，急性肺栓塞胸痛常随深呼吸加重。

2. 体征　急性肺栓塞的体征不多，主要表现为呼吸急促，心率增加，发绀等，少数患者可以发现气管向患侧移位、肺野可闻及哮鸣音和干湿啰音、胸膜摩擦音等。

3. 问诊和检查下肢静脉疾病将有助于急性肺栓塞诊断　下肢深静脉血栓形成患者可出现下肢肿胀、压痛、僵硬、色素沉着和浅静脉曲张等相应体征。

三、尽快完善必要的相关检查

1. 血浆 D- 二聚体 应作为疑诊患者的首选化验检查，D- 二聚体异常升高具有重要的提示诊断意义。

2. 部分患者出现白细胞数增多、血沉增快、心肌酶学升高，B型利尿肽升高等

3. 动脉血气 肺血管床堵塞 15%~20% 即可出现低氧血症（$PaO_2 < 80mmHg$），大部分患者还并存低碳酸血症和肺泡 - 动脉血氧差 $[P_{(A-a)}O_2]$ 增大。动脉血氧分压正常者不能除外急性肺栓塞。

4. 心电图 多数急性肺栓塞的心电图呈现特征性改变，但这些心电图改变往往容易误诊为急性冠脉综合征。心电图特征主要表现为窦性心动过速、$S_1Q_{III}T_{III}$ 型、$V_{1-4}T$ 波倒置、QRS 电轴右偏、$S_1S_{II}S_{III}$ 征、顺钟向转位、完全性或不完全性右束支传导阻滞等。

5. 胸部 X 线平片 少数急性肺栓塞能从胸片上发现有意义的征象，主要包括区域性肺血管纹理稀疏、部分或一侧肺野透过度增强、楔形阴影、患侧膈肌抬高和胸腔积液等。正常的 X 线胸片不能除外急性肺栓塞。

6. 超声心动图 超声心动图能间接或直接提示肺栓塞存在征象。间接征象：右心室扩张，肺动脉内径增加，左心室内径变小，室间隔左移、运动异常（与左心室后壁运动不同步）以及肺动脉压增高等。直接征象：肺动脉主干及左右肺动脉近端发现栓子。

7. CT 肺动脉造影（computed tomographic pulmonary angiography，CTPA）是急性肺栓塞的首选确诊检查手段。直接征象：半月形或环形充盈缺损，完全梗阻，轨道征等。间接征象：主肺动脉及左右肺动脉扩张，血管断面细小、缺支、马赛克征、肺梗死灶、胸膜改变等。

8. 放射性核素肺通气/灌注显像 典型征象是与通气显像不匹配的呈肺段分布灌注缺损。任何引起肺血流受损的情况均可呈现肺灌注缺损，因此需要警惕假阳性。

9. 深静脉检查 肺栓塞的栓子大多数来自下肢深静脉，因此深静脉血栓的发现虽不能直接诊断肺栓塞，但却能给予很大的提示。

四、诊断流程与危险分层

1. 根据疑诊急性肺栓塞患者的病情严重程度，按以下流程完成确诊，见图 5-10、图 5-11。

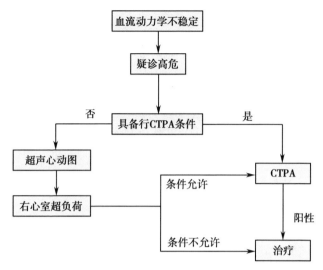

图 5-10　可疑高危急性肺栓塞诊断流程
（2018 年肺血栓栓塞症诊治与预防指南）

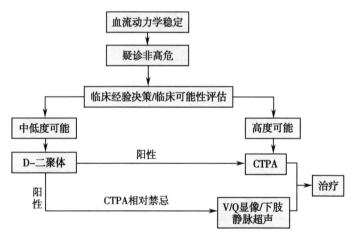

图 5-11　可疑非高危急性肺栓塞诊断流程
（2018 年肺血栓栓塞症诊治与预防指南）

2. 一旦确诊急性肺栓塞，立即进行危险分层

（1）根据是否合并血流动力学障碍（体循环收缩压 <90mmHg，或较基础血压下降≥40mmHg，持续 >15 分钟，且除外新发生的心律失常、低血容量及脓毒症）区分高危和非高危肺栓塞，其中合并血

流动力学障碍为高危肺栓塞,未合并血流动力学障碍者为非高危肺栓塞。

(2)对于非高危肺栓塞,根据肺栓塞严重指数(PESI)或 sPESI 将肺栓塞患者区分为中危和低危。

(3)对于中危肺栓塞,根据是否合并右心功能不全(基于超声心动图或 CTPA 评估)以及血浆生物标志物(肌钙蛋白、利钠肽或 N 末端 - 利钠肽前体)水平进一步区分为中高危和中低危。

五、治 疗 流 程

1. 治疗原则 急性肺栓塞一旦确诊,尽快根据危险分层制定治疗方案,见图 5-12。

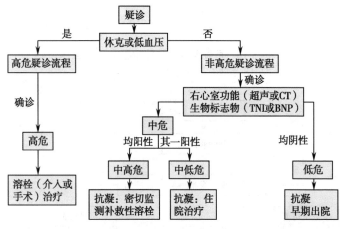

图 5-12 急性肺栓塞诊治流程

2. 支持治疗 对于高度疑诊或确诊的急性肺栓塞患者,应进行严密监护,监测呼吸、心率、血压、心电图及动脉血气的变化。嘱患者保持大便通畅,避免用力;对于有焦虑和惊恐症状的患者应予安慰并可适当使用镇静剂;胸痛者可予止痛剂;对于发热、咳嗽等症状可给予相应的对症治疗以尽量降低耗氧量;对于血压明显升高患者,应尽快控制血压。

出现休克或低血压的患者,必须进行血流动力学及呼吸支持治疗。对有低氧血症的患者,采用经鼻导管或面罩吸氧通常可以逆转低氧血症。当合并严重的呼吸衰竭时,可使用经鼻 / 面罩无创性机械通气或经气管插管行机械通气。当需要机械通气时,应注意避免其血流动力学方面的不利影响,应该采用低潮气量(约 6ml/kg)使得吸气末平台压低于 30cmH$_2$O。应避免做气管切开,以免在抗凝或溶栓过程中局部大出血。

3. 溶栓治疗

(1)对于高危急性肺栓塞,首选溶栓治疗。对于大多数急性非高危肺栓塞患者,不推荐溶栓治疗。

1)溶栓治疗时间窗:溶栓治疗时间窗通常在急性肺栓塞发病或复发后 2 周以内,溶栓治疗开始越早,疗效越好,每延迟 1 天,疗效下降 0.8%。少部分患者发病 3~4 周,病情重,如发现血栓新鲜也可溶栓。但应认真权衡出血风险和获益。

2)溶栓治疗方案:中华医学会呼吸病学分会推荐的急性肺栓塞溶栓治疗方案:

A. 链激酶负荷量 250 000IU/30min,继以 100 000IU/h,持续静脉滴注 24 小时;链激酶具有抗原性,故用药前需肌注苯海拉明或地塞米松,以防止过敏反应。

B. 尿激酶负荷量 4400IU/kg 静脉注射 10 分钟,继以 2200IU/(kg·h),持续静脉滴注 12 小时;另可考虑 2 小时溶栓方案:尿激酶 20 000U/kg,持续静脉滴注 2 小时。

C. 重组组织型纤溶酶原激活剂(rt-PA)50mg,持续静脉滴注 2 小时。

3)溶栓治疗禁忌证

绝对禁忌证:①近期(6 个月内)活动性胃肠道大出血;②两个月内的脑血管意外、颅内或脊柱创伤或外科手术;③结构性颅内病变(动脉瘤、血管畸形、肿瘤)。

相对禁忌证:①未控制的高血压(收缩压≥180mmHg,舒张压≥110mmHg);②合并严重肾病和肝病者;③近期(10 天内)外科大手术、不能被压迫血管的穿刺、器官活检或分娩;④近期大小创伤、包括心肺复苏;⑤感染性心内膜炎;⑥妊娠;⑦出血性视网膜病;⑧心包炎;⑨动脉瘤;⑩左房血栓;⑪潜在的出血性疾病。

4)溶栓治疗并发症:最重要的并发症是出血,发生率约为 5%~7%,致死性出血约为 1%。其他不良反应还可能有发热、过敏反应、低血压、恶心、呕吐、肌痛、头痛等。过敏反应多见于使用链激酶患者。

(2)某些初始不合并低血压的中危(尤其是中高危)急性肺栓塞患者,需密切监测是否出现临床恶化,如果抗凝治疗过程中出现了进行性低血压或症状加重并出现明显的心肺功能不全,同时出血风险低，可考虑溶栓治疗。

4. 介入或外科手术治疗 高危急性肺栓塞患者，如有肺动脉主干或主要分支血栓，并存在高出血风险或溶栓治疗禁忌；经溶栓或积极的内科治疗无效；或在溶栓起效前（在数小时内）很可能会发生致死性休克，如果具备相应的专业技术人员和经验，可采用经皮导管肺动脉内碎栓或外科取栓术。

5. 初始抗凝治疗

（1）抗凝治疗是急性肺栓塞的基础治疗，一旦临床疑诊急性肺栓塞，即应该开始规范的抗凝治疗。

（2）对于高危急性肺栓塞患者，如果存在出血风险或暂无条件进行溶栓，或中高危急性肺栓塞患者，初始抗凝治疗推荐首选静脉应用普通肝素。

（3）对于中低危或低危急性肺栓塞患者，初始抗凝治疗首选低分子量肝素（LMWH）或者磺达肝癸钠。新型口服抗凝药物（NOACs）可作为低危和部分中危肺栓塞的初始抗凝治疗替代选择方案。

6. 长期抗凝治疗

（1）胃肠外抗凝（普通肝素、LMWH 或磺达肝癸钠）治疗后应根据临床情况及时转换为口服抗凝药物，以利于长期抗凝治疗的管理。在胃肠外抗凝的同时，推荐重叠口服华法林，初始剂量可为 3.0~5.0mg，大于 75 岁和出血的高危患者应从 2.5mg 起始，直至 INR 目标值达 2.5 左右（2~3 之间），推荐至少 3 个月抗凝治疗。

（2）NOACs 如利伐沙班、达比加群酯、阿哌沙班等也可以用于急性肺栓塞抗凝治疗。

1）达比加群酯：急性肺栓塞需要在胃肠外（肝素）抗凝 5~10 天后才能予以应用达比加群酯，通常剂量为 150mg，每日 2 次，但对于 ≥80 岁、中度肾功能不全（CrCl 30~49ml/min）或合并使用具有相互作用药物的患者，剂量可减少至 110mg，每日 2 次。

2）利伐沙班：急性肺栓塞无需胃肠外（肝素）抗凝，可以直接采用利伐沙班 15mg，每日 2 次，持续 3 周，然后 20mg，每日 1 次。 对于合并高龄、低体重、肾功能不全的患者，利伐沙班维持剂量可以由 20mg，每日 1 次降低至 15mg，每日 1 次。

3）阿哌沙班：急性肺栓塞无需胃肠外（肝素）抗凝，可以直接采用阿哌沙班 10mg，每日 2 次，持续 1 周，然后 5mg，每日 2 次。对于合并高龄、低体重、肾功能不全的患者，阿哌沙班维持剂量可以由 5mg，每日 2 次降低至 2.5mg，每日 2 次。

7. 抗凝疗程

（1）急性肺栓塞患者推荐给予抗凝药物治疗至少3个月。对于有可逆性危险因素导致的急性肺栓塞患者，3个月后根据D-二聚体水平和临床情况评估是否需要继续抗凝治疗。

（2）对于无明确血栓危险因素的肺栓塞患者，3个月后继续寻找血栓形成的危险因素，如果仍无确切危险因素，同时出血风险较低，建议延长抗凝治疗时间，甚至终生抗凝；如出血风险高，建议至少3个月抗凝治疗，并动态评估血栓复发和出血的风险来决定是否继续抗凝治疗。

（熊长明）

第5节　重症心肌炎

一、概　念

心肌炎是各种感染性和非感染性因素引起的心肌炎性疾病，导致心脏结构变化、功能受损与心律失常。病因包括感染、自身免疫疾病和毒素／药物毒性3类，其中感染是最主要的致病原因，病原体以病毒最常见，病毒性心肌炎发病主要与病毒感染和感染后介导的免疫反应有关。

重症心肌炎是心肌炎最为严重和特殊的类型，主要特点是起病急骤，病情进展迅速，心肌代偿机制来不及建立，患者很快出现血流动力学异常（泵衰竭和循环衰竭）以及严重心律失常，并可伴有呼吸衰竭和肝肾功能衰竭，病因通常由病毒感染引起，在组织学和病理学上与普通病毒性心肌炎比较并没有差别。除了因为病毒对心肌的直接损伤严重外，异常的免疫系统激活、过度的巨噬细胞激活和在组织器官中聚集所致的间接损伤，是导致重症心肌炎患者病情急剧恶化的重要病理生理机制。病毒侵蚀、细胞因子释放、免疫反应还可导致全身多器官损伤，因此严格意义上是一个以心肌受累为主要表现的全身性疾病。

本病冬春季发病较多；以平时身体健康的青壮年或者儿童多见。重症心肌炎早期病死率虽高，但一旦度过急性危险期，长期预后良好。约50%的急性心肌炎病例在2~4周恢复，约25%的病例发展成持续的心功能障碍，12%~25%的病例会急剧恶化导致死亡或者进展至需要心脏移植的晚期扩张型心肌病。

二、临 床 表 现

1. 症状

（1）病毒感染前驱症状：发热、乏力、鼻塞、流涕、咽痛、咳嗽、腹泻等为首发症状，症状的个体差异较大，许多患者早期仅有低热、明显乏力、不思饮食或伴有轻度腹泻，是诊断心肌炎的重要线索。

（2）心肌受损表现：前驱症状后的数日至1~3周，出现气短、呼吸困难、胸闷或胸痛、心悸、头昏、极度乏力、食欲明显下降等症状，为患者就诊的主要原因。欧洲一项研究显示72％患者发生呼吸困难，32％患者发生胸痛，18％患者出现心律失常。国内研究显示，约90％的重症心肌炎患者因呼吸困难就诊，10％的患者因晕厥或心肺复苏后就诊或转诊。

（3）血流动力学障碍：为重症心肌炎的重要特点，心脏泵功能下降的程度决定了患者的病情与预后。患者迅速发生急性左心衰竭或心源性休克，如严重的呼吸困难、端坐呼吸、咯粉红色泡沫痰、焦虑不安、大汗、少尿或无尿以及皮肤湿冷、苍白、发绀、皮肤花斑样改变、意识障碍等。少数发生晕厥或猝死。

（4）其他器官受累表现：重症心肌炎可引起多器官功能损害或衰竭，导致患者全身情况急剧恶化。包括肝功能异常（天门冬氨酸氨基转移酶升高可达1万~2万U/L、严重时出现胆/酶分离）、肾功能损伤（血肌酐升高、少尿甚至无尿）、凝血功能异常（出血、弥散性血管内凝血）以及呼吸系统受累等（肺部感染、低氧血症及呼吸窘迫综合征）。

2. 体征

（1）生命体征：血压、呼吸、心率等指标异常提示血流动力学不稳定，是重症心肌炎最为显著的表现，也是病情严重程度的指征。①血压：重症心肌炎患者因严重的心功能不全及全身毒性反应引起血管活性异常导致低血压，严重时血压测不出。②呼吸：呼吸急促（频率>30次/分）或呼吸抑制（严重时频率<10次/分，血氧饱和度<90％，甚至降至40％~50％。③心率：窦性心动过速是重症心肌炎患者最为显著的特点，通常>100次/分，可达160次/分，可伴有各种心律失常。

（2）心脏相关体征：心界通常不大。因心肌受累心肌收缩力减弱导致心尖搏动减弱或消失，听诊心音明显低钝，常可闻及第三心音及第三心音奔马律。

（3）其他表现：休克时可出现全身湿冷、末梢循环差及皮肤花斑样表现等。灌注减低时可出现烦躁、意识障碍甚至昏迷。肝脏损害时可出现黄疸。凝血功能异常和微循环障碍可见皮肤瘀斑瘀点等。

三、诊 断 检 查

1. 心脏标志物　肌钙蛋白最为敏感和特异，心肌酶谱改变与心肌梗死差别在于其无明显酶峰动态演变，提示病变为渐进性改变，持续性增高说明心肌持续进行性损伤和加重，提示预后不良。B 型利钠肽（BNP）或 N 末端 B 型利钠肽前体（NT-proBNP）水平通常显著升高，提示心功能受损严重，是诊断心功能不全及其严重性、判断病情发展及转归的重要指标。

2. 心电图　对本病诊断敏感度较高，但特异度低，心电图变化可非常迅速，应持续心电监护，比较其变化。窦性心动过速、频发房性期前收缩或室性期前收缩也很常见，监测时可发现短阵室性心动过速；由于传导系统损伤可出现心动过缓、窦性停搏和传导阻滞；出现束支阻滞或房室传导阻滞提示预后不良，QRS 波增宽是患者存活的独立阴性预测因子；肢体导联特别是胸前导联低电压提示心肌受损广泛且严重；ST-T 改变常见，部分患者心电图甚至可表现类似急性心肌梗死图形，ST-T 段广泛性弓背向下型抬高而没有镜面改变。心室颤动较为少见，为猝死和晕厥的原因。

3. 胸部 X 线和 CT　大部分患者心影不大或稍增大。因左心功能不全而有肺瘀血或肺水肿征象，如肺门血管影增强、上肺血管影增多、肺野模糊等。急性肺泡性肺水肿时肺门呈蝴蝶状，肺野可见大片融合的阴影。

4. 超声心动图　对于重症心肌炎的诊断与随访意义重大。可见以下变化：①弥漫性室壁运动减低：表现为蠕动样搏动，为心肌严重弥漫性炎症导致心肌收缩力显著下降所致，在早期易变化和加重；②心脏收缩功能异常：左心室射血分数显著降低，甚至低至10%；③心腔大小变化：多数患者心腔大小正常，仅少数患者心腔稍扩大；④室间隔或心室壁可稍增厚，系心肌炎性水肿所致。

5. 有创血流动力学监测　推荐常规进行有创动脉压检测，作为判断病情及治疗反应的标志。血流动力学经初步治疗未能改善者，推荐放漂浮导管监测右心房、右心室、肺动脉以及肺毛细血管楔压，或行脉搏指数连续心搏量（PICCO）监测。

6. 心脏磁共振成像（CMR）　CMR 能够对心脏结构进行扫描，判定心脏功能，还能够直接观察心肌组织的病理改变，提供包括心肌水肿、充血、坏死及纤维化等多种病理图像证据，有助于心肌炎的诊断，CMR 对心肌炎的诊断标准参照 Lake Louise 标准。对于肌钙蛋白阳性的非冠心病患者，CMR 与 EMB 有良好的相关性。

7. 经皮心内膜心肌活检（EMB）　EMB 应该在疾病进展的早期进行并多点取样，两种情况 EMB 作为一类推荐：① 2 周内新出现不能解释的急性心功能不全，血流动力学稳定。②新出现的心力衰竭症状持续 2 周到 3 个月，合并左室扩大、室性心律失常、高度房室传导阻滞。活检组织建议同时进行病理、免疫组化和病毒 PCR 检测，以帮助确诊心肌炎，并提示心肌炎的潜在病因和炎症类型，帮助确定患者是否适合进行免疫抑制、抗病毒治疗，并判断预后。

2013 年 ESC 心肌心包疾病工作组推荐将心肌炎进一步分成亚类：①病毒性心肌炎：具有心肌炎的组织学证据以及病毒 PCR 阳性。②自身免疫性心肌炎：组织学证实心肌炎，但病毒 PCR 阴性。③病毒和免疫性心肌炎：组织学证实心肌炎，病毒 PCR 阳性且检测到心脏自身抗体。

8. 实验室检查　重症心肌炎是以心肌受累为主要表现的全身性疾病。应严密监测各项炎性指标，动脉血气分析，肝、肾功能，出凝血指标等以指导或调整治疗药物。治疗中出现严重肝功能不良，特别是总胆红素和直接胆红素升高时，往往提示多器官功能的持续恶化，预后不良。

四、治　疗　流　程

疑诊急性心肌炎的患者，应给予严密观察，限制运动，必要时早期应用抗病毒治疗。当出现生命体征及临床指标恶化时，应立即转入心脏重症监护室进行血流动力学监测，并尽早进行 EMB，不要延迟。

1. 根据病情使用相应药物治疗　重症心肌炎作为心肌炎中发病迅速、病情危重的特殊类型，其血流动力学不稳定，药物难以维持而且效果不佳，相比于其他危重病，及早机械辅助循环支持治疗，将 IABP、ECMO 和 CCRT 等应用到位，是帮助患者度过急性损伤期的重要手段，对心脏泵功能和循环的机械支持是影响患者转归的决定因素，治疗中强调实施"以生命支持为依托的综合救治方案"。

2. 诊治流程图 见图5-13。

IABP可降低心脏收缩时的后负荷,减少心脏做功,增加每搏输出量,增加前向血流,增加体循环灌注。在使用IABP仍然不能纠正或不足以改善循环时应立即启用ECMO,或ECMO与IABP结合使用,可让心脏得到更充分的休息,为其功能恢复赢得时间。

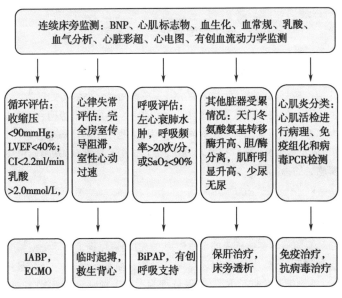

图5-13 心肌炎诊治流程

3. 呼吸机辅助通气 是重症心肌炎合并左心功能衰竭时重要治疗手段之一,建议尽早使用。当患者有呼吸急促、呼吸费力时,即使血氧饱和度正常亦应给予呼吸支持,以减轻患者劳力负荷和心脏做功。

4. 血液净化治疗 血液净化治疗早期应用可以稳定重症心肌炎患者的血流动力学并减轻继发免疫损伤,改善预后,当合并肾功能损伤、左心衰时,更应早期积极使用,即使伴有循环衰竭和休克也不是此项治疗的禁忌证。为了清除毒性物质,血液净化治疗需要持续进行,每天至少8~12小时或更长,由于患者心脏功能极其脆弱,起始时引血和终止时回血过程必须缓慢,以免诱发或加重循环和心功能衰竭。

5. 恶性心律失常的识别与治疗 窦性心动过缓、QRS 波增宽、超声心动图显示左心室功能恶化、心肌肌钙蛋白水平持续升高或波动，持续低灌注或出现非持续性室性心动过速预示恶性心律失常的发生。其处理原则应遵循现有的心律失常指南，同时亦应在充分考虑患者的心脏泵功能和血压状况下选择合适的药物或处理策略，不宜使用 β 受体阻滞剂等负性肌力、负性频率抗心律失常药物；胺碘酮静脉泵入为首选，但不宜快速静脉推注。

五、亚专业进一步治疗

1. 抗病毒治疗 目前对抗病毒治疗的看法较为中立，由于病毒侵犯、复制及其引发的心肌直接损伤均发生于疾病早期，故抗病毒治疗应早期实施才可能有效，因为很难知道感染病毒的种类，可考虑联合使用两类抗病毒药物。奥司他韦、帕拉米韦等药物，对 A 型和 B 型流感病毒有作用。阿昔洛韦可考虑用于疱疹病毒感染，对 EB 病毒等 DNA 病毒有效。另外，可以试用干扰素，特别是肠道病毒感染的患者。

2. 免疫调节治疗

（1）大剂量静脉丙种球蛋白：按照 IMAC 研究，建议 1g/（kg·d）静脉注射使用 2 天，此后每天 10~20g，持续应用 5~7 天。免疫球蛋白具有抗病毒和抗感染的双重作用，一方面通过提供被动免疫帮助机体清除病毒，另一方面通过调节抗原提呈细胞及辅助 T 细胞功能，抑制细胞免疫过度活化，降低细胞毒性 T 细胞对心肌细胞的攻击，并减少细胞因子产生，从而减轻心肌细胞损伤。

（2）免疫抑制治疗：主要用于 EMB 检查病毒 PCR 阴性的急性自身免疫性心肌炎，使用激素，激素＋咪唑硫嘌呤，激素＋咪唑硫嘌呤＋环孢素 A 等方案。糖皮质激素具有抑制免疫反应、抗感染、抗休克、抗多器官损伤等作用，消除变态反应，抑制炎症水肿，减轻毒素和炎症因子对心肌的不良影响，甲泼尼龙建议开始 5~10mg/（kg·d）静脉滴注，连续 3~5 天后减量。

阜外经验总结：对于重症心肌炎患者早期识别是关键；一旦血流动力学不稳定，应及早启动机械辅助循环支持，包括 ECMO 和（或）IABP，有助于患者度过危险期；早期足量短程使用激素冲击有助于迅速稳定病情。

（钱海燕　唐　炯）

第6节　心　肌　病

心肌病是一组由不同病因形成的心肌疾病，常伴机械和（或）电活动障碍，表现为心室肥厚或扩张，常导致心血管死亡或进行性心力衰竭而致残。有多种病因，常见遗传性。心肌病可以局限在心脏，也可为全身系统疾病的一部分。

关于心肌病的分类，1995年世界卫生组织（WHO）/国际心脏病学联合会（ISFC）将心肌病分为原发性和继发性两类。原发性心肌病包括：扩张型心肌病、肥厚型心肌病、限制型心肌病、致心律失常性右室心肌病、未分类心肌病。由于心脏超声等影像技术的进步，分子生物学、分子遗传学理论和知识的应用，多中心、大规模临床"循证医学"证据的获得，心肌病的基础理论和临床实践已超越了1995年WHO/ISFC的文件范围。2006年美国心脏协会（AHA）提出当代心肌病分类：原发性心肌病分为：①遗传性：肥厚型心肌病、致心律失常性右室心肌病、左室致密化不全、原发心肌糖原贮积症、心脏传导系统缺陷、线粒体肌病和离子通道病。②混合性：扩张型心肌病、原发限制型心肌病。③获得性：炎症性、应激性（Tako-Tsubo）、围生期、心动过速、酒精性心肌病。继发性心肌病有：浸润性疾病、蓄积性疾病、中毒性疾病、心内膜疾病、炎症性疾病、内分泌疾病、神经肌肉性/神经性疾病、营养缺乏性疾病、自身免疫性疾病、电解质平衡紊乱、癌症治疗并发症。

本章重点讲述扩张型心肌病（DCM）、肥厚型心肌病（HCM）、限制型心肌病（RCM）、致心律失常性右室心肌病（ARVC）的急诊诊断及治疗。

一、扩张型心肌病

（一）概念

扩张型心肌病（dilated cardiomyopathy，DCM）是一类以左心室扩大和收缩功能减低为特点的心肌疾病，是最常见的心肌病类型，可以出现各种心律失常、血栓栓塞并发症，有较高猝死率。其明确诊断后5年生存率约50%。我国数据，DCM年发病率约（1.5~19）/10万人。2006年AHA将DCM根据病因分为特发性、家族遗传性及继发性（表5-9）。

表5-9 扩张型心肌病病因

特发性	
特发性扩张型心肌病	
家族遗传性	
常染色体显性遗传 基因多态性	X染色体遗传
继发性	
感染或免疫损伤(病毒、细菌、真菌、立克次体、寄生虫导致的心肌炎等)	理化因素损伤(乙醇、化疗药物、放疗药物、放疗心肌损害等)
围生期心肌病	肥胖
代谢性/营养性(硒缺乏、肉毒碱缺乏、糖原累积症等)	内分泌异常(糖尿病、甲亢、尿毒症、库欣病、嗜铬细胞瘤等)
自身免疫性疾病(系统性红斑狼疮、川崎病等)	电解质紊乱(低磷血症、低钙血症)

(二)临床表现

DCM多起病隐匿,在出现心力衰竭或心律失常症状时才发现。少数患者因健康检查或直系亲属中发现DCM患者而行超声心动图检查发现。当出现以下症状时应考虑DCM可能。

1. 心力衰竭的表现 早期表现为活动耐量减退,休息后可缓解。病情进展可表现为夜间阵发性呼吸困难、食欲减退、腹胀、恶心、呕吐、下肢水肿。由于劳累、情绪激动、感染、应激导致病情急性加重时可表现为端坐呼吸、呼吸急促、心悸、大汗、咳白色或粉红色泡沫痰。

2. 心律失常的表现 可表现为各种室上性或室性心律失常、传导阻滞,出现心悸、头晕、黑矇、晕厥甚至猝死。

3. 血栓栓塞的表现 DCM可形成左室附壁血栓,合并房颤时可形成左房血栓,血栓脱落后造成体循环栓塞,比如脑栓塞、肠系膜动脉栓塞、肢体动脉栓塞、心梗等。部分重症患者长期卧床,可形成下肢静脉血栓,脱落后造成肺动脉栓塞。

(三)诊断检查

1. 病史询问 要通过详细询问病史,主要针对家族遗传史和其他继发性病因(表5-9),对指导治疗具有重要价值。约1/3~1/2患者找不到明确病因,被称为特发性扩张型心肌病。

2. 体格检查

（1）心脏体征：查体心界向左下扩大，出现心律失常时可听诊心律不齐，心音减弱，出现相对二尖瓣关闭不全时，心尖部可闻及柔和收缩期吹风样杂音。

（2）心力衰竭体征：肺部湿啰音或哮鸣音、心尖部舒张期奔马律，颈静脉充盈、肝颈静脉回流征阳性、肝脏肿大、压痛、下肢水肿。部分患者有胸腔积液、腹腔积液、心包积液相关体征。

（3）合并症相关体征：缺氧时出现口唇发绀，合并高胆红素血症时黄疸，合并栓塞时相关体征。

3. 实验室及影像学检查

（1）常规实验室检查：血常规、尿常规、血生化（电解质、肝肾功能）和心肌损伤标记物（CK、CK-MB、cTnI/cTnT）、BNP/NT-proBNP、动脉血气分析。

（2）选择的实验室检查：根据病因进行的相关筛查，包括甲状腺功能、感染、免疫相关的实验室检查。

（3）心电图：常见左心房和左心室扩大的表现，非特异性 ST-T 改变。合并心肌广泛纤维化时出现病理性 Q 波或胸前导联 R 波递增不良。还可出现各种缓慢或快速心律失常表现，最常见为房颤、左束支传导阻滞或右束支传导阻滞，还可见房性或室性期前收缩、短阵房速或室速；缓慢心律失常可见各种程度的窦房或房室传导阻滞。

（4）胸部 X 线：心影增大，以左心扩大为主或全心增大。可见胸腔积液或肺淤血。

（5）超声心动图：左心室扩大、变薄、室壁运动弥漫减低以及左室射血分数（LVEF）减低（一般 <45%）。左心房扩大和二尖瓣相对关闭不全也较常见。有些患者合并右心房及右心室扩大、左心室附壁血栓或心肌致密化不全。

（6）动态心电图（HOLTER）：可评估患者合并心律失常类型，指导调整抗心律失常相关治疗，预测心原性猝死风险。

4. DCM 的特殊检查

（1）冠状动脉 CT/ 造影：适用于有冠心病危险因素，心电图有病理性 Q 波的患者，用于鉴别缺血性或非缺血性心肌病。

（2）放射性核素检查：对于早期评估 DCM 的 LVEF 十分有益，可提供左右心室射血分数的可靠量化指标。并对鉴别 DCM 及冠心病心肌梗死或缺血有一定帮助。

（3）心脏磁共振成像（CMR）：可用于评估心肌的解剖学、局部及整体功能，检测急性心肌水肿和坏死、心肌纤维化、浸润、铁超负荷，从而帮助诊断DCM病因。

（4）心内膜心肌活检：不建议作为新发DCM患者的常规诊断工具。但在疑诊特殊病因时（包括系统性或浸润性心肌疾病，如结节病、嗜酸粒细胞增多综合征、淀粉样变、血色病、暴发性心肌炎等）建议行心内膜心肌活检。活检致心脏穿孔的风险大约为0.5%，致死亡的风险大约为0.03%，应由临床医师权衡利弊进行。

5. 诊断　DCM的诊断包括两个方面

（1）确定DCM的形态及功能诊断；

（2）病因的进一步鉴别诊断。

DCM的诊断标准：①临床常用左心室舒张期末内径（LVEDD）>55mm（男性）或 >50mm（女性）；② LVEF<45%和（或）左心室缩短速率 <25%。若考虑到身高和体重的影响，可采用LVEDD>2.7cm/m^{2}体表面积为诊断标准。

（四）治疗目标

阻止基础病因介导的心肌损害，有效地控制心力衰竭和心律失常，预防猝死和栓塞，减少住院率，提高患者的生活质量和生存率。

1. 病因治疗　DCM患者采取治疗时的首要任务是确定是否存在能够进行治疗的特殊病因（表5-10）。

表5-10　继发性扩张型心肌病的特殊病因治疗

病因	治疗
酗酒	戒酒
可卡因	戒毒
蒽环类药物	停止使用蒽环类药物
系统性红斑狼疮	类固醇、细胞毒性药物
病毒性心肌炎	泼尼松、免疫抑制剂治疗暴发性病例
川崎病	免疫球蛋白
甲状腺功能异常	治疗甲状腺疾病
尿毒症	透析
心动过速	β受体阻滞剂，导管消融治疗

2. 针对心力衰竭药物治疗　患者如发生急性失代偿心力衰竭或慢性心力衰竭,治疗参照第5章第8节心力衰竭。

在患者的血压和心率能够耐受的前提下,本组疾病治疗要强调心衰的标准药物 ACEI 或 ARB、β 受体阻滞剂、醛固酮受体拮抗剂的应用。ACEI/ARB 及 β 受体阻滞剂可改善 DCM 生存率,β 受体阻滞剂可减少猝死。研究证实,醛固酮受体拮抗剂可降低 DCM 的病死率,推荐 NYHA Ⅲ～Ⅳ级,LVEF 低于 35％的患者应用醛固酮受体拮抗剂。

对于有液体潴留或既往曾有心力衰竭症状的患者,建议采用利尿剂及限盐治疗。

洋地黄药物可改善心力衰竭患者症状,减少其因心力衰竭的住院率。

在心力衰竭标准药物的基础上,增加固定剂量的二硝酸异山梨酯、肼屈嗪对改善心力衰竭患者的临床结果可能有益。

具有负性肌力作用的钙离子拮抗剂(地尔硫䓬、维拉帕米和硝苯地平)对心力衰竭可能有害,但氨氯地平和非洛地平可以应用,但无益于改善心力衰竭生存率。

3. 合并症的治疗

(1)抗心律失常治疗:胺碘酮能抑制室性心律失常,从而改善心室功能。但胺碘酮除了在非缺血性心肌病有降低病死率的趋势以外,并不能降低猝死的发生率或延长心力衰竭患者的寿命。目前主要用于有症状的心律失常患者,尤其是抑制 ICD 植入后的室性心律失常或房颤。

β 受体阻滞剂可降低缺血性或非缺血性心力衰竭患者病死率和住院率,还可降低 30％心原性猝死风险。

植入式心脏转复除颤起搏器(ICD)植入:ICD 可以改善缺血性心肌病心力衰竭患者的生存率,但在非缺血性心肌病患者中,ICD 疗效存在争议。但目前 ACCF/AHA 心力衰竭指南推荐:在 LVEF≤35％,长期接受最佳心力衰竭药物治疗的 NYHA Ⅱ～Ⅲ级、预期寿命超过 1 年的非缺血性 DCM 或缺血性心脏病患者中使用 ICD 作为心原性猝死的一级预防可减少总病死率。

(2)抗凝治疗:抗凝治疗推荐用于合并房颤、卒中或其他血管栓塞事件病史,以及超声心动图发现心内血栓的患者。

4. 非药物治疗　DCM 的器械治疗包括 ICD、心脏再同步化治疗(CRT/CRT-D)植入以及心室辅助装置和(或)心脏移植。具体内容参见第5章第8节心力衰竭中 HF-rEF 非药物治疗流程。

二、肥厚型心肌病

（一）概念

肥厚型心肌病（hypertrophic cardiomyopathy，HCM）是一种原发于心肌的遗传性疾病，心室肥厚是诊断依据（需排除负荷增加、瓣膜疾病或其他外部因素引起的心肌肥厚），尤以室间隔肥厚为著，偶而可呈均匀性肥厚，根据左心室流出道有无梗阻可分为梗阻性和非梗阻性两种。可以合并舒张性和（或）收缩性心力衰竭，晚期可发展为扩张型心肌病改变。HCM 是常染色体显性遗传病，人群患病率约为 1/500，是青年人发生心原性猝死（SCD）的主要原因。HCM 是一种相对良性的疾病，成年人年病死率约为 1%，儿童中略高，约为 2%~3%。

（二）临床表现

临床表现差异很大，可以毫无症状，也可表现为严重的舒张性心力衰竭和 SCD。

最常见的症状是呼吸困难、心力衰竭、胸痛、心悸、头晕，也可出现晕厥。晕厥最常见的原因是心律失常，其次是低血压。晕厥反复发作是发生 SCD 的主要预测因素，一旦发生必须全面评估和治疗。HCM 发生 SCD 的危险因素，见表 5-11。

表 5-11　肥厚型心肌病患者发生心原性猝死的危险因素

明确的危险因素	
心脏骤停发作史（获救的 SCD）	晕厥史
SCD 家族史： 致病突变 修饰基因	持续性室性心动过速和反复发作的非持续性室性心动过速
严重的心脏肥厚（左室后壁厚度或室间隔厚度≥30mm）	
可能的危险因素	
左心室流出道梗阻（流出道峰值压力阶差 >50mmHg）	运动后不正常的血压反应
严重的间质纤维化和心肌细胞排列紊乱	早发临床表现（青年人）
心肌缺血	

（三）诊断检查

1. 病史询问　病史询问需要重点关注患者家族遗传史以及相关症状，对患者进行合理的危险分层，识别 SCD 的高危人群。并建议患者进行遗传筛查。

2. 体格检查　在无压力阶差的无症状患者，或心肌轻度肥厚，或心尖肥厚者可无异常体征。临床常见的异常体征包括：

（1）心浊音界向左扩大。心尖搏动向左下移位，有抬举性搏动。

（2）合并流出道梗阻的体征：胸骨左缘第 3 肋间可闻及收缩中期或晚期喷射性杂音，向心尖而不向心底传导，可伴有收缩期震颤。凡使心肌收缩力增加或减轻心脏负荷时，如给洋地黄类、异丙肾上腺素、血管扩张剂、作 Valsalva 动作、体力劳动后或过早搏动后均可使杂音增强；凡减弱心肌收缩力或增加心脏负荷时，如给血管收缩药、β 受体阻滞剂、下蹲时均可使杂音减弱。约半数患者同时可听到二尖瓣关闭不全的杂音。第二心音可呈反常分裂，是由于左心室射血受阻，主动脉瓣延迟关闭所致。第三心音常见于伴有二尖瓣关闭不全的患者。

3. 实验室及影像学检查

（1）常规实验室检查：血常规、尿常规、血生化（电解质、肝肾功能）和心肌损伤标记物（CK、CK-MB、cTnI/cTnT）、BNP/NT-proBNP。

（2）心电图：15%~25% 的患者心电图完全正常。约 80% 以上患者出现非特异性 ST-T 改变，心尖局限性心肌肥厚者 I、aVL、V4-V6 常有巨大倒置的 T 波。左心室肥厚及左束支传导阻滞也较常见；部分患者有深而窄的异常 Q 波，常涉及 V2~V6 和（或）Ⅱ、Ⅲ、aVF 导联，反映不对称性室间隔肥厚，需与心肌梗死相鉴别；常合并各种类型心律失常，最常见的为室性期前收缩及房颤。

（3）胸部 X 线：心脏大小正常或增大，心脏以左心室肥厚为主，主动脉不增宽，肺动脉段多无明显突出，肺淤血大多较轻。

（4）超声心动图

1）典型肥厚型梗阻性心肌病：①室间隔呈不对称性肥厚，室间隔厚度与左室后壁厚度之比 >（1.3~1.5）：1，室间隔厚度至少 >15mm；②二尖瓣前叶在收缩期前移，CD 段呈"驼峰"样改变；③左心室腔缩小，流出道狭窄；④左心室舒张功能障碍，包括顺应性减低，快速充盈时间延长，等容舒张时间延长。超声多普勒法可以了解梗阻部位流速及压力差。

2）肥厚型非梗阻性心肌病：室间隔明显增厚，也可有前侧游离壁增厚。

3)心尖肥厚型心肌病:约占肥厚型心肌病的25%,左心室舒张末呈"黑桃"样改变,心尖部肥厚>15mm。

(5)HOLTER:合并心悸、头晕、黑矇及晕厥的患者应进行HOLTER检查,以发现HCM合并的心律失常类型,进行危险分层。

(6)HCM的特殊检查

1)运动负荷试验:适用于怀疑有隐匿梗阻的HCM患者。

2)CMR:常用于超声心动图检查难以确诊的患者,尤其适用于有心尖肥厚者。可明确显示流出道梗阻和收缩期二尖瓣前向运动。可评估心肌纤维化程度,对预后有指导价值。

3)冠状动脉+左室造影:当合并冠心病,或需安装起搏器或经皮室间隔消融及外科手术治疗时,需要行心导管检查。当有流出道压力阶差存在时,左心室造影显示心室肥厚,二尖瓣反流,左心室腔常较小,乳头肌增粗肥大。心尖肥厚型心肌病左室造影呈"黑桃尖"。

4)心内膜心肌活检:当HCM需与代谢性或浸润性心肌病相鉴别时,可行心内膜心肌活检检查。

4. 诊断　诊断HCM应包括:临床诊断,基因表型和基因筛选,猝死高危因素评估等方面。

1)临床诊断HCM主要标准:①超声心动图左心室壁或(和)室间隔厚度超过15mm。②组织多普勒、CMR发现心尖、近心尖室间隔部位肥厚,心肌致密或间质排列紊乱。

2)次要标准:①35岁以内患者,12导联心电图 I、aVL、V4-6导联ST段下移,深大对称性倒置T波。②二维超声室间隔和左室壁厚11~14mm。③基因筛查发现已知基因突变,或新的突变位点与HCM连锁。

3)排除标准:①系统疾病,高血压、风心病二尖瓣病变、先天性心脏病(房间隔缺损、室间隔缺损)以及代谢性疾病伴发心肌肥厚。②运动员心肌肥厚。

4)临床确诊HCM标准:①1条主要标准+排除标准;②1项主要标准+次要标准第三条;③次要标准第二条+第三条;④次要标准第一条+第三条。

(四)治疗

1. 治疗目标　HCM的治疗应以缓解症状,预防并发症和减少死亡为主要目标。

2. 一般治疗　避免劳累、激动、突然用力，避免使用正性肌力及血管扩张的药物，如洋地黄类、β受体兴奋药（如异丙肾上腺素）、硝酸甘油等使左心室流出道梗阻加重。

3. 药物治疗　目前针对HCM的药物治疗基本属于经验治疗。

（1）β受体阻滞剂：是有症状的患者的药物治疗基石。可使心肌收缩力减弱，减轻流出道梗阻，减少心肌氧耗，改善心肌顺应性，且能减慢心率，增加心搏出量。可选用美托洛尔、比索洛尔。

（2）钙拮抗剂（CCB）：主要指非二氢吡啶类CCB，可作为β受体阻滞剂治疗无效患者的替代或补充治疗。CCB对改善症状常有效，既可减轻左室流出道压差，又能改善舒张期充盈及局部心肌血流。其中维拉帕米最为常用。用法每日120~480mg，分3~4次口服。地尔硫草可改善舒张功能和减轻缺血，用量为30~60mg，每日3次。对血压过低、窦房结功能或房室传导功能障碍者慎用。β受体阻滞剂和CCB联合应用可产生协同作用，以减少副作用而提高疗效。

（3）抗心律失常药：胺碘酮主要用于治疗快速室性心律失常与心房颤动。房颤对HCM血流动力学影响较大，新发者可考虑电复律，并应用药物（首选胺碘酮）维持窦律。HCM合并房颤药物治疗反应不佳的可考虑经导管消融治疗。

（4）其他药物：丙吡胺100~150mg，每日4次，可减轻左室流出道梗阻，缓解症状，但不能改善总体生存率和减少SCD风险。谨慎使用利尿剂有助于减轻肺充血症状，特别是与β受体阻滞剂或CCB合用时。HCM伴房颤患者易发生血栓及脱落，若无禁忌证应给予抗凝治疗。HCM患者二尖瓣最易发生感染性心内膜炎，此类患者在手术前应积极给予预防性应用抗生素。

4. 非药物治疗

（1）双腔起搏器：可能有助于治疗某些有流出道压力阶差和严重症状患者，尤其是老年人，远期效果目前尚不明了。

（2）ICD：ICD是惟一预防HCM患者发生SCD的有效措施。在高危患者，尤其是有持续性、单形性室性心动过速的大多数患者，或有猝死危险者应植入ICD。

（3）外科手术：外科室间隔肌切除术即morrow手术，其目的是减轻流出道压力阶差。当静息状态时，压力阶差>50mmHg，对药物治疗反应欠佳，且有明显症状者最适宜此项治疗。手术病死率在1%~5%。对有严重二尖瓣反流者，可考虑行二尖瓣成形或置换术。外科手术的长期益处在于减轻流出道阻力的压差及改善症状。

（4）乙醇室间隔化学消融术（PTSMA）：通过心导管将乙醇选择性注入间隔支动脉，诱发室间隔凝固性坏死，使室间隔变薄，从而减轻流出道压力阶差和二尖瓣反流。在有经验的心脏中心，手术病死率为0~4%。主要并发症是有的患者术后出现明显的传导障碍需要植入永久起搏器。少数患者可能出现晚发室性心律失常，需要安装 ICD。

三、限制型心肌病

（一）概念

限制型心肌病（restrictive cardiomyopathy，RCM）的定义是心室充盈限制，双心室舒张期内径减小伴收缩功能正常或接近正常。是一组病因复杂，以限制性血流动力学表现为特征的疾病，如心内膜弹力纤维增生症、浸润性心肌病（心肌淀粉样变最常见）、类癌综合征、线粒体心肌病等。根据病因，RCM 可分为心肌疾病和心内膜疾病两大类（表 5-12）。本病较 DCM 和 HCM 明显少见，约占全部心肌病的 4.5%，男：女 =（2~3）∶1。

表 5-12 限制型心肌病分类

心肌疾病	心内膜心肌病
非浸润型心肌病	闭塞性心肌病
特发性	心内膜心肌纤维化
家族性	嗜酸细胞增多症
弹性（纤维）假黄瘤	
浸润型心肌病	非闭塞性心肌病
淀粉样变	类癌
肉瘤样变	恶性浸润
Gaucher 病（戈谢病）	医源性（射线、药物）
贮积性疾病	
血色素沉着病	
Fabry 病	
糖原贮积症	

（二）急重症患者的临床表现

主要由于心室充盈受限，表现为低心排血量综合征，右心循环负荷增加、颈静脉怒张、肝脏肿大、胸腔和（或）腹腔积液、下肢水肿、低血压等。

（三）诊断检查

1. 病史询问　病史询问应该包括两个方面内容：① 心力衰竭程度；②有无全身系统性疾病的诊断线索。

2. 体格检查　血压偏低，脉压小，颈静脉怒张，胸腔积液体征，心脏浊音界增大，心律失常，可闻及第三、第四心音。肝脏肿大，腹水及下肢水肿体征。当合并二尖瓣、三尖瓣相对关闭不全时，可以听到瓣膜反流杂音。

3. 实验室及影像学检查

（1）常规实验室检查：血常规、尿常规、血生化（电解质、肝肾功能）和心肌损伤标记物（CK、CK-MB、cTnI/cTnT）、BNP/NT-proBNP；

（2）可选择的实验室检查：根据患者系统性疾病相关症状，行自身免疫抗体检查，血、尿 M 蛋白，血轻链等检查。

（3）心电图：P 波常高、宽并有切迹，QRS 波群低电压，ST 段压低，T 波低平或倒置、少数可见异常 Q 波。可出现各类心律失常，以房颤、右束支传导阻滞等为多见，约 50% 的患者可发生心房纤颤。

（4）胸部 X 线：心脏扩大，右心房或左心房扩大明显，伴有心包积液时心影明显增大。常合并胸腔积液，左心受累时可见肺淤血。

（5）超声心动图：双房增大，双室缩小；心内膜（或室壁）增厚、回声增强，室壁活动僵硬；限制型舒张功能障碍：E 峰高尖，E/A>2.0。多普勒超声典型表现为舒张期快速充盈突然终止，可测到二尖瓣、三尖瓣反流。如超声发现心内膜下心肌存在颗粒样闪光点回声，称为"闪耀征"，是心肌淀粉样变的特征性改变。

4. RCM 的特殊检查

（1）心脏 CT 检查：可测量心包厚度，用来鉴别 RCM 和缩窄性心包炎。

（2）CMR：能够提供有关心肌和心包结构的较为精确的解剖和组织学信息，延迟扫描能够准确评价心内膜心肌的纤维化程度及淀粉样物质浸润等。

（3）心导管检查：右心导管检查是鉴别 RCM 和缩窄性心包炎的重要方法。

（4）心内膜心肌活检：是确诊 RCM 的重要手段。心肌淀粉样变典型特点为：心肌间质有淀粉样物质沉积，刚果红染色阳性。普通光学显微镜下，心肌纤维之间有均染的不定形嗜伊红沉淀物，偏振光显微镜下呈苹果绿色荧光双折射现象。

（5）其他部位活检：腹壁脂肪、齿龈、骨髓、肾脏、舌肌、直肠黏膜等。如果在心脏以外的组织活检发现淀粉样物质沉积的证据，结合超声心动图的特征性改变，可以诊断心肌淀粉样变。

5. 诊断　根据患者活动耐力下降、血压偏低、多浆膜腔积液、水肿等右心衰的相关症状及体征，心电图示肢导低电压，超声心动图见双房大、室壁厚或不厚、左心室不大而充盈受限，应考虑 RCM。病因诊断方面要重点考心肌淀粉样变，还有结节病、硬皮病、放射性损伤等；淀粉样变是成人 RCM 最常见的病因，CMR 及组织活检等有助于确诊。

（四）治疗流程

1. 治疗目标　RCM 引起的心力衰竭通常对常规治疗反应不佳。这组患者的治疗目标仅是改善症状，以利尿减轻心脏负荷和改善血流动力学为主。

2. 一般治疗　应戒酒，限盐、限水，避免劳累、激动、饱食、感染等加重心力衰竭的诱因，延缓发展至难治性或终末期心力衰竭的进程。

3. 对症治疗

（1）利尿剂和硝酸酯类：可有效降低前负荷，减轻肺循环和体循环淤血，减轻症状，但不能改善长期预后。但应当注意，过度减少前负荷会造成心排血量下降，血压降低。

（2）β受体阻滞剂：能减慢心率，延长心室充盈时间，改善心室舒张功能，可作为辅助治疗药物，但在 RCM 治疗中的作用并不肯定。

（3）洋地黄类药物：RCM 以舒张功能受限为主，洋地黄类药物无明显疗效，但房颤时可以用来控制心率。对于心肌淀粉样变患者，因地高辛通过淀粉样纤维与细胞外膜结合，敏感性和毒性增加，有引起严重心律失常风险，应禁用。

（4）ACEI/ARB：RCM 患者应用 ACEI/ARB 并无确切的有效性依据。

（5）抗凝治疗：RCM 患者心房颤动时具有极高的心房内血栓形成和血栓栓塞风险；目前专家建议对于所有心房明显增大的 RCM 患者，推荐积极的长期口服抗凝治疗；同时注意出血风险。

4. 对因治疗　对于那些有明确原因的 RCM，应首先治疗其原发病。如嗜酸性粒细胞综合征患者，应积极应用糖皮质激素和免疫抑制剂，羟基脲等治疗。对于浆细胞病引起的心肌淀粉样变，应积极化疗药物治疗。家族性 RCM，可进行酶替代治疗及基因治疗。

5. 外科治疗　对严重的心内膜心肌纤维化可行心内膜剥脱术，切除纤维状心内膜。此手术即时疗效较满意，可延长生命，但长期疗效尚不肯定，伴有严重二尖瓣、三尖瓣病变者也可同时做瓣膜置换术。

对于特发性或家族性的终末期 RCM 患者，心脏移植被视为最为有效的治疗手段。

四、致心律失常性右室心肌病

(一)概念

致心律失常右室心肌病(arrythmogenic right ventricular cardiomyopathy，ARVC)，又称致心律失常的右室发育不良(ARVD)，是一种以心律失常、心力衰竭及心脏性猝死为主要表现的非炎性非冠状动脉心肌疾病，多见于青少年时期。患者右心室常存在功能及结构异常，以右室心肌，特别是右室游离壁心肌逐渐被脂肪及纤维组织替代为特征。普通人群的患病率约 0.02%~0.1%，在青年人群中男女患病率之比约为 2.7∶1。ARVC 常表现为家族性，家族性发病约占 30%~50%。

ARVC 病程发展分为 4 个时期：

1. 隐匿期　右室结构仅有轻微改变，室性心律失常可以存在或不存在，突发心脏性猝死可能是首次表现。

2. 心律失常期　表现为症状性右室心律失常，这种心律失常可以导致猝死，同时伴有明显的右心室结构功能异常。

3. 右心功能障碍期　由于进行性及迁延性心肌病变导致症状进一步加重，左心室功能相对正常。

4. 终末期　由于累及左室导致双室泵功能衰竭，部分患者开始即表现为双侧心脏受累并进行性加重的全心衰竭。终末期患者较易与双室扩张的 DCM 混淆。

(二)临床表现

ARVC 临床表现复杂多变，约半数以上患者有不同程度心悸，1/3 患者发生过晕厥。近 1/10 患者以恶性心脏事件为首发症状。家系患者中半数可出现心脏性猝死。1/10 患者表现为心力衰竭。

危险分层：主要评估 ARVC 患者心脏性猝死的危险度，以下情

况属于高危患者:

1. 以往有心脏性猝死事件发生;

2. 存在晕厥或者记录到伴血流动力学障碍的室性心动过速;

3. QRS 波离散度增加;

4. 经超声心动图或心脏磁共振检查证实的严重右心室扩张;

5. 累及左室,如局限性左室壁运动异常或扩张伴有收缩功能异常;

6. 疾病早期即有明显症状,特别是有晕厥前症状者。

(三)诊断检查

1. **病史询问**　需要关注患者家族史以及有无右心/全心衰竭及心律失常相关症状,尤其有无晕厥史,识别高危患者。

2. **体格检查**　出现右心衰竭者可出现体循环淤血征象:颈静脉充盈、肝颈静脉回流征阳性、肝脏肿大、压痛、水肿、多浆膜腔积液,晚期出现全心衰体征,包括肺淤血、肺水肿。出现心律失常者可听诊心律不齐。

3. **实验室及影像学检查**

(1)常规实验室检查:血常规、尿常规、血生化(电解质、肝肾功能)和心肌损伤标记物(CK、CK-MB、cTnI/cTnT)、BNP/NT-proBNP;

(2)心电图:包括除极异常和复极异常。

除极异常的表现有:①不完全性右束支传导阻滞或完全性右束支传导阻滞。②无右束支传导阻滞患者右胸导联(V1-3)QRS 波增宽,超过 110ms,此项标准具有较高的特异性。③右胸导联 R 波降低,出现率较低。④部分患者常规心电图可以出现 epsilon 波,是由部分右室纤维延迟激活形成。

复极异常的心电图表现为:右胸导联(V1-3)出现倒置的 T 波,与右束支传导阻滞无关。

(3)超声心动图:以充血性心力衰竭为主要表现者,多显示全心扩大,类同于典型的扩张型心肌病表现。以心律失常为突出表现者,可表现为 M 型超声心动图可见舒张期右室下壁膨出和收缩运动普遍减弱或节段性运动障碍;心尖部呈囊样改变及肺动脉圆锥扩张,特别是在发育不良三角区中,心壁局灶性结构改变具有部位相对特异性,对诊断有一定的帮助。

(4)HOLTER:频发室性期前收缩(>1000 次/24 小时),伴持续性或非持续性室性心动过速,多呈左束支阻滞形态。

(5)ARVC 的特殊检查

1）CMR：可发现右室流出道的扩张，评估室壁的厚薄程度，发现舒张期膨隆以及左右心室游离壁心肌脂质浸润，在临床广泛应用。其诊断价值优于超声心动图。但对于脂质浸润，特别是孤立脂肪组织的判断须谨慎，50％以上的健康老年人也可以出现类似表现。

2）心内膜心肌活检：右室心肌活检证实有脂肪和纤维脂肪组织浸润具有较好的特异性。但敏感性很低，因为病变较少累及间隔，心内膜活检就会出现假阴性。并且受累的右室壁薄且脆性高，取材时室壁穿孔的危险很大。

4. 诊断　具备 2 项主要指标，或 1 项主要指标 +2 项次要指标，或 4 项次要指标即可诊断（表 5-13）。

表 5-13　致心律失常右室心肌病诊断标准

普遍和局限性功能与结构改变	除极 / 传导异常
主要指标： ◆ 右室明显扩张，右室射血分数降低，左心室不受累或受累很轻 ◆ 局限性右室室壁瘤 ◆ 右室明显节段性扩张 次要指标： ◆ 右室轻度普遍扩张和（或）射血分数降低，左室正常 ◆ 右室轻度节段性扩张 ◆ 局限性右室活动减低 右室组织性质 主要指标： ◆ 心内膜活检证实心肌组织被纤维脂肪组织浸润、分割 ◆ 复极异常 次要指标： ◆ 右胸前导联（V1-V3）T 波倒置（患者 12 岁以上，没有右束支传导阻滞） ◆	主要指标： ◆ 右胸前导联（V1-V3）QRS 波群出现 epsilon 波或局限性延长（>110ms） 次要指标： ◆ 心室晚电位 心律失常 次要指标： ◆ 左束支传导阻滞型室性心动过速（持续性或阵发性）（心电图、动态心电图、运动实验） ◆ 频发室性期前收缩（动态心电图 24h1000 次以上） 家族史 主要指标： ◆ 尸检或手术证实有家族性发病 次要指标： ◆ 家族内有怀疑因 ARVC 而猝死者（<35 岁） ◆ 家族有按本标准诊断为 ARVC 者

（四）治疗

1. **治疗目标**　右室心肌病的内科治疗由于缺乏循证医学证据，药物治疗往往根据经验，主要是对症治疗。药物治疗的主要目的在于减轻症状。

2. **药物治疗**　对于以心律失常为主要表现者，临床常使用 β 受体阻滞剂，如果无效，可以应用或加用胺碘酮以抑制室性心律失常。索他洛尔对于治疗室性心律失常的效果也较好，但需要监测 QT 间期。对于没有明显心力衰竭的患者，可考虑应用Ⅰ类抗心律失常药物。

对有孤立性右心心力衰竭的患者，或者表现为全心衰竭的患者，可使用利尿剂、血管扩张剂、强心剂（地高辛、儿茶酚胺和磷酸二酯酶抑制剂）、β 受体阻滞剂、转换酶抑制剂等治疗（参见第5章第7节心力衰竭的治疗）。患者如出现心房颤动、明显的心室扩张或室壁瘤时应抗凝治疗。

3. **非药物治疗**　ICD 治疗可以增加生存率，是目前唯一明确有效预防 SCD 的治疗措施。部分患者亦可考虑采用射频消融术。如果患者进入终末期心力衰竭，则可以考虑心脏移植手术。

（张　健　叶蕴青）

第7节　心律失常

一、心律失常紧急处理的总体原则

心律失常的发生和发展受许多因素影响。心律失常的处理不能仅着眼于心律失常本身，还需考虑基础疾病及纠正诱发因素。通过纠正或控制心律失常，达到稳定血流动力学状态、改善症状的目的。心律失常紧急处理需遵循以下总体原则。

（一）首先识别和纠正血流动力学障碍

心律失常急性期应根据血流动力学状态来决定处理原则。血流动力学状态不稳定包括进行性低血压、休克、急性心力衰竭、进行性缺血性胸痛、晕厥、意识障碍等。

在血流动力学不稳定时不应苛求完美的诊断流程，而应追求抢救治疗的效率。严重血流动力学障碍者，需立即纠正心律失常。对快速心律失常应采用电复律，起效快且安全。电复律不能纠正或纠正后复发,需兼用药物。心动过缓者需使用提高心率的药物或植入起搏治疗。血流动力学相对稳定者,根据临床症状,心律失常性质,选用适当治疗策略,必要时可观察,所选药物以安全为主。异位心动过速处理流程,见图5-14。

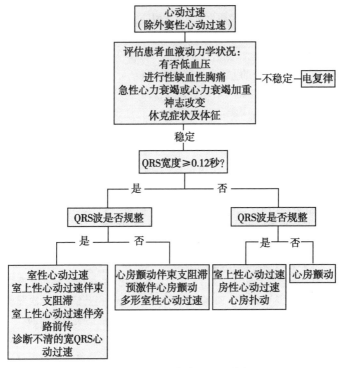

图5-14 异位心动过速处理流程

(二)基础疾病和诱因的纠正与处理

基础疾病和心功能状态与心律失常,尤其是室性心律失常的发生关系密切。心脏的基础状态不同,心律失常的处理策略也有所不同。

心律失常病因明确者,在紧急纠正心律失常的同时应兼顾基础疾病治疗,如由急性冠状动脉综合征引起者需尽早行冠状动脉血运重建;心力衰竭者应尽快改善心功能;药物过量或低血钾引起者要尽快去除相关因素。有关基础疾病的急性处理,应根据相应指南进行。基础疾病和心律失常可互为因果,紧急救治中孰先孰后,取决于何者为主要矛盾。

心律失常病因不明者或无明显基础疾病者,可针对心律失常进行相应处理,应用抗心律失常药物要注意安全性,警惕促心律失常作用的发生。

(三)衡量获益与风险

对危及生命的心律失常应采取积极措施加以控制,追求抗心律失常治疗的有效性,挽救生命;对非威胁生命的心律失常,需要更多考虑治疗措施的安全性,过度治疗反而可导致新的风险。在心律失常紧急处理时经常遇到治疗矛盾,应首先顾及对患者危害较大的方面,而对危害较小的方面处理需谨慎,甚至可观察,采取不使病情复杂化的治疗。如室上性心动过速发作但既往有缓慢性心律失常,既要终止心动过速,又要防止心脏停搏,可选食管心房调搏终止室上性心动过速。

(四)治疗与预防兼顾

心律失常易复发,在纠正后应采取预防措施,减少复发。预防措施包括基础疾病的治疗、控制诱发因素、抗心律失常药物以及必要时射频消融或植入器械治疗。恶性室性心律失常终止后一般需使用药物预防发作。除非是一过性诱因所致,并且诱因已得到纠正。

(五)对心律失常本身的处理

1. 询问简要病史,包括是否有心脏病史,心律失常是初发或复发,家族内是否有相似病例,过去服药史,最近用药情况,此次发病是否接受过治疗。由此可大致了解心律失常可能的病因或诱因。

2. 在血流动力学允许的情况下快速完成心电图记录,了解心率,节律是否规整,QRS波时限,QRS波群形态是单形或多形,QT间期是否延长,P波、QRS波是否相关。以此可大致确定心律失常的种类。

3. 终止心律失常。若心律失常本身造成严重的血流动力学障碍,终止心律失常是首要任务。有些心律失常可造成患者不可耐受的症状,也需采取终止措施,如室上性心动过速、症状明显的新发或阵发心房颤动等。

4. 改善症状。有些心律失常不容易立刻终止,但快速心室率会使血流动力学状态恶化或伴有明显症状,如伴有快速心室率的心房颤动、心房扑动。减慢心室率可稳定病情,缓解症状。

(六)急性期抗心律失常药物应用原则

根据基础疾病、心功能状态、心律失常性质选择抗心律失常药物。应用一种静脉抗心律失常药物后疗效不满意，应先审查用药是否规范、剂量是否足够。一般不建议短期内换用或合用另外一种静脉抗心律失常药物。当抗心律失常药物治疗无效，宜考虑采用非药物的方法，如电复律或食管调搏等。序贯或联合应用静脉抗心律失常药物易致药物不良反应及促心律失常作用，仅在室性心动过速/心室颤动风暴状态或其他顽固性心律失常处理时才考虑。

二、室上性心律失常

（一）窦性心动过速

1. 概述　窦性心动过速可由多种生理（如运动、兴奋）因素或病理原因引起。临床所见窦性心动过速常见于心肌缺血、贫血、心力衰竭、休克、低氧血症、发热、血容量不足、甲状腺功能亢进以及应用儿茶酚胺或抗胆碱类药物等情况。少见情况有不适当的窦性心动过速、体位改变时引起窦性心动过速。窦房结折返性心动过速属于广义室上性心动过速的范畴。

2. 诊治要点

（1）注意与室上性心动过速、房性心动过速的鉴别。窦性心动过速频率过快（如超过 150 次/min）时，心电图 P 波可与前一心跳的 T 波融合而不易辨别，易误为室上性心动过速或房性心动过速。窦性心动过速常表现为心率逐渐增快和减慢，在心率减慢时可暴露出 P 波，有助于鉴别。

（2）寻找引起窦性心动过速的原因，病因治疗是根本措施。在窦性心动过速的原因没有根本纠正之前，单纯或过分强调降低心率反而可能带来严重不良后果。

（3）可使用兼顾基础疾病治疗并可减慢窦性心率的药物，如心肌缺血时使用 β 受体阻滞剂。在无病因可查，窦性心动过速又构成一定相关症状时，也可选用 β 受体阻滞剂。不适当的窦性心动过速，必要时可行射频消融改良窦房结。

（二）室上性心动过速

1. 概述　室上性心动过速可分为狭义和广义两类。本节所述室上性心动过速特指房室结折返性心动过速（AVNRT）和旁路参与的房室折返性心动过速（AVRT）。

2. 诊治要点

（1）阵发性室上性心动过速多见于无器质性心脏病的中青年，发作时心率多在 150~250 次/min，突发突止，易反复发作。老年或有严重器质性心脏病患者新出现的窄 QRS 心动过速,在诊断室上性心动过速前应注意和其他心律失常,如心房扑动、房性心动过速等鉴别。

(2)室上性心动过速应与其他快速心律失常鉴别,如心房扑动伴 2∶1 房室传导。在 Ⅱ、V_1 导联寻找房扑波(F 波)的痕迹有助于诊断。食管导联心电图可见呈 2∶1 房室传导的快速心房波,对心房扑动的诊断有较大帮助。当 AVRT 表现逆向折返或合并室内阻滞时可表现为宽 QRS 波心动过速,易与室性心动过速混淆,应注意鉴别。

(3)急性发作期的处理

1)首先可采用刺激迷走神经方法:深吸气后屏气同时用力做呼气动作(Valsalva 法),或用压舌板等刺激咽喉部产生恶心感,可终止发作。压迫眼球或按摩颈动脉窦现已少用。刺激迷走神经方法仅在发作早期使用效果较好。

2)药物治疗:维拉帕米和普罗帕酮终止室上性心动过速疗效很好,推荐首选。室上性心动过速终止后即刻停止注射。使用时应注意避免低血压、心动过缓。

腺苷具有起效快、作用消除迅速的特点。对窦房结和房室结传导有很强的抑制作用,心动过速终止后可出现窦性停搏、房室阻滞等缓慢性心律失常,但通常仅持续数十秒,一般不需特殊处理。对有冠心病、严重支气管哮喘、预激综合征患者不宜选用。国内也有应用三磷酸腺苷(ATP)终止室上性心动过速的报道,不良反应及注意事项同腺苷。

地尔硫䓬、β 受体阻滞剂也有效。

在上述方法无效或伴有器质性心脏病,尤其存在心力衰竭时,或存在上述药物的禁忌时可应用胺碘酮、洋地黄类药物。

(4)食管心房调搏可用于所有室上性心动过速患者,特别适用于因各种原因无法用药者,如有心动过缓病史。

(5)特殊情况下室上性心动过速的治疗:

1)伴明显低血压和严重心功能不全者,应使用电复律终止发作。不接受电复律者可试用食管调搏。也可选洋地黄类药物。

2)伴窦房结功能障碍的室上性心动过速宜首先考虑使用食管心房调搏。调搏也可与药物共同使用,终止前做好食管起搏的准备。

3)伴有慢性阻塞性肺部疾患者,应避免使用影响呼吸功能的药物,非二氢吡啶类钙拮抗剂(维拉帕米或地尔硫䓬)列为首选。

4）孕妇合并室上性心动过速，应用药物时需考虑孕妇及胎儿的近期和长期安全。当孕妇的风险超过胎儿时应进行治疗。首先宜用刺激迷走神经或食管心房调搏终止室上性心动过速。血流动力学不稳定时可电转复。上述措施无效或不能应用时，可选腺苷，美托洛尔、维拉帕米也可应用。

（三）房性心动过速

1. 概述　房性心动过速可见于器质性心脏病，尤其是心房明显扩大者，也可发生于无器质性心脏病者。发病机制有多种，包括自律性增高、折返、触发激动。有单源性与多源性房性心动过速。房性心动过速的频率常 <250 次 /min。

2. 诊治要点

（1）注意鉴别诊断。房性心动过速节律一般整齐，但短阵发作，持续发作的早期或同时伴有房室不同比例下传时，心律可不规则，听诊心律不齐，易误诊为心房颤动。心电图发现房性 P 波可证实房性心动过速的诊断。刺激迷走神经不能终止房性心动过速发作，但可减慢心室率，并可能在心电图中暴露房性 P 波，有助于与其他室上性快速心律失常鉴别。阵发性房性心动过速伴房室传导阻滞者应排除洋地黄过量。

（2）短阵房性心动过速如无明显血流动力学影响，可观察。纠正引起房性心动过速的病因和诱因。

（3）持续房性心动过速可选择药物治疗。终止房性心动过速的药物可用普罗帕酮、胺碘酮，但效果不肯定。当无法终止或有药物禁忌时，可考虑控制心室率，使用洋地黄类药物、β 受体阻滞剂、非二氢吡啶类钙拮抗剂（维拉帕米 / 地尔硫䓬）。也可考虑射频消融。

（4）慢性持续性房性心动过速是造成心动过速性心肌病的主要原因，凡临床表现和检查酷似扩张型心肌病，伴慢性持续性房性心动过速者应考虑心动过速性心肌病的可能。急性处理主要以维持血流动力学稳定，治疗心力衰竭为主。对心律失常本身，可使用洋地黄或胺碘酮控制心室率。胺碘酮也有终止发作的作用，但一般要口服达到一定负荷剂量时才有效。因存在心力衰竭，急诊情况下慎用 β 受体阻滞剂，禁用 I 类抗心律失常药（如普罗帕酮）、索他洛尔或非二氢吡啶类钙拮抗剂。心功能稳定后可考虑应用 β 受体阻滞剂。建议行射频消融根治房性心动过速。部分患者也可通过心室率控制使心功能好转，心脏结构逆转。

（四）心房颤动

1. 概述　心房颤动是最常见的心律失常之一，可发生于器质性心脏病或无器质性心脏病的患者，后者称为孤立性心房颤动。按其发作特点和对治疗的反应，可将心房颤动分为 4 种类型：①阵发性心房颤动：在 7 天内能够自行终止或经药物或电复律转为窦性心律者，大多数在 48 小时内自行转复；②持续性心房颤动：持续时间超过 7 天，经药物或电复律转复者；③长期持续性心房颤动：持续时间超过 1 年，但采取措施尚能恢复窦性心律者；④永久性心房颤动：不适合或不愿意接受包括导管、外科消融在内的任何转律及维持窦性心律方法者。首次发作者称为初发心房颤动，可以成为前面四种类型之一。上述任何一种出现症状急性加重，称为急性心房颤动或心房颤动急性加重期。

2. 诊断注意点

（1）心房颤动伴快速心室率时（超过 150 次 /min），听诊或心电图表现节律偏整齐，易被误为室上性心动过速。较长时间心电图监测可发现明显心律不齐，有助诊断。

（2）心房颤动伴有差异性传导时，应与室性心动过速相鉴别。若宽 QRS 波形态一致，符合室性心动过速的特点。若 QRS 波宽窄形态不一，其前有相对较长的 RR 间期，有利于差异性传导的诊断。

（3）心房颤动患者常因房室交界区的隐匿性传导而出现较长 RR 间期，以休息及夜间睡眠时常见，也见于药物作用。若不伴血流动力学障碍及相应症状，24 小时总体心率不十分缓慢，心率可随活动及休息而相应变化，无连续出现的长 RR 间期，不应诊断心房颤动伴房室传导阻滞，可观察，不做特殊处理，也不建议停止患者一直使用的药物。但如心房颤动总体心率缓慢，或出现规整的长 RR 间期，或出现长达 5 秒以上停搏，或伴有头晕、黑矇或晕厥等症状，在除外药物及其他因素影响后应考虑起搏治疗。

3. 心房颤动急性发作期的治疗目的

（1）预防血栓栓塞。

（2）维持血流动力学稳定。

（3）减轻心房颤动所致症状。

4. 血栓栓塞预防　预防血栓栓塞是心房颤动治疗的重要目的，抗凝治疗是有效措施。

（1）心房颤动急性发作期患者抗凝指征：所有拟进行房颤转律治疗的患者（包括药物复律、电复律或自行复律）围转律期均需抗凝治疗；瓣膜病伴心房颤动患者；具有血栓栓塞危险因素的非瓣膜病患者；有其他抗凝指征的心房颤动患者，如合并体循环栓塞、肺栓塞、机械瓣置换术后等。

（2）非瓣膜病心房颤动患者血栓栓塞危险因素评分：对于非瓣膜病心房颤动患者，无论采用节律控制或心室率控制，血栓栓塞危险评分（CHA2DS2-VASc 评分）（表 5-14）≥1 分者均应抗凝治疗。

表 5-14　非瓣膜病性心房颤动血栓栓塞危险因素评分（CHA2DS2-VASc 评分）

危险因素	评分
充血性心力衰竭（CHF/LVSD）	1 分
高血压（hypertension）	1 分
年龄≥75 岁（age）	2 分
糖尿病（diabetes mellitus）	1 分
既往卒中或短暂脑缺血（stroke）	2 分
血管疾病 *（vascular disease）	1 分
年龄 65~74 岁（age）	1 分
女性（sex）	1 分

* 血管疾病定义为既往心肌梗死、复杂的主动脉斑块及外周动脉疾病

（3）心房颤动围转律期的抗凝治疗

1）抗凝药物选择：①若患者已口服华法林，且国际准化比值（INR）2~3，可继续华法林治疗。②若患者未使用口服抗凝药，应在急性期用普通肝素或低分子肝素抗凝。普通肝素应用方法：70U/kg 静注，之后以 15U/（kg·h）开始输注，以后根据活化部分凝血活酶时间（APTT）调整肝素用量，APTT 延长至用药前的 1.5~2.0 倍。或应用固定剂量的方法，即普通肝素 5000U 静注，继之 1000U/h 静点。低分子量肝素应用方法及剂量可根据不同制剂和患者体重，参照深静脉血栓的治疗方法。如依诺肝素每次 100U/kg，皮下注射，每 12 小时 1 次。那曲肝素每次 85U/kg，皮下注射，每 12 小时 1 次。③新型口服抗凝药物，如达比加群酯、利伐沙班、阿哌沙班等，可用于心房颤动复律时的抗凝治疗。

2）抗凝药物应用持续时间：①心房颤动发作持续时间 <48 小时，若有急性复律指征，在应用肝素、低分子肝素或新型口服抗凝药等前提下，可立即行电复律或药物复律。复律后，有栓塞危险因素者，需

长期使用抗凝治疗。无危险因素者，复律后抗凝 4 周之后，可停用抗凝药物。②心房颤动持续时间 >48 小时或持续时间不明的患者，若有血流动力学不稳定等急性复律指征，在应用肝素或低分子肝素前提下复律，转律后继续抗凝 4 周，以后根据 CHA2DS2-VASc 危险分层确定是否长期抗凝。③心房颤动发作时间 >48 小时或持续时间不明的患者，若无急性复律指征，应在抗凝治疗 3 周后考虑择期复律。也可行食管超声检查，明确无左房血栓后在使用肝素或低分子量肝素或新型口服抗凝药物抗凝的前提下提前复律。转复窦性心律后，继续进行 4 周的抗凝治疗，以后根据危险分层确定是否长期抗凝（图 5-15）。

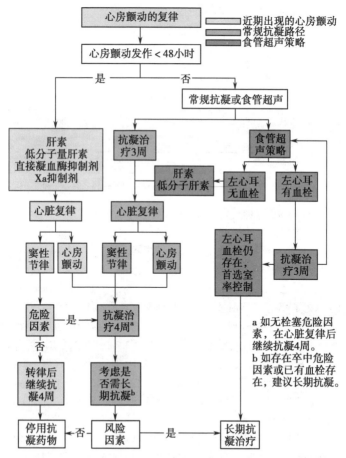

图 5-15　血流动力学稳定的心房颤动患者转律的抗栓治疗流程

5. 心房颤动心室率控制　心房颤动伴快速心室率易导致患者出现临床症状,心室率控制是一项基本治疗措施。对于大多数血流动力学稳定的心房颤动患者可通过控制心室率缓解症状。

(1)心房颤动急性发作期心室率控制的目标为 80~100 次 /min。

(2)不伴心力衰竭、低血压或预激综合征的患者,可选择静脉 β 受体阻滞剂(美托洛尔、艾司洛尔),也可选非二氢吡啶类钙离子拮抗剂(地尔硫䓬或维拉帕米)控制心室率。

(3)对于合并心功能不全、低血压者应给予胺碘酮或洋地黄类药物控制心室率。

(4)合并急性冠状动脉综合征的心房颤动患者,控制心室率首选 β 受体阻滞剂或静脉胺碘酮,不伴心力衰竭也可考虑非二氢吡啶类钙拮抗剂,伴心力衰竭可用胺碘酮或洋地黄类药物。

(5)在静脉用药控制心室率的同时,可根据病情同时开始口服控制心室率的药物。一旦判断口服药物起效,可停用静脉用药。

6. 心房颤动的复律治疗

(1)适应证:①伴有血流动力学障碍的初发或阵发心房颤动;②血流动力学稳定但症状不能耐受的初发或阵发心房颤动(持续时间 <48 小时),没有转复的禁忌证,可予复律治疗;③有一过性诱因导致的心房颤动者,如甲状腺功能亢进、急性心肌缺血等已纠正,可复律治疗;④根据患者或医师的意愿进行选择。

(2)方式:复律方法有电复律和药物复律。有血流动力学障碍者应采用电复律。血流动力学稳定的患者可选择药物复律,也可选电复律(图 5-16)。无论使用哪种方法,复律前都应根据前述的原则抗凝治疗。首次心房颤动原则上不主张立即给予长期抗心律失常药预防复发。

1)电复律:用于血流动力学不稳定的心房颤动或血流动力学稳定的在药物复律无效或不适用时或患者自愿选择电复律。

A. 复律前已按要求进行抗凝治疗,并行电解质、心脏超声检查,但紧急复律无需等待上述检查结果。

B. 神志清醒者应给予静脉注射镇静剂(如地西泮、咪达唑仑等),直至意识朦胧状态后进行电复律。

C. 如果具有口服抗心律失常药物预防复发的指征,可在电复律前给予抗心律失常药物。但若血流动力学状态不允许,应即刻复律。在转复后应根据病情决定抗心律失常药物的应用。

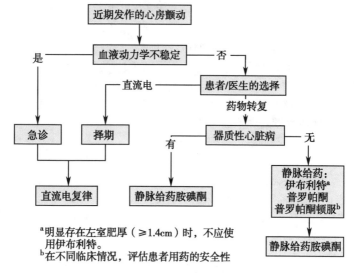

a明显存在左室肥厚（≥1.4cm）时，不应使
用伊布利特。
b在不同临床情况，评估患者用药的安全性

图5-16　心房颤动患者的转律流程

D. 电复律应采用同步方式。起始电量100~200J（双相波），
200J（单相波）。一次复律无效，应紧接进行再次复律（最多3
次）。再次复律应增加电量，最大可用到双相波200J，单相波
300J。

2）药物复律

A. 对于血流动力学稳定但症状明显的患者可使用药物复律。

B. 药物复律前必须评价患者有无器质性心脏病，据此确定复
律的药物选择，选择时将用药安全性置于首位。

C. 对于新发无器质性心脏病心房颤动患者，推荐静脉普罗
帕酮。

D. 新发心房颤动无明显器质性心脏病，不伴有低血压及明显
左室肥厚（室壁厚度>1.4cm），血电解质和QTc间期正常，可使用伊
布利特。开始给药至给药后4小时需持续心电图监护，防止发生药
物促心律失常（如尖端扭转型室性心动过速）。

E. 有器质性心脏病的新发心房颤动患者，推荐静脉应用胺碘
酮。若短时间内未能转复，考虑择期转复时，可加用口服胺碘酮
（200mg，每日3次），直至累积剂量达10g。

F. 没有明显器质性心脏病的新发心房颤动患者，可考虑单次口
服普罗帕酮450~600mg转复。应在严密监护下应用。

G. 不推荐使用洋地黄类药物、维拉帕米、索他洛尔、美托洛尔用于心房颤动的转复。

（五）心房扑动

1. 概述　心房扑动有关的症状主要取决于心室率频率以及是否伴有器质性心脏病。

2. 诊治要点

（1）与其他心律失常鉴别：心房扑动伴 2：1 房室传导，频率一般在 150 次/min 左右，心电图的扑动波有时难以辨认，易误为室上性心动过速。此时注意在Ⅱ、V1 导联寻找房扑波的痕迹；食管导联心电图可见快速心房波，对心房扑动的诊断有较大帮助；心房扑动在 4：1 传导时，心室率一般在 70~80 次/min 且整齐，单纯听诊易误为窦性心律。

（2）心房扑动的总体治疗原则和措施与心房颤动相同，包括抗凝。

（3）心房扑动的心室率较难控制，所需要的药物剂量较大。

（4）心房扑动电复律所需的能量可小于心房颤动，可从双相波 50J 开始。

（5）某些药物（如普罗帕酮）在试图转复心房扑动时，可因心房率减慢，房室传导加速而使心室率突然加快，可导致症状加重，应立即电复律。

（6）典型心房扑动（Ⅰ型或峡部依赖性心房扑动）除药物治疗外，部分患者可通过心房超速起搏终止心房扑动。射频消融成功率较高。

（六）预激综合征合并心房颤动与心房扑动

1. 概述　预激合并心房颤动时可造成极快的心室率，出现严重症状，少数患者还可诱发严重室性心律失常。心电图可见经旁路下传的快速宽 QRS 波。

2. 诊治要点

（1）预激合并心房颤动心电图需与室性心动过速鉴别。相对长程心电图监测可发现少数经房室结下传的窄 QRS 波，并在宽 QRS 波中寻找 δ 波，有助于明确诊断。患者若有显性预激的窦性心律心电图，可明确诊断为预激伴心房颤动。

（2）由于预激合并心房颤动或心房扑动血流动力学常不稳定，若短时间内不能自行终止，应首选同步电复律。其方法与前述心房颤动电复律相同。

（3）预激合并心房颤动或心房扑动时药物治疗效果一般不理想。可以使用伊布利特或普罗帕酮（方法同心房颤动）。静脉应用胺碘酮有导致预激伴房颤心室率加快的个案报道，应用时需谨慎。药物效果不好时应尽早电复律。

（4）禁用洋地黄、β受体阻滞剂、非二氢吡啶类钙拮抗剂。这些药物可导致经旁路前传增加，心室率进一步增快。

（5）复律后建议患者接受射频消融治疗。

三、室性心律失常

（一）室性期前收缩

1. 概述　室性期前收缩是一种常见的心律失常，可见于各种心脏病，可有诱因，但也见于心脏结构功能正常者。

2. 诊治建议

（1）治疗基础疾病，纠正内环境紊乱等诱因，尤其注意纠正低血钾。

（2）判断室性期前收缩是否可诱发其他严重心律失常。如室性期前收缩可诱发室性心动过速或心室颤动，可按照室性心动过速、心室颤动处理。

（3）合并器质性心脏病（包括急性冠状动脉综合征）的室性期前收缩，如不诱发其他严重心律失常，在处理基础疾病和诱因的前提下可考虑口服β受体阻滞剂、血管紧张素转换酶抑制剂等，不建议常规应用抗心律失常药物。

（4）不伴有器质性心脏病的室性期前收缩，不建议常规抗心律失常药物治疗，更不应静脉应用抗心律失常药。医护进行恰当的解释，打消患者顾虑，减轻其心理压力，有助于症状缓解。对精神紧张和焦虑的患者可使用镇静剂或β受体阻滞剂口服。症状明显者，治疗仅以消除症状为目的，可口服美西律、普罗帕酮或莫雷西嗪。不应使用胺碘酮。

（二）宽QRS波心动过速

1. 概述　宽QRS波心动过速以室性心动过速最为常见，也可见于快速室上性心律失常伴束支或室内传导阻滞、房室旁路前传。还可见于一些内环境紊乱及病理状态，如高钾血症、高镁血症、低温、药物毒性作用等。

2. 诊治要点

（1）首先判断血流动力学状态，若不稳定，直接同步电复律。

（2）血流动力学稳定者,询问病史,查阅可及的既往病历材料,了解既往发作情况、诊断和治疗措施。

（3）通过12导联心电图和（或）食管心电图寻找室房分离证据。若有室房分离,则可明确为室性心动过速。此外,还应寻找有否支持室性心动过速的其他心电现象,如QRS额面平均电轴处于无人区电轴-90°~180°（极度左偏或右偏）、胸导QRS波群可呈现正向同向性及负向同向性、宽QRS波群中出现窦性夺获或融合、束支阻滞图形时V1及V6导联QRS波形态比预期的RBBB或LBBB的形态差别等。若仍无法判断,可按照室性心动过速处理。

（三）非持续性室性心动过速

1. 概述　非持续性室性心动过速是指心电图上连续出现3个及以上室性期前收缩,持续时间小于30秒,且无血流动力学不稳定征象。

2. 诊治建议

（1）无器质性心脏病的非持续性单形性室性心动过速一般不是恶性心律失常的先兆,没有预后意义,除注意纠正可能存在的诱发因素外,一般不需特殊急诊处理,症状明显者可口服β受体阻滞剂。

（2）无器质性心脏病的非持续性多形性室性心动过速,应注意评价是否存在离子通道疾病（如尖端扭转型室性心动过速等）。详见多形性室性心动过速的处理。

（3）发生于器质性心脏病患者的非持续性室性心动过速很可能是恶性室性心律失常的先兆,应寻找并纠正可能存在的病因及诱因。在此基础上β受体阻滞剂有助于改善症状和预后。上述治疗措施效果不佳且室性心动过速发作频繁,症状明显者可以按持续性室性心动过速处理。

（四）持续性单形性室性心动过速

1. 概述　持续室性心动过速是指连续出现的室性异位搏动,在心电图同一导联QRS波群形态相同,发作持续时间>30秒,或虽然<30秒但伴血流动力学不稳定。分为伴有结构性心脏病的单形室性心动过速和不伴有结构性心脏病的特发性室性心动过速。接近90%的持续单形性室速发生于结构性心脏病患者,如缺血性心脏病、心肌病、先天性心脏病及瓣膜病等,以缺血性心脏病最为常见。其评估及处理总原则,见图5-17。

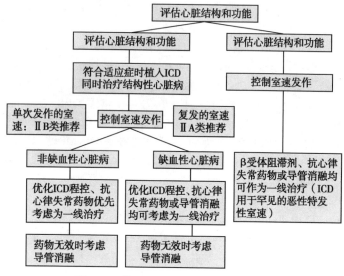

图5-17　持续单形性室速的评估与处理

2. 诊治建议　诊断及治疗持续单形性室性心动过速的关键在于明确患者是否有结构性心脏病，在持续室性心动过速发作期间，只要条件允许，均应记录12导联心电图。如静息心电图及超声心动图未发现有结构性心脏病证据，可完善心脏CMR、信号平均心电图、运动试验及其他影像学等检查进一步明确，必要时考虑心内电生理检查。

（1）有结构性心脏病的持续单形性室性心动过速

1）治疗基础心脏病、纠正诱发因素。

2）有血流动力学障碍者立即同步直流电复律。

3）血流动力学稳定的单形性室性心动过速可首先使用抗心律失常药，也可电复律。

4）抗心律失常药物：首选胺碘酮。静脉胺碘酮应使用负荷量加维持量的方法，应用的剂量、持续时间因人、因病情而异。静脉应用一般为3~4天，病情稳定后逐渐减量。但在减量过程中，若室性心动过速复发，常为胺碘酮累积剂量不足所致，可静脉或口服再负荷，并适当增加维持剂量；或采取电复律终止室性心动过速，继续应用胺碘酮等待其发挥作用。若有口服胺碘酮指征，可于静脉使用当天开始，起始剂量每次200mg，每日3次。静脉使用的早期，应尽早抽血查甲状腺功能、肝功能，摄胸片，除外胺碘酮应用的禁忌证。胺碘酮疗效与累积剂量相关，应记录胺碘酮每日静脉剂量，口服剂量,日总量(静脉加口服),以便计算累积量。胺碘酮溶液的配制应使用葡萄糖注射液,不应用盐水或其他溶液。注意监测静脉胺碘酮的不良反应。避免静脉推注过快,减少低血压的发生。使用静脉胺碘酮的次日起应每日复查肝功能。一旦出现明显肝功能改变,应减量或停药,并给予保肝治疗。胺碘酮输注最好使用中心静脉,也可选择较大外周静脉,应用套管针,以减少静脉炎的发生;β受体阻滞剂、索他洛尔均可用于器质性心脏病患者的持续单型性室速,可降低复发率;利多卡因只在胺碘酮不适用或无效时,或合并心肌缺血时作为次选药。近年来由于其疗效及安全性的问题,应用减少。

5)ICD 适用于多数合并结构性心脏病的持续室性心动过速患者,可改善患者长期生存率。

6)导管消融可有效减少单形性室性心动过速的复发,尤其是对于缺血性心脏病患者,导管消融与药物相比对生存率作用无差异,两者均可为一线治疗。

3. 无结构性心脏病的单形性室性心动过速　亦称特发性室性心动过速,较少见。发作时有特征性心电图图形。起源于右室流出道的特发性室性心动过速发作时 QRS 波呈左束支阻滞和电轴正常或右偏;左心室特发性室性心动过速也称分支型室性心动过速,发作时 QRS 波呈右束支传导阻滞和电轴左偏图形。

大多数特发性室性心动过速血流动力学稳定,持续发作时间过长或有血流动力学改变者宜电转复。对起源于右室流出道的特发性室性心动过速可选用维拉帕米、β 受体阻滞剂、普罗帕酮或胺碘酮;对左室特发性室性心动过速,首选维拉帕米,也可使用普罗帕酮。总体来说,对于特发性室速,β 受体阻滞剂、非二氢吡啶类钙拮抗剂终止室速疗效中等,但副作用小;索他洛尔、氟卡胺、美心律、普罗帕酮、胺碘酮更为有效,但副作用也更大。

特发性室速终止后建议行射频消融治疗,对于右室流出道室速射频消融成功率高且操作风险低,分支型室速和非流出道起源的局灶室速也可首选导管消融治疗,但手术相对复杂且复发率较高。

(五)加速性室性自主心律

加速性室性自主心律的心室率大多为 60~80 次 /min,很少超过100 次 /min。常见于急性心肌梗死再灌注治疗时,也可见于洋地黄过量、心肌炎、高血钾、外科手术、完全性房室传导阻滞应用异丙肾上腺素后。少数患者无器质性心脏病因。

加速性室性自主心律发作短暂,极少发展成心室颤动,血流动力学稳定,心律失常本身是良性的,一般不需特殊治疗。如心室率超过 100 次 /min,且伴有血流动力学障碍时可按照室性心动过速处理,同时治疗基础疾病。

(六)多形性室性心动过速

1. 概述　多形性室性心动过速常见于器质性心脏病。持续性多形性室性心动过速可蜕变为心室扑动或心室颤动。不同类型多形性室性心动过速的抢救治疗措施完全不同。

2. 诊治总原则

(1)血流动力学不稳定的多形性室性心动过速应按心室颤动处理。

(2)血流动力学稳定者或短阵发作者,应根据有否 QT 间期延长,分为 QT 间期延长的多形性室性心动过速(尖端扭转型室性心动过速,TdP)、QT 间期正常的多形性室性心动过速和 QT 间期缩短的多形性室性心动过速,给予相应治疗,见图 5-18。

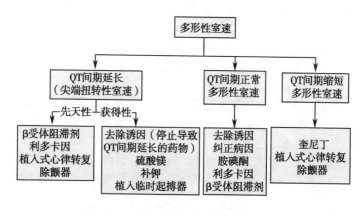

图 5-18　多形性室性心动过速诊治流程图

3. 尖端扭转型室性心动过速　伴 QT 间期延长的多形性室性心动过速称为尖端扭转型室性心动过速。临床上常表现为反复发作的阿 - 斯综合征,重者发生心脏性猝死。心电图显示 QT 间期延长(校正的 QT 间期女性≥480ms,男性≥470ms)。可分为获得性和先天性 QT 间期延长综合征,获得性多见。典型特征是 QRS 波群的波幅和波形围绕等电线位扭转（图 5-19）。与一般多形性室性心动过速在发病机制和治疗上不同。

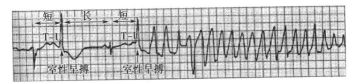

图 5-19　获得性 QT 间期延长所致尖端扭转型室性心动过速。发作前可见室性期前收缩所致 RR 间期短 - 长 - 短的变化，QT 间期在长 RR 间期后延长更显著

（1）获得性 QT 间期延长的尖端扭转型室性心动过速

1）概述：常由药物（如某些抗心律失常药、利尿药、三环类抗抑郁药等）、电解质紊乱（如低血钾、低血镁、低血钙）、心脏本身疾病如心动过缓、完全或高度传导阻滞、心肌缺血、心功能不全等引起，也可为颅内高压、酗酒、代谢性疾病等所致，老年女性多见。心电图除明显 QT 间期延长外，可有间歇依赖现象，即长 RR 间期依赖的巨大 T 波或 U 波。RR 间期越长，其后的 T 波或 U 波改变越明显，直至激发扭转型室性心动过速。室性心动过速频率在 160~250 次 /min，有反复发作和自行终止的特点，亦可蜕变为心室颤动。

2）诊治要点：寻找和纠正导致 QT 间期延长的危险因素。

对获得性 QT 间期延长的高危患者，积极纠正危险因素，防止 TdP 的发生。

已经发生 TdP 的患者。硫酸镁缓慢静脉注射用于发作频繁且不易自行转复者，静脉输注用于发作不严重者，直至 TdP 减少和 QT 间期缩短至 500ms 以内。

积极静脉及口服补钾，将血钾维持在 4.5~5.0mmol/L。

临时起搏适用于并发心动过缓或有长间歇者。常需 70~90 次 /min 或更快频率起搏，以缩短 QT 间期，抑制 TdP 的发生。临时起搏可能需要数日，待纠正其他致 QT 间期延长的因素后，可逐渐减慢起搏频率，直至停用。

与心动过缓相关的 TdP，未行临时起搏治疗前，异丙肾上腺素、阿托品可用于提高心室率，但不宜用于先天性 QT 间期延长综合征或冠心病患者。

部分获得性 QT 间期延长合并 TdP 的患者可能存在潜在遗传基

因异常,上述疗措施无效时,临时起搏基础上可考虑 β 受体阻滞剂和利多卡因治疗。

不推荐使用其他导致 QT 间期延长的抗心律失常药物。

(2)先天性 QT 间期延长伴尖端扭转型室性心动过速

1)概述:为少见的遗传性心脏疾病。典型发作呈肾上腺素能依赖性,即突然运动、恐惧、疼痛、惊吓或情绪激动诱发心律失常。少部分患者可在安静或睡眠状态下发作心律失常。心电图可见发作前 QTU 间期进行性延长,T、U 波振幅极易发生周期性变化,但歇依赖现象少见。

2)诊治要点:通过询问家族史和既往发作史,除外获得性 QT 间期延长的因素,应考虑先天性 QT 间期延长综合征;减少或避免诱发因素,如剧烈体力活动、声响刺激、精神刺激或情绪激动等。避免应用延长 QT 间期的药物,纠正电解质紊乱;先天性 QT 间期延长所致的 TdP 有自限性,一般可自行终止。不能自行终止者,应给予电复律治疗;β 受体阻滞剂可作为首选药物,急性期即可开始应用。可使用非选择性的 β 受体阻滞剂普萘洛尔,也可选其他制剂。通常所需剂量较大,应用至患者可耐受的最大剂量(静息心率维持 50~60 次 /min);利多卡因及口服美西律对先天性 QT 间期延长综合征第 3 型可能有效;急性期处理后,应评价是否有埋藏式体内除颤器(ICD)指征。

4. 正常 QT 间期的多形性室性心动过速

(1)概述:QT 间期正常的多形性室性心动过速较 QT 间期延长的多形性室性心动过速多见,常见于器质性心脏病。合并缺血、心力衰竭、低氧血症及其他诱发因素的患者出现短阵多形性室性心动过速,常是出现严重心律失常的征兆。

(2)诊治要点:应积极纠正病因和诱因,如对急性冠状动脉综合征患者纠正缺血,有利于室性心律失常控制;偶尔出现的短阵多形性室性心动过速,没有严重血流动力学障碍,可观察或口服 β 受体阻滞剂治疗,一般不需静脉应用抗心律失常药物;纠正病因和诱因的同时,若室性心动过速发作频繁,可应用 β 受体阻滞剂,静脉使用胺碘酮或利多卡因。

5. 短 QT 间期的多形性室性心动过速

(1)概述:短 QT 综合征是一种多基因遗传性心律失常性疾病,有猝死高度危险的综合征。以 QTc 间期(QTc≤340ms)和心室或心房不应期明显缩短、胸前导联 T 波对称性高而尖为特点(图 5-20),

无器质性心脏病证据，可发生阵发性心房颤动、室性心动过速或心室颤动，临床表现为眩晕、心悸以及晕厥反复发作和（或）心脏性猝死为特征。

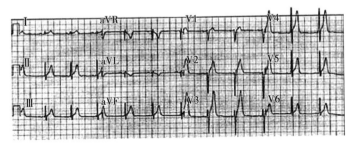

图 5-20　患者男性，15 岁，伴有晕厥发作的短 QT 综合征。QT 间期 280ms，QTc 间期 325ms，胸前导联高尖 T 波，J 点至 T 波顶点间期 140ms

（2）诊治要点：诊断短 QT 综合征必须排除引起一过性 QT 间期缩短的继发性原因，如高温、高血钙或高血钾、酸中毒、自主神经张力变化等。

急性发作时可行电复律，奎尼丁可有减少及预防发作的作用。长期治疗应考虑 ICD 治疗。对于不能行 ICD 治疗或 ICD 放电频繁的患者，可应用奎尼丁治疗。氟卡尼可作为次选药物。

6. 某些特殊类型的多形性室性心动过速

（1）伴短联律间期的多形性室性心动过速：伴短联律间期的多形性室性心动过速少见，通常无器质性心脏病，有反复发作晕厥和猝死家族史，可自行缓解。无论单一或诱发多形性室性心动过速的室性期前收缩均有极短联律间期（280~300ms），QT 间期正常。发作室性心动过速时心率可达 250 次 /min，可蜕变为心室颤动。

血流动力学稳定者首选静脉应用维拉帕米终止发作。维拉帕米无效者，可选用静脉心律平或胺碘酮。血流动力学不稳定或蜕变为心室颤动者即刻电复律。口服维拉帕米预防复发。长期治疗建议植入 ICD。

（2）Brugada 综合征：Brugada 综合征是一种常染色体显性遗传性疾病，也存在遗传异质性和可变的外显率。男：女比例为 8∶1，发热、饱餐及大量饮酒易诱发 Brugada 波及室速。主要表现为晕厥或猝死，多在夜间睡眠中发生。患者的窦性心律心电图表现为右束支传导阻滞图形和 V1~V3 导联 J 点上移，J 波形成，下斜型 ST 段、ST 段马鞍形抬高，QT 间期正常，有多形性室性心动过速或心室颤动发作，室性心动过速呈短联律间期。心脏超声等其他检查无异常。钠通道阻滞剂可致症状恶化或揭示 Brugada 波。

Brugada 综合征患者发生多形性室性心动过速伴血流动力学障碍时，首选同步直流电复律。反复发作者静脉应用异丙肾上腺素可减少发作。植入 ICD 是预防心脏性猝死的唯一有效方法。抗心律失常药治疗效果不好。

（3）儿茶酚胺敏感性多形性室性心动过速：儿茶酚胺敏感性多形性室性心动过速是指无器质性心脏病患者在应激情况下发生的多形性室性心动过速，典型者呈双向性室性心动过速，导致发作性晕厥，可进展为心室颤动。多见于青少年，静息心电图正常。

发作伴血流动力学障碍时，首选同步直流电复律。血流动力学稳定者，首选 β 受体阻滞剂。植入 ICD 是预防心脏性猝死的有效方法。

（七）心室颤动 / 无脉性室性心动过速

1. 概述　心室颤动或无脉性室性心动过速是心脏骤停的常见形式。

2. 治疗建议

（1）尽早进行规范的心肺复苏（CPR）。高质量的 CPR 是抢救成功的重要保障。

（2）尽早胸外按压，建立人工循环。在除颤器尚未到位时，先进行胸外按压，按压频率 100~120 次 /min，按压使胸骨下压 5~6cm。

（3）尽早电复律。一旦取得除颤器，立即予以最大能量（双相波 200J，单相波 360J）非同步直流电复律。电复律后立即重新恢复 CPR，直至 5 个周期的按压与通气（30：2）后再判断循环是否恢复，确定是否需再次电复律。

（4）心脏骤停治疗中，CPR 和电复律是首要任务，药物治疗是第二位的。在 CPR 和电复律后，可开始建立静脉通道，考虑药物治疗。

1）实行至少 1 次电复律和 2 分钟 CPR 后心室颤动 / 无脉室性心动过速仍持续时，可静脉应用肾上腺素，之后再次电复律。

2）对 CPR、电复律和肾上腺素无效时，可快速静注胺碘酮，之后再次电复律。

3）在无胺碘酮或不适用时，可用利多卡因。

4）心室颤动或室性心动过速终止后，应进行复苏后处理，并处理心脏骤停的病因及诱因。

（八）室性心动过速／心室颤动电风暴

1. 概述　室性心动过速／心室颤动风暴是指 24 小时内发作≥3 次室性心动过速／心室颤动，需要抗心动过速起搏（ATP）／心脏复律／除颤治疗。大多见于器质性心脏病的患者，包括心肌缺血、心力衰竭、各种类型的心肌损伤及结构异常，亦可见于离子通道病及遗传性心律失常或电解质紊乱、药物应用等。急诊处理流程见图 5-21。

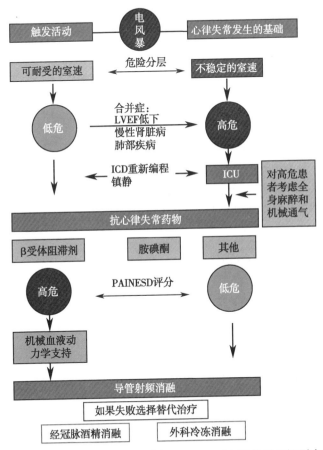

图 5-21　电风暴的急诊处理流程。PAINESD 评分用于识别在导管消融时需要预防性应用器械辅助治疗的高危患者。具体评分细则包括：慢性阻塞性肺疾病 5 分；年龄 >60 岁 3 分；缺血性心肌病 6 分；NYHY 心功能分级Ⅲ～Ⅳ级 6 分；LVEF<25%3 分；有室速／电风暴 5 分；糖尿病史 3 分。低危：≤8 分，中危 9~14 分，高危≥15 分

2. 诊治建议

（1）收住监护室。

（2）若患者已安装 ICD，应调整 ICD 的参数，以便能更好地识别和终止心律失常发作。

（3）纠正诱因、加强病因治疗。约有 10% 的患者存在可逆性诱因，如电解质紊乱、急性缺血、心功能不全或应用致心律失常药物等。

（4）室性心动过速电风暴发作时若血流动力学不稳定，尽快电复律。

（5）抗心律失常药物

1）β 受体阻滞剂可以改善短期预后，在口服剂型基础上加用静脉制剂，可以减少电风暴发作。

2）在 β 受体阻滞剂基础上联合胺碘酮，可终止和预防心律失常发作。

3）胺碘酮无效或不适用时可考虑利多卡因。

4）抗心律失常药物联合治疗，如胺碘酮联合利多卡因。

（6）对持续单形性室性心动过速，频率 <180 次/min 且血流动力学相对稳定者，可植入心室临时起搏电极，行快速心室刺激终止室性心动过速。

（7）应给予镇静、插管等，必要时行冬眠疗法。

（8）机械血流动力学支持（IABP、LVAD、ECMO 等）。

（9）神经调节（胸椎硬膜外麻醉、心脏去交感神经支配）。

（10）尽早考虑导管消融（任何时间都可以，最好在 48 小时内）。

四、缓慢型心律失常

1. 概述　缓慢性心律失常是指窦性心动过缓、窦性静止、窦性变时功能不全、传导阻滞（主要是窦房传导阻滞、房室传导阻滞）等以心率减慢为特征的疾病。轻者可无症状，严重的心动过缓可造成低血压，心绞痛，心力衰竭加重，晕厥前兆或晕厥等血流动力学障碍。有些心动过缓（如三度房室阻滞）可继发 QT 间期延长而发生 TdP，产生心源性脑缺血症状。

2. 诊治建议

（1）积极寻找并治疗可逆性诱因，包括肺栓塞、急性下壁心肌梗死、心肌炎、低血容量、低氧、心脏压塞、张力性气胸、酸中毒、药物过量、体温过低和高钾血症等。

（2）轻度的心动过缓（如心率 50~60 次 /min）若无症状，或仅有轻微症状可观察，不需紧急处理。

（3）症状性心动过缓的药物治疗

1）阿托品可用于窦性心动过缓、窦性停搏、二度 I 型房室传导阻滞。不宜用于二度 II 型房室传导阻滞、三度房室传导阻滞伴室性逸搏心律者。

2）多巴胺、肾上腺素、异丙肾上腺素可用于阿托品无效或不适用的症状性心动过缓患者，也可用于起搏治疗前的过渡。多巴胺可以单独使用，也可以与肾上腺素合用。这些药物可导致心肌氧耗量增加，加重心肌缺血，产生新的快速心律失常，因此合并急性冠状动脉综合征时应慎用。

（4）对症状性心动过缓，应尽早实行起搏治疗。

（5）心室停搏或无脉性电活动为无灌注节律，往往是疾病终末期的表现，应实施心肺复苏。无有效心肺复苏的保证，药物和临时起搏不能发挥作用。

心律失常紧急处理静脉药物一览表见书末折页

（杨艳敏　邵兴慧）

第 8 节　心 力 衰 竭

一、急性心力衰竭

（一）概念

急性心力衰竭（acute heart failure, AHF）是由于心脏结构或功能异常导致心排血量减少，组织低灌注，肺毛细血管楔压增加，组织充血导致的临床综合征。临床上包括新发的 AHF（既往无明确的心功能不全病史）和慢性心力衰竭（chronic heart failure, CHF）急性失代偿。AHF 是真正的急症，需及时诊断和紧急处理，若不能及时治疗，心功能将恶化为失代偿和不可逆，导致心原性休克、多器官功能衰竭和死亡。急性肺水肿院内病死率达 12%，1 年病死率达 40%。患者往往就诊于急诊科，接诊医师及时、准确救治是挽救患者生命的关键并影响预后。

（二）急重症患者的临床表现 / 预警信号

早期表现可有疲乏，运动耐力明显下降，心率比平时增快

15~20 次 /min 等,之后出现劳力性呼吸困难、夜间阵发性呼吸困难等。

急性肺水肿常起病急骤,病情可迅速发展至危重状态。临床表现为突然发作的严重呼吸困难,端坐呼吸,喘息不止,呼吸频率可达 30~50 次 /min,频发咳嗽,咳大量白色泡沫痰,甚或咳粉红色泡沫痰,患者精神紧张,有恐惧感和濒死感,伴有大汗淋漓,烦躁不安。

如进展至心原性休克状态,表现为持续低血压:收缩压 <90 mmHg 或平均动脉压较基础值下降 >30 mmHg,且持续 30min 以上,需要循环支持;伴有组织低灌注状态:表现为皮肤湿冷、苍白和发绀,尿量显著减少[<20 ml/h 或 <0.5 ml/(kg·min)]甚至无尿;意识障碍常表现为烦躁不安、激动焦虑、恐惧、濒死感、神志恍惚、表情淡漠、反应迟钝、意识模糊,甚至昏迷。

(三)诊断

1. **病史询问**　对临床疑似心衰的患者,应详细询问病史:如冠心病、高血压病、心脏瓣膜病、心肌病以及与心脏相关的疾病史。寻找与心衰相关的病因及诱因(表 5-15),结合其特征性表现可初步辨别心衰。

表 5-15　急性心力衰竭常见病因及诱因

1. 原有慢性心衰(如心肌病)失代偿
2. 急性冠脉综合征(acute coronary syndrome,ACS)
(1)心肌梗死 / 不稳定心绞痛伴大范围心肌缺血及缺血性功能障碍
(2)急性心肌梗死的机械并发症
(3)右心室梗死
3. 高血压危象
4. 急性心律失常(室速、室颤、房颤、房扑以及其他室上性心动过速)
5. 瓣膜反流(心内膜炎、腱索断裂及原有瓣膜反流恶化)
6. 严重主动脉瓣狭窄
7. 急性重症心肌炎
8. 心脏压塞

续表

9. 主动脉夹层病变
10. 产后心肌病
11. 非心血管原因
(1)药物治疗未遵医嘱或中断
(2)容量负荷过度
(3)感染,特别是肺炎或败血症
(4)严重脑损伤
(5)大手术
(6)肾功能减退
(7)哮喘
(8)吸毒
(9)酗酒
(10)嗜铬细胞瘤
12. 高心排血量综合征
(1)败血症
(2)甲亢危象
(3)贫血
(4)分流综合征

2. 体格检查　查体两肺底有细湿啰音、干啰音及哮鸣音,左心室增大,心尖搏动弥散,心音低钝,特别是心尖部舒张早期奔马律（S_3 奔马律）、P2 亢进、心动过速的出现往往提示为左心收缩功能不全所致的心力衰竭。

急诊评估要点:

(1)血流动力学是否稳定(血压、心率、节律);

(2)容量状态(容量负荷过重或不足);

(3)循环灌注是否不足(精神状态、四肢温度、脉压差);

（4）是否存在严重的低氧血症(呼吸频率、呼吸力度、肺部啰音)。

3. 实验室检查及影像学检查

(1) AHF 实验室检查(表 5-16)

表 5-16　急性心力衰竭急诊实验室检查项目

血、尿常规	常规检查
D- 二聚体	常规检查
凝血功能	常规检查
CK、CK-MB、cTnT/cTnI	常规检查
动脉血气分析	常规检查
血糖	常规检查
血浆 BNP 或 NT-proBNP	常规检查
肝功能、肾功能、电解质	常规检查(药物治疗重点监测)
血沉、高敏 C 反应蛋白(hs-CRP)	怀疑有炎症感染状态时检查 hs-CRP 对评价急性心力衰竭的预后有一定价值
甲状腺功能	怀疑甲状腺功能异常为病因时检查

(2) 心电图:有基础心脏病的表现,可评价心率、心律、传导,辨别心律失常的类型,初步判断病因,如是否存在左室肥厚以及心肌缺血、心肌梗死等。

(3) X 线胸片:能够快速地反映心脏大小、肺淤血以及肺水肿的情况,是否存在肺部感染以及治疗效果,典型表现为两肺门区大片云雾状阴影或出现 Kerley B 线。

(4) 超声心动图:是一种便捷、快速诊断 AHF 的方法,可以了解心脏结构和功能、瓣膜、心包、急性心肌梗死(acute myocardial infarction,AMI)的机械并发症,测定左心室射血分数(LVEF)、收缩/舒张功能等,间接测量肺动脉压、左右心室充盈压。

(5) 其他选择检查:血管 CT/造影、血流动力学监测、右心导管检查。

4. 诊断

(1) AHF 诊断流程(图 5-22)

(2) 鉴别诊断:主要与支气管哮喘鉴别(表 5-17)。

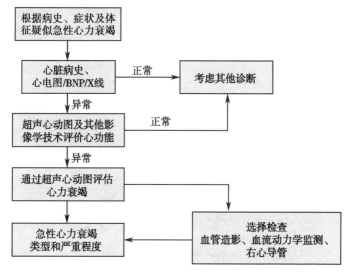

图 5-22　急性心力衰竭诊断流程

表 5-17　急性心力衰竭鉴别诊断

	心原性哮喘	支气管哮喘
病因	高血压、冠心病、瓣膜病等	过敏与哮喘史
症状	常夜间发作，坐起或站起后减轻，咳白色或粉红色泡沫痰	冬春高发，发作前有咳嗽、胸闷
体征	哮鸣音及湿啰音，奔马律	哮鸣音，呼气时限明显延长
胸片	心影增大，肺淤血	心影多正常，肺气肿征
BNP/NT-proBNP	明显升高	一般不高
心电图	左心肥大或心肌梗死、心肌缺血等改变、电轴左偏	正常或右室肥大改变，电轴右偏

　　（3）严重程度分级：既往临床对 AHF 的血流动力学分类多用 Killip 法及 Forrester 法。Killip 法主要根据 AMI 患者的临床表现和胸部 X 线片改变对患者进行分类，分为无心衰、轻度心衰、严重心衰及心原性休克 4 类（表 5-18）。Forrester 法可用于 AMI 或其他原因导

致的 AHF 患者,根据临床表现和有创性血流动力学检测指标,包括外周低灌注和肺充血及肺毛细血管楔压(pulmonary capillary wedge pressure,PCWP)升高、心脏指数(cardiac index,CI)降低等进行分类,分为正常、肺水肿、低血容量及心原性休克 4 类(表 5-19,图 5-23)。

表 5-18　急性心肌梗死的 Killip 法分级

分级	症状与体征
Ⅰ级	无心衰
Ⅱ级	有心衰,两肺中下部有湿啰音,占肺野下 1/2,可闻及奔马律,X 线胸片有肺淤血
Ⅲ级	严重心衰,有肺水肿,细湿啰音遍布两肺(超过肺野下 1/2)
Ⅳ级	心原性休克、低血压(收缩压≤90 mmHg)、发绀、出汗、少尿

表 5-19　急性心力衰竭的 Forrester 法分级

分级	PCWP (mmHg)	CI [L/(min·m²)]	组织灌注状态
Ⅰ级	≤18	>2.2	无肺淤血,无组织灌注不良
Ⅱ级	>18	>2.2	有肺淤血,无组织灌注不良
Ⅲ级	≤18	≤2.2	无肺淤血,有组织灌注不良
Ⅳ级	>18	≤2.2	有肺淤血,有组织灌注不良

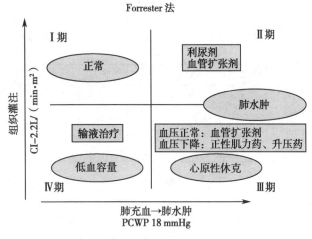

图 5-23　Forrester 法

（四）急性心力衰竭急诊治疗流程（图5-24）

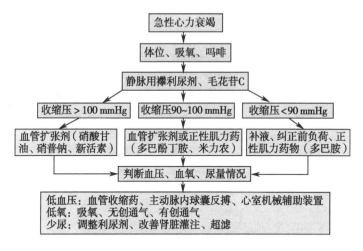

图5-24　急性心力衰竭急诊治疗流程
（中国心力衰竭诊断和治疗指南2014）

1. 治疗目标　改善AHF症状，稳定血流动力学状态，维护重要脏器功能，避免AHF复发，改善远期预后。

2. 一般处理

（1）体位：采取半卧位或端坐位，双腿下垂。

（2）监测心电图、血压、血氧饱和度及出入量。

（3）氧疗：用于明显呼吸困难及低氧血症（尤其指端血氧饱和度<90％）的患者，使患者$SaO_2 \geqslant 95\%$（伴慢性阻塞性肺疾病者$SaO_2 > 90\%$）。必要时可应用无创或有创呼吸机辅助通气。

（4）出入量管理：肺淤血、体循环淤血及水肿明显者应严格限制饮水量和静脉输液速度。无明显低血容量因素（大出血、严重脱水、大汗淋漓等）患者，每天摄入液体量一般宜控制在1500ml以内，不要超过2000ml。保持每天出入量负平衡约500ml，严重肺水肿患者水负平衡1000~2000ml/d，甚至可达3000~5000ml/d，以减少水钠潴留，缓解症状。3~5d后，若肺淤血、水肿明显消退，应减少水负平衡，逐渐过渡到出入量大体平衡。在负平衡下应当注意防止发生低血容量、低钾血症和低钠血症等不良反应。在限水同时，应限制钠摄入量<2g/d。

3. 药物治疗

(1)吗啡(Ⅱa类,C级):通过抑制中枢性交感神经,降低交感神经兴奋,反射性降低外周静脉阻力,减轻心脏前负荷;降低呼吸中枢和咳嗽中枢兴奋性,减慢呼吸和镇咳,松弛支气管平滑肌,改善通气功能,减轻呼吸困难状态;中枢镇静作用能减轻或消除焦虑、紧张、恐惧等反应。

用法:吗啡3~5mg静脉注射,或5~10mg皮下注射,必要时每隔15min重复1次,共2~3次。应密切观察疗效和呼吸抑制的不良反应。其他不良反应常见恶心,如症状明显,可给予止吐剂。

禁忌证:伴有明显和持续低血压、休克、慢性阻塞性肺疾病(COPD)、支气管哮喘、神志障碍及伴有呼吸抑制危重患者禁用吗啡。

(2)毛花苷C(西地兰)(Ⅱa类,C级):通过抑制心肌细胞膜Na^+/K^+-ATP酶,使细胞内Na^+水平升高,促进Na^+-Ca^{2+}交换,使细胞内Ca^{2+}水平增高,从而发挥其正性肌力作用,并可降低交感神经活性,引起负性传导性和负性变频率性作用。

适应证:AHF发作或伴有快速心室率的房颤患者可考虑应用西地兰,能轻度增加心排血量、降低左心室充盈压和改善症状。

用法:每次0.2~0.4mg,用5%葡萄糖稀释后缓慢静脉注射(不少于5min,必要时4~6h后可重复0.2~0.4mg,24h总量不超过1.2~1.6mg。

(3)利尿剂(Ⅰ类,B级):作用于肾小管,抑制肾小管特定部位钠或氯的重吸收,促进钠、水排泄,遏制钠水潴留,减轻外周和内脏水肿,减轻肺淤血、肺水肿,从而缓解心力衰竭症状,提高运动耐量;减少静脉回心血量,减轻心脏前负荷,降低血管壁张力,减轻心脏后负荷,从而改善心脏功能。

适应证:适用于AHF伴肺循环和(或)体循环明显淤血及容量负荷过重的患者。利尿剂是唯一能充分控制和有效消除液体潴留的药物,是AHF治疗的一线药物,合理使用利尿剂是各种有效治疗心力衰竭措施的基础。

常用药物种类及用法(表5-20):

表 5-20　AHF 时常用利尿剂的剂量及用药方法

液体潴留的严重程度	利尿剂	剂量 (mg)	用药方法	备注
中度	呋塞米 (furosemide)，或	20~40	口服或	根据临床症状选择
	布美他尼 (bumetanide)，或	0.5~1.0	静脉注射	根据临床反应逐步增加剂量
	托拉塞米 (torasemide)	10~20		监测钾、钠、肌酐和血压
				比大剂量弹丸给药效果好
重度	呋塞米静推	40~100	静脉给药	
	或呋塞米滴注，	5~40mg/h	-	
	或布美他尼，	1~4	口服或静脉	
	或托拉塞米	20~100		
祥利尿剂抵抗	加用氢氯噻嗪 (HCTZ)	25~50	bid	与祥利尿剂联合应用比单一大剂量应用祥利尿剂效果好
	或美托拉宗 (metolazone)	2.5~10	qd	如肌酐清除率 <30ml/min，美托拉宗更有效
	或螺内酯 (spironolactone)	25~50	qd	如患者没有肾功能衰竭，血清钾正常或偏低，螺内酯是最佳选择
有碱中毒时	乙酰唑胺 (acetazolamide)	0.5	静脉注射	
对祥利尿剂和噻嗪类利尿剂抵抗	加用多巴胺以扩张肾动脉，或给予正性肌力药物多巴酚丁胺			如并存肾功能衰竭，考虑超滤或血液透析
利尿剂抵抗伴低 Na^+ 血症	托伐普坦	7.5~15	qd	

副作用及不良反应：长期大剂量使用利尿剂可能会造成一些副作用或不良反应，主要包括以下几点：电解质丢失较常见，如低钾血症、低镁血症、低钠血症等；低血容量和氮质血症；神经内分泌系统激活；糖脂代谢紊乱（噻嗪类利尿剂）；高尿酸血症；神经性耳聋（襻利尿剂）。

（4）血管扩张剂：可以降低左、右心室充盈压和全身血管阻力，降低收缩压，从而减轻心脏负担。但目前没有证据表明血管扩张剂可以改善患者预后。

应用指征：此类药物可用于 AHF 早期阶段。收缩压水平是评估此类药物是否适宜的重要指标。收缩压 >110mmHg 的患者可安全使用；收缩压在 90~110mmHg，应谨慎使用；收缩压 <90mmHg，禁忌使用，因可能增加 AHF 患者的病死率。

血管扩张剂使用剂量及副作用（表 5-21）。

表 5-21 急性心力衰竭常用血管扩张剂剂量及副作用

血管扩张剂	指征	剂量	主要副作用	其他
硝酸甘油	急性心力衰竭	静滴：起始 5~10μg/min，每 5~10min 递增一次，最大量 100~200μg/min；喷雾：400μg，每 10~15min 一次；舌下含服：每次 0.3~0.6mg	低血压	持续使用可产生耐药性
二硝酸异山梨酯	急性心力衰竭（血压正常或增高）	静滴：5~10mg/h，舌下含服：每次 2.5mg	低血压，头痛	持续使用可产生耐药性
硝普钠	高血压危象，急性心力衰竭	静滴：开始 10μg/min，可增至 50~250μg/min；疗程 <72h	低血压，氰酸盐中毒	具有光敏性

血管扩张剂	指征	剂量	主要副作用	其他
乌拉地尔	急性心力衰竭，严重高血压	静滴：100~400μg/min，可逐渐增量，伴严重高血压时，缓慢静注12.5~25.0mg	偶有直立性低血压	
重组人BNP（奈西立肽或新活素）	急性失代偿性心力衰竭	静注：负荷量1.5~2.0μg/kg（慢推），继以0.0075~0.015μg/(kg·min)疗程3~7d	低血压	

（5）正性肌力药

应用指征：适用于低心排血量综合征，如伴症状性低血压（收缩压≤90mmHg）或心排血量降低伴循环淤血患者，可缓解组织低灌注所致的症状，保证重要脏器的血液供应。

药物种类及用法（表5-22）：常见的静脉正性肌力药物主要有3类：β肾上腺素能激动剂，如多巴胺、多巴酚丁胺；磷酸二酯酶抑制剂，如米力农；钙离子增敏剂，如左西孟旦。

表5-22 急性心力衰竭正性肌力药物种类及用法

药物	弹丸给药	静脉滴注给药
多巴酚丁胺	无	2~20μg/(kg·min)
多巴胺	无	<3μg/(kg·min)肾脏效应 3~5μg/(kg·min)正性肌力 >5μg/(kg·min)血管加压药
米力农	25~75μg/kg，10~20min以上	0.375~0.75μg/(kg·min)
依诺昔酮（enoximone）	0.25~0.75mg/kg	1.25~7.5μg/(kg·min)

续表

药物	弹丸给药	静脉滴注给药
左西孟旦	12~24μg/kg,10min 以上	0.1μg/(kg·min),可减至 0.05μg/(kg·min)或增至 0.2μg/(kg·min)
去甲肾上腺素	无	0.2~1.0μg/(kg·min)
肾上腺素	复苏时,可静脉弹丸给药 1mg,3~5min 后可重复给药,不主张气管内给药	0.05~0.5μg/(kg·min)

4. 非药物治疗 以水钠潴留为主要表现的 AHF 患者,经药物治疗症状难以缓解,可进行持续肾脏替代治疗或超滤治疗;对部分难治性 AHF 患者,有条件的医院可应用主动脉内球囊反搏(IABP)、体外膜肺、心室辅助装置。心脏移植作为终末期心力衰竭的一种重要治疗方式,主要适用于严重心功能损害或依赖静脉正性肌力药物,而无其他可选择治疗方法的重度心力衰竭患者。对于有适应证的患者,其可显著增加患者的生存率,改善其运动耐量和生活质量。

总结语:

对 AHF 患者作出临床评估应包括:基础心血管疾病,AHF 发生的诱因,病情的严重程度和分级,并估计预后以及治疗的效果等。评估应多次、动态进行,以调整治疗方案,且应强调个体化治疗。治疗目标在于改善 AHF 症状,稳定血流动力学状态,维护重要脏器功能,避免 AHF 复发,改善远期预后。

二、慢性心力衰竭

(一)概念

慢性心力衰竭(chronic heart failure,CHF)具有复杂多变的临床表现,主要症状是呼吸困难和乏力,运动耐力下降,液体潴留,进一步能够导致肺淤血和外周水肿。慢性与急性心力衰竭是一个相对的概念,临床上没有截然的区分,表现是一个"症状谱"的特点。在慢性心力衰竭的病程中,随时会在各种诱发因素的作用下而急性加重,特别是一些严重的慢性心力衰竭患者,时常会急性失代偿而需要住院治疗。

（二）急重症患者的临床表现 / 预警信号

呼吸困难是心力衰竭患者主观感觉到的重要临床症状，表现为劳力性呼吸困难、端坐呼吸、咳嗽和夜间阵发性呼吸困难。

劳力性呼吸困难是患者早期出现的症状，需要比较个体对原有运动的耐受性是否有进行性下降。其他一些原因，如劳力性心绞痛、肺气肿、肺栓塞、间歇性跛行、骨关节炎等时，常常限制了患者的运动，患者可能无劳力性呼吸困难的症状。

端坐呼吸是心力衰竭患者加重时的症状，表现为从高枕卧位开始到直背坐位才能缓解呼吸困难症状的渐进过程。其发生机制可能是在卧位时血液自周围循环逐渐汇集到心脏，左心不能及时将右心大量回流的血液泵出，引起肺静脉及毛细血管压力进一步升高，引起了间质性肺水肿，气道阻力增加，肺顺应性下降，从而引起呼吸困难的表现。有些患者表现为限制于一侧的侧卧体位，是端坐呼吸的一种表现形式，称为转卧呼吸。

咳嗽是心力衰竭患者的常见症状之一，多在活动后或平卧时发生，其主要原因是肺淤血、支气管黏膜充血，刺激引起咳嗽。多为干咳，严重时可以是咳白色或粉红色泡沫痰或咯血。轻症患者在终止活动后稍事休息，或由平卧位转坐位 / 立位，或心力衰竭纠正后咳嗽可以缓解。

夜间阵发性呼吸困难是休息时发作的呼吸困难，主要表现为睡眠中突然憋气而醒，伴有喘息、出汗、紧张焦虑和窒息感，坐起后半小时许可逐渐缓解。

（三）诊断检查

1. 病史询问　CHF 患者评估自完整的病史起始，着眼在高血压、糖尿病、血脂异常、心脏瓣膜病、血管疾病、风湿热、纵隔放射治疗、睡眠呼吸障碍、接触(受)心脏毒性制剂(包括乙醇、违禁毒品或化疗)、甲状腺异常、嗜铬细胞瘤或肥胖。血管病、猝死、肌病或心肌病、传导系统疾病和心律失常的家族史也非常重要。主要目的在于寻找与心力衰竭相关的病因及诱因。其次关注患者目前主要心力衰竭相关症状(呼吸困难、活动耐力减退、水肿)，评估 CHF 患者的临床状态。

2. 体格检查　心脏检查可发现心脏增大、心脏杂音或第三心音等。查体须关注 CHF 患者近期体重变化、体位性血压变化、颈静脉扩张的程度和对腹压变化的反应、脏器充血及其严重程度(肺啰音或肝脏肿大)以及外周水肿的程度。

最为可靠的容量负荷过度的体征是颈静脉怒张。肝颈静脉回流征、外周水肿的患者也应考虑容量负荷过度。

多数 CHF 患者并没有肺部啰音，甚至见于晚期心力衰竭左侧充盈压显著升高的患者。肺部啰音常反映心力衰竭快速出现，而非容量负荷过度，许多 CHF 患者有血管内容量增加，却缺乏外周水肿和肺部啰音。

当心排血量显著下降或突然下降时，临床出现非常明显的低灌注征象。心排血量显著降低的线索为脉压减小、四肢凉、精神萎靡、陈 - 施氏呼吸、静息时心动过速以及血尿素氮不适当升高等。

3. 实验室检查及影像学检查

（1）常规检查：血常规、尿常规、血生化（电解质、肝肾功能）和心肌损伤标记物（CK、CK-MB、cTnT/cTnI）、BNP/NT-proBNP。

（2）心电图：可提供既往心肌梗死的依据，提供左室肥厚、心脏传导异常和心律失常等信息。

（3）胸部 X 线：用于判断心脏增大的程度和肺淤血，并可检出肺部疾病。

（4）超声心动图：心力衰竭患者的超声检查应明确：①左室射血分数（LVEF）保存还是下降；②左室结构是否异常；③是否有瓣膜、心包或右室异常。多普勒超声可获得无创性血流动力学数据。

（5）CHF 的特殊检查

1）心脏磁共振成像（CMR）和计算机体层成像（CT）：在评价心脏大小和心脏质量，诊断右心室发育不全和识别心包疾病以及评估心脏功能和室壁运动方面有很大优势。CMR 可用于鉴别存活心肌和瘢痕组织。

2）冠状动脉造影：适用于有心绞痛、心肌梗死或心脏停搏史的患者，也可鉴别缺血性或非缺血性心肌病。

3）核素心室造影及核素心肌灌注和（或）代谢显像：前者可准确测定左心室容量、LVEF 及室壁运动。后者可诊断心肌缺血和心肌存活力情况，并对鉴别扩张型心肌病或缺血性心肌病有一定帮助。

4）负荷超声心动图：运动或药物负荷试验可检出是否存在可诱发的心肌缺血及其程度，并确定心肌是否存活。

5）心内膜心肌活检：明确特殊病因的心肌病及心肌炎，还可用于诊断血色病、心内膜弹力纤维增生症、Loeffler 综合征和巨细胞心肌炎等,也可用于评价肿瘤患者持续蒽环类药物治疗的危险性,特别是联合心室功能影像学一起评估。其活检结果有助于治疗决策的决定和预后的改善。

6)血流动力学监测:PiCCO、右心导管检查等。有创血流动力学监测主要用于严重威胁生命,对治疗反应差的泵衰竭患者,或需对呼吸困难和低血压休克作鉴别诊断的患者。详见第3章第9节心内膜心肌活检。

7)心脏不同步检查:心力衰竭常并发心脏传导异常,导致房室、室间和(或)室内运动不同步,心脏不同步可严重影响左室收缩功能。通常用超声心动图来评估。

4. 病情严重程度评估

(1)心功能状态评估:ACC/AHA 的心力衰竭分期(表 5-23)和纽约心功能分级(NYHA 分级)(表 5-24)。

ACC/AHA 的心力衰竭分期的意义在于早期识别发生心力衰竭的危险因素和心脏结构改变,力争在出现心功能不全和心力衰竭症状前及早干预,降低心力衰竭发病率和病死率。

NYHA 分级是基于患者的临床症状与全身功能状态来对心脏病患者进行心功能分级,适用的对象是已经有心脏疾病的患者。其最大优点是临床实用性强,但与心脏实际的功能状态并非始终呈良好的相关。

表 5-23 ACC/AHA 的心力衰竭分期

阶段	定义
A(前心力衰竭阶段)	患者为心力衰竭高危人群,尚无心脏结构或功能异常,也无心衰症状和(或)体征
B(前临床心力衰竭阶段)	患者从无心力衰竭症状和(或)体征,但已发展成结构性心脏疾病
C(临床心力衰竭阶段)	患者已有基础的结构性心脏疾病,以往或目前有心力衰竭症状和(或)体征
D(难治性终末期心力衰竭阶段)	患者有进行性结构性心脏疾病,虽经积极的内科治疗,休息时仍有症状,且需要特殊干预

表5-24　NYHA心功能分级

分级	症状
Ⅰ	活动不受限,日常体力活动不引起明显的气促、疲乏或心悸
Ⅱ	活动轻度受限,休息时无症状,日常活动可引起明显的气促、疲乏或心悸
Ⅲ	活动明显受限,休息时可无症状,轻于日常活动即引起明显的气促、疲乏或心悸
Ⅳ	休息时也有症状,稍有体力活动症状即加重。任何体力活动均会引起不适。 如无需静脉给药,可在室内或床边活动者为Ⅳa级;不能下床并需静脉给药支持者为Ⅳb级

（2）血浆 BNP/NT-proBNP 的诊断价值：BNP>100pg/ml 提示心力衰竭。大多数心原性呼吸困难患者的 BNP 在 400pg/ml 以上。BNP<100pg/ml 时不支持心力衰竭；BNP 在 100~400pg/ml 还应考虑其他原因,如肺栓塞、COPD、心力衰竭代偿期等。

NT-proBNP<300pg/ml 为正常,可排除心力衰竭,其阴性预测值为99%。50 岁以上的成人,血浆 NT-proBNP≥900pg/ml 诊断心力衰竭的敏感性和特异性分别为 91% 和 80%。肾功能不全,肾小球滤过率（GFR）<60ml/min 时 NT-proBNP≥1200pg/ml 诊断心力衰竭的敏感性和特异性分别为 85% 和 88%。

（3）6 分钟步行试验：用于评定患者的运动耐力。6 分钟步行距离 <150 米为重度心衰,150~450 米为中度心衰,>450 米为轻度心衰。

（4）心肺运动试验：运动峰值氧耗量（pVO$_2$）可用来确定需要心脏移植的患者,还可帮助制定心力衰竭患者的运动康复计划。

（四）治疗流程

1. 治疗目标　CHF 的治疗目标主要是控制或减少其急性失代偿,改善患者的生活质量,并降低猝死发生率。

2. 一般治疗

（1）去除诱发因素。

（2）监测体重：每日测定体重,以早期发现液体潴留非常重要。

（3）调整生活方式：包括限钠、限水、营养调节、休息及适度运动、康复训练、心理及精神科治疗等。

（4）氧疗：氧疗可用于 AHF,对 CHF 并无指征。对心力衰竭伴夜间睡眠呼吸障碍者,夜间给氧可减少低氧血症发生。

3. 射血分数减低心力衰竭 HF-rEF 药物治疗(图 5-25)

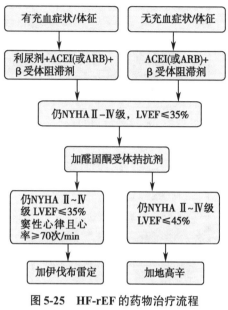

图 5-25　HF-rEF 的药物治疗流程
(中国心力衰竭诊断和治疗指南 2014)

(1)利尿剂:利尿剂通过抑制肾小管特定部位钠或氯的重吸收,消除心衰时的水钠潴留。在利尿剂开始治疗后数天内就可降低颈静脉压,减轻肺淤血、腹水、外周水肿和体重,并改善心功能和运动耐量。

1)适应证:有液体潴留证据的所有心力衰竭患者均应给予利尿剂。

2)应用方法(表 5-25):常从小剂量开始,逐渐增加剂量直至尿量增加。一旦症状缓解、病情控制,即以最小有效剂量长期维持。常用的利尿剂有襻利尿剂和噻嗪类利尿剂。首选襻利尿剂,如呋塞米或托拉塞米,特别适用于有明显液体潴留或伴有肾功能受损的患者。噻嗪类仅适用于有轻度液体潴留、伴有高血压而肾功能正常的心力衰竭患者。新型利尿剂托伐普坦是血管加压素 V2 受体拮抗剂,具有仅排水不利钠的作用,伴顽固性水肿或低钠血症者疗效更显著。

表 5-25　慢性心力衰竭常用利尿剂及其剂量

药物	起始剂量	每天最大剂量	每天常用剂量
襻利尿剂			
呋塞米	20~40mg,每日1次	120~160mg	40~80mg
布美他尼	0.5~1.0mg,每日1次	6~8mg	1~4mg
托拉塞米	10mg,每日1次	100mg	10~40mg
噻嗪类利尿剂			
氢氯噻嗪	12.5~25.0mg,每日1~2次	100mg	25~50mg
美托拉宗	2.5mg,每日1次	20mg	2.5~10mg
吲达帕胺	2.5mg,每日1次	5mg	2.5~5mg
保钾利尿剂			
阿米洛利	2.5mg[a]/5mg[b],每日1次	20mg	5~10mg[a]/10~20mg[b]
氨苯蝶啶	25mg[a]/50mg[b],每日1次	200mg	100mg[a]/200mg[b]
新型利尿剂			
托伐普坦	7.5~15mg,每日1次	30mg	15mg

a:与 ACEI 类(或)ARB 类药物合用时的剂量;b:不与 ACEI 类(或)ARB 类药物合用时的剂量

3)不良反应:电解质丢失较常见,如低钾血症、低镁血症、低钠血症。利尿剂的使用可激活内源性神经内分泌系统,特别是肾素血管紧张素醛固酮系统和交感神经系统,故应与 ACEI 或 ARB 以及 β 受体阻滞剂联用。

(2)β 受体阻滞剂:长期应用能延缓或逆转心肌重构,并能显著降低 CHF 猝死率。

1)适应证:结构性心脏病,伴 LVEF 值下降的无症状心力衰竭患者,无论有无心肌梗死,均可应用,有助于预防发生心力衰竭。有症状或曾经有症状的 NYHA Ⅱ~Ⅲ级、LVEF 值下降、病情稳定的 CHF 患者必须终身应用,除非有禁忌证或不能耐受。NYHA Ⅳa 级心力衰竭患者在严密监护和专科医师指导下也可应用。

2)禁忌证:伴二度及以上房室传导阻滞,活动性哮喘和气道高反应患者禁用。

3)应用方法:推荐应用美托洛尔、比索洛尔或卡维地洛,这3种药物均有改善患者预后的证据。β 受体阻滞剂治疗心力衰竭要达到目标剂量或最大可耐受剂量(表 5-26)。起始剂量宜小,每隔 2~4 周剂量递增 1 次,滴定的剂量及过程需个体化。静息心率是评估心脏β 受体有效阻滞的指标之一,通常心率降至 55~60 次 /min 的剂量为β 受体阻滞剂应用的目标剂量或最大可耐受剂量。

表 5-26 慢性心力衰竭应用 β 受体阻滞剂初始及目标剂量

药物	初始剂量	目标剂量
琥珀酸美托洛尔	11.875~23.750mg,每日 1 次	142.5~190.0mg,每日 1 次
比索洛尔	1.25mg,每日 1 次	10mg,每日 1 次
卡维地洛	3.125~6.250mg,每日 2 次	25~50mg,每日 2 次
酒石酸美托洛尔	6.25mg,每日 2~3 次	50mg,每日 2~3 次

(3)ACEI:ACEI 被证实能降低心力衰竭患者病死率,也是循证医学证据积累最多的药物,被公认是治疗心力衰竭的基石和首选药物。

1)适应证:所有 LVEF 值下降的心力衰竭患者都必须且终身使用,除非有禁忌证或不能耐受。

2)禁忌证:曾发生致命性不良反应,如喉头水肿、无尿性肾功能衰竭或妊娠妇女。以下情况慎用:双侧肾动脉狭窄,血肌酐 >265.2μmol/L(3mg/dl),血钾 >5.5mmol/L,伴症状性低血压(收缩压 <90mmHg),左心室流出道梗阻(如主动脉瓣狭窄,肥厚型梗阻性心肌病)等。

3)应用方法(表 5-27):从小剂量开始,逐渐递增,直至达到目标剂量,一般每隔 1~2 周剂量倍增一次。滴定剂量及过程需个体化。调整到合适剂量应终身维持使用,避免突然撤药。

表 5-27 慢性射血分数减低心力衰竭应用的 ACEI 剂量

药物	起始剂量	目标剂量
卡托普利	6.25mg,每日 3 次	50mg,每日 3 次
依那普利	2.5mg,每日 2 次	10mg,每日 2 次
福辛普利	5mg,每日 1 次	20~30mg,每日 1 次
赖诺普利	5mg,每日 1 次	20~30mg,每日 1 次
培哚普利	2mg,每日 1 次	4~8mg,每日 1 次
雷米普利	2.5mg,每日 1 次	10mg,每日 1 次
贝那普利	5mg,每日 1 次	20~30mg,每日 1 次

（4）ARB

1）适应证：基本与 ACEI 相同，此类药物与 ACEI 相比，不良反应（如干咳）少，极少数患者也会发生血管性水肿。推荐用于不能耐受 ACEI 的患者。

2）禁忌证：与 ACEI 相似，如可能引起低血压、肾功能不全和高血钾等；开始应用及改变剂量的 1~2 周内应监测血压（包括不同体位血压）、肾功能和血钾。

3）应用方法（表 5-28）：小剂量起用，逐步将剂量增至目标推荐剂量或可耐受的最大剂量。

表 5-28 治疗慢性射血分数减低心力衰竭的 ARB 及其剂量

药物	起始剂量	目标剂量
坎地沙坦	4mg，每日 1 次	32mg，每日 1 次
缬沙坦	20~40mg，每日 1 次	80~160mg，每日 2 次
氯沙坦	25mg，每日 1 次	100~150mg，每日 1 次
厄贝沙坦	75mg，每日 1 次	300mg，每日 1 次
替米沙坦	40mg，每日 1 次	80mg，每日 1 次
奥美沙坦	10mg，每日 1 次	20~40mg，每日 1 次

（5）血管紧张素受体脑啡肽酶抑制剂（ARNI）

1）适应证：用于射血分数降低的 CHF（NYHA Ⅱ~Ⅳ级，LVEF≤40%）成人患者，降低心血管死亡和心力衰竭住院的风险；代替 ACEI 或 ARB，与其他心力衰竭治疗药物合用。

2）应用方法：起始剂量为每次 50~100mg，每天 2 次。根据患者耐受情况，ARNI 剂量应该每 2~4 周倍增一次，直至达到每次 200mg，每天 2 次的目标维持剂量。

3）禁忌证：由于与 ACEI 合用时存在血管性水肿的潜在风险，禁止 ARNI 与 ACEI 合用。如果从 ACEI 转换成 ARNI，必须在停止 ACEI 治疗至少 36h 之后才能开始应用 ARNI。禁用于存在 ACEI 或 ARB 治疗相关的血管性水肿既往病史的患者。在 2 型糖尿病患者中，禁止 ARNI 与阿利吉仑合用。禁用于重度肝功能损害、胆汁性肝硬化和胆汁淤积、中期和晚期妊娠患者。

（6）醛固酮受体拮抗剂：CHF 患者心室醛固酮生成及活化增加，且与心力衰竭严重程度成正比。长期应用 ACEI 或 ARB 时，起初醛固酮降低，随后即出现"逃逸现象"。因此，加用醛固酮受体拮抗剂，可抑制醛固酮的有害作用，对心力衰竭患者有益。

1）适应证：LVEF≤35%、NYHA Ⅱ~Ⅳ级的患者；已使用 ACEI（或 ARB）和 β 受体阻滞剂治疗，仍持续有症状的患者（Ⅰ类，A 级）；AMI 后、LVEF≤40%，有心力衰竭症状或既往有糖尿病史者（Ⅰ类，B 级）。

2）应用方法：螺内酯不推荐用大剂量。初始剂量 10~20mg、每日 1 次，目标剂量 20mg，每日 1 次。依普利酮，初始剂量 12.5mg、每日 1 次，目标剂量 25~50mg，每日 1 次。

注意事项：血钾 >5.0mmol/L、肾功能受损者［肌酐 >221μmol/L 或 >2.5mg/dl，或估算的肾小球滤过率（eGFR）<30ml/(min·1.73m^2)］应避免应用。避免使用非甾体类抗炎药和环氧化酶 -2 抑制剂，尤其是老年人。螺内酯可引起男性乳房增生症，为可逆性，停药后消失。依普利酮不良反应少见。

（7）地高辛：洋地黄类药物通过抑制衰竭心肌细胞膜 Na^+ / K^+-ATP 酶，使细胞内 Na^+ 水平升高，促进 Na^+-Ca^{2+} 交换，提高细胞内 Ca^{2+} 水平，发挥正性肌力作用。地高辛对心力衰竭患者总病死率的影响为中性。心力衰竭伴快速心室率房颤患者，地高辛可减慢心室率。

1）适应证：适用于慢性 HF-rEF 已应用利尿剂、ACEI（或 ARB）、β 受体阻滞剂和醛固酮受体拮抗剂，LVEF≤45%，仍持续有症状的患者，伴有快速心室率的房颤患者尤为适合。

2）应用方法：用维持量 0.125~0.25mg/d，老年或肾功能受损者剂量减半。控制房颤的快速心室率，剂量可增加至 0.375~0.50mg/d。应严格监测地高辛中毒等不良反应及药物浓度。

（8）伊伐布雷定：该药是心脏窦房结起搏电流（If）的一种选择性特异性抑制剂，降低窦房结放放冲动的频率，从而减慢心率。由于心率减缓，舒张期延长，冠状动脉血流量增加，可产生抗心绞痛和改善心肌缺血的作用。可降低心血管死亡或心衰住院风险，提高患者左心室功能和改善生活质量。

1）适应证：适用于窦性心律的射血分数减低的 CHF 患者。使用 ACEI（或 ARB）、β 受体阻滞剂、醛固酮受体拮抗剂，已达到推荐剂量或最大耐受剂量，心率仍然≥70 次 /min，并持续有症状（NYHA Ⅱ~Ⅳ级）可加用伊伐布雷定（Ⅱa 类，B 级）。不能耐受 β 受体阻滞剂、心率≥70 次 /min 的有症状患者，也可使用伊伐布雷定（Ⅱb 类，C 级）。

2）应用方法：起始剂量 2.5mg，每日 2 次，根据心率调整用量，最大剂量 7.5mg，每日 2 次，患者静息心率宜控制在 60 次 /min 左右，不宜低于 55 次 /min。

3）不良反应：心动过缓、光幻症、视力模糊、心悸、胃肠道反应等，均少见。

4. 射血分数减低心力衰竭（HF-rEF）非药物治疗（图 5-26）

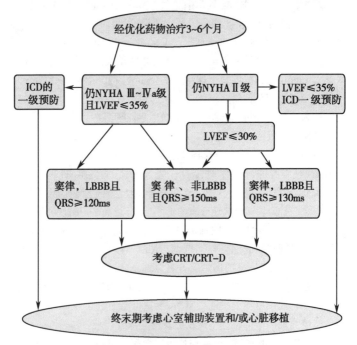

图 5-26　HF-rEF 的非药物治疗流程
（中国心力衰竭诊断和治疗指南 2014）

（1）心脏再同步化治疗（CRT）。

（2）植入式心脏转复除颤起搏器 (ICD)。

（3）心室辅助装置和（或）心脏移植。

5. 射血分数保留心力衰竭（HF-pEF）诊断及治疗　HF-pEF 通常被称为舒张性心力衰竭，是由于左心室舒张期主动松弛能力受损和心肌顺应性降低、僵硬度增加，导致左心室在舒张期充盈受损，左心室舒张末期压增高而发生的心力衰竭。易患人群大多为老年患者、女性，心力衰竭的病因为高血压或既往有长期高血压史，部分患者可伴糖尿病、肥胖、房颤等。

诊断标准为：①有典型心力衰竭的症状和体征；②LVEF正常或轻度下降（≥45%），且左心室不大；③有相关结构性心脏病存在的证据（如左心室肥厚、左心房扩大）和（或）舒张功能不全；④超声心动图检查无心瓣膜病，并可排除心包疾病、肥厚型心肌病、限制型心肌病等。BNP和（或）NT-proBNP测定有参考价值，但尚有争论。

HF-pEF的临床研究均未能证实对HF-rEF有效的药物如ACEI、ARB、β受体阻滞剂等可改善HF-pEF患者的预后和降低病死率。所以主要针对HF-pEF的症状、并存疾病及危险因素，采用综合性治疗。

（1）积极控制血压：降压药优选β受体阻滞剂、ACEI或ARB。目标血压宜低于单纯高血压患者的标准，即收缩压<130/80mmHg。

（2）应用利尿剂：消除液体潴留和水肿十分重要，可缓解肺淤血，改善心功能。

（3）控制和治疗其他基础疾病和合并症：积极治疗糖尿病和控制血糖。肥胖者要减轻体重。控制慢性房颤的心室率，可使用β受体阻滞剂或非二氢吡啶类CCB（地尔硫䓬或维拉帕米）。伴左心室肥厚者，为逆转左心室肥厚和改善左室舒张功能，可用ACEI、ARB、β受体阻滞剂等。不推荐使用地高辛。

（4）血运重建治疗：由于心肌缺血可以损害心室的舒张功能，冠心病患者如有症状或可证实存在心肌缺血，应作冠状动脉血运重建。

总结语：

CHF治疗的最终目标是缓解症状，预防发生慢性心力衰竭急性失代偿，减少再住院率，提高患者的生活质量，改善预后。现有的循证医学证据主要集中于HF-rEF，老年心力衰竭以及HF-pEF患者治疗相关循证证据较少。另外，CHF作为一个复杂的临床综合征，不同的病因、不同的疾病阶段、不同的个体、不同的年龄段，患者的诊断治疗不同。因此，在诊治过程中要更加强调疾病个体化诊治的特点，一定要以患者为中心，在循证医学证据和诊疗指南的原则指导下，根据患者个体化的病情与个体化的体质等因素，选择适合个体的诊治方案。

三、右心衰竭

（一）概念

右心衰竭是指因心血管系统任何结构或功能异常导致右心室充盈或射血功能受损的临床病理生理综合征。右心衰竭可单独存在,也可与左心衰竭并存。右心功能不全可表现为右心室收缩或舒张功能障碍。各种心血管疾病引起的左心衰竭均可发生右心衰竭,右心衰竭是左心衰竭不良预后的独立预测因素。右心衰竭病因(表5-29)不同、个体遗传背景不同,预后存在差异。

表5-29 右心衰竭常见病因

压力超负荷	左心衰竭
	肺动脉栓塞
	其他原因所致肺动脉高压
	肺动脉瓣、肺动脉狭窄
	解剖异常的右心室
容量超负荷	三尖瓣、肺动脉瓣反流
	房间隔缺损
	主动脉窦破入右房
	冠状动脉瘘
心肌缺血及梗死	右室心肌梗死
心肌本身病变	致心律失常性右室心肌病
	限制型心肌病
	脓血症
流入受限	三尖瓣狭窄
	上腔静脉狭窄
复杂先天性缺陷	埃布斯坦畸形
	法洛四联症
	大动脉转位
	右室双出口合并二尖瓣闭锁
心包疾病	缩窄性心包炎

(二)急重症患者的临床表现/预警信号(征象)

主要是体循环静脉压升高及液体潴留所导致的症状。长期胃肠道淤血,可引起食欲缺乏、腹胀、恶心、呕吐、便秘及上腹疼痛症状;肾脏淤血引起肾功能减退,夜尿增多;肝淤血肿大,肝被膜被扩张,右上腹饱胀不适,肝区疼痛,长期肝淤血,可引起心原性肝硬化。液体潴留表现为外周水肿、腹水、全身性水肿。

劳力性呼吸困难也是常见的症状之一。继发于左心衰竭的右心衰竭患者,左心衰竭本身可导致劳力性呼吸困难。由于分流性先天性心脏病或肺部疾病所致的单纯性右心衰竭患者也可出现明显的呼吸困难。

（三）诊断检查

1. 病史询问　应详细询问可能导致右心衰竭的病因。其中最重要的是存在左心衰竭、肺动脉高压（包括 COPD 所致）、右室心肌病变[包括右心室梗死和致心律失常性右室心肌病（ARVC）等]、右侧瓣膜病变以及某些先天性心脏病。

2. 体格检查

（1）心脏体征：呈右心/全心扩大、相对性三尖瓣关闭不全杂音。有时可闻及右心第三心音。肺动脉高压时 P2 分裂、亢进。如果出现肺动脉反流，胸骨左缘可闻及低音调持续时间长短不一的递减型舒张期杂音。

（2）肝颈静脉回流征。

（3）淤血性肝大和压痛。

（4）水肿：首先出现在足、踝、胫骨前，向上延及全身，发展缓慢。晚期可出现全身性、对称性凹陷性水肿。

（5）胸腔积液和腹水：一般以双侧胸腔积液多见，常以右侧胸腔积液量较多。腹水多发生在病程晚期，多与心原性肝硬化有关。

（6）其他：发绀、心包积液、脉压降低或奇脉等。

3. 实验室检查及影像学检查

（1）常规检查：血常规、尿常规、血生化（电解质、肝肾功能）和心肌损伤标记物（CK、CK-MB、cTnI/cTnT）、BNP/NT-proBNP。

（2）心电图：根据右心衰竭病因的不同，心电图表现不完全相同。主要表现为窦性心动过速，Ⅲ、aVF、V1~V4 导联 T 波倒置，不完全或完全右束支传导阻滞，电轴右偏，右心肥厚，V1 导联 Qr 波，Ⅰ、aVL 导联 S 波 >0.15mV，Ⅲ、aVF 导联 Q 波，顺钟向转位，肢体导联低电压，心房颤动，房性及室性期前收缩等心律失常。V1 导联及右侧胸导联 R 波消失及 ST 段抬高提示右室心肌梗死。

（3）胸部 X 线：与右心衰竭相关的胸部 X 线表现：右室扩大，胸骨后间隙变小；右房增大；下腔静脉扩张；胸腔或心包积液；还可有肺动脉高压的 X 线表现，如近端肺动脉扩张及远端分支纤细，肺动脉段凸出等。

（4）超声心动图：是筛查右心衰竭病因及评估右心功能的快速、有效的方法，可帮助诊断肺动脉高压、瓣膜病、先天性心脏病、左心疾病及心包疾病。与右心衰竭相关的超声心动图形态学表现包括右室扩张及运动减弱、右室肥厚、右房扩大、室间隔矛盾运动、肺动脉扩张、深吸气时下腔静脉塌陷消失及心包积液。

（5）其他选择检查：放射性核素检查、CMR 检查、血管 CT/ 造影、右心导管检查。

4. 诊断 右心衰竭诊断标准如下：①存在可能导致右心衰竭的病因；②存在右心衰竭的症状和体征；③存在右心结构和（或）功能异常和心腔内压力增高的客观证据。

（四）治疗流程

治疗原则 首先应考虑积极治疗导致右心衰竭的原发疾病，减轻右心的前、后负荷及增强心肌收缩力，维持窦性节律、房室正常顺序和间期以及左、右心室收缩同步。

（1）一般治疗

1）去除诱发因素。

2）氧疗：可以改善全身重要脏器的缺氧，降低肺动脉阻力，减轻心脏负荷。血氧饱和度低于 90% 的患者建议常规氧疗。肺心病患者动脉血氧分压小于 60mmHg 时，每天要持续 15h 以上的低流量氧疗，维持动脉血氧分压在 60mmHg 以上。

（2）病因治疗

1）左心衰竭合并右心衰竭：基本治疗原则可以遵循左心衰竭治疗的相关指南，但需要更加重视容量的平衡管理，保持恰当的前负荷是必要的。5 型磷酸二酯酶抑制剂可能有益，但缺少充分的临床证据，仅适用于平均肺动脉压 >25mmHg。避免内皮素受体拮抗剂和类前列环素。

2）动脉性肺动脉高压伴发右心衰竭的治疗：①对利尿效果不佳的患者，可以考虑短期应用正性肌力药物，如多巴酚丁胺 2~5μg/（kg·min），或磷酸二酯酶抑制剂米力农。②避免应用非选择性血管扩张剂，如硝普钠、硝酸酯类、肼屈嗪（肼苯哒嗪）、酚妥拉明。③选择性肺血管扩张剂的应用：应用肺动脉高压靶向治疗药物，如前列环素类药物、5 型磷酸二酯酶抑制剂及内皮素受体拮抗剂可改善患者运动耐量。

3）急性肺血栓栓塞症：高危肺血栓栓塞症所致急性右心衰竭和低心排血量是死亡的主要原因，因此呼吸和循环支持治疗尤其重要。诊疗流程详见第 5 章第 4 节肺动脉血栓栓塞症。

4）肺部疾病：各种类型的肺部疾病随着病情的进展均可通过缺氧、内皮损伤、局部血栓形成以及炎症机制导致肺动脉高压，最后导致右心衰竭，即慢性肺源性心脏病。治疗包括：①积极治疗原发病。

②改善右心功能：使用利尿剂要谨慎，快速和大剂量弊多利少。此外，可采用合理的抗凝治疗。

5）右心瓣膜病：常见引起右心衰竭的右心瓣膜病变类型为三尖瓣关闭不全、肺动脉瓣关闭不全和肺动脉瓣狭窄。治疗包括：基础疾病的治疗；防止过度利尿造成的心排血量减少。

6）急性右心室心肌梗死：积极行冠状动脉血运重建；慎用或避免使用利尿剂、血管扩张剂、吗啡；优化右心室前、后负荷；没有左心衰竭和肺水肿，首先扩容治疗，快速补液直至右心房压升高而心输出量不增加，或 PCWP≥18mmHg；扩容后仍有低血压者，建议使用正性肌力药物；对顽固性低血压者，IABP 可增加右冠状动脉灌注和改善右心室收缩功能。

7）心肌病与右心衰竭：常见可累及右心系统并导致右心衰竭的心肌病主要包括 ARVC、致心律失常性右心室发育不良（ARVD）和限制型心肌病（RCM）。ARVC 治疗的主要目的是减少心律失常猝死的风险，其次是治疗心律失常和右心衰竭。ARVC 发生右心衰竭时应该遵循右心衰竭的一般治疗原则，如存在难治性心衰和室性快速性心律失常，应考虑心脏移植。

心脏起搏器和 ICD 植入引起的右心衰竭。机制为：①右心室心尖部起搏导致异常的激动顺序，心脏运动不同步。②由于右心室导线造成三尖瓣损伤，引起严重三尖瓣关闭不全，从而导致右心衰竭。右室心尖部起搏导致激动异常发生的右心衰竭，如药物治疗效果不佳，可行起搏器升级治疗，即 CRT。导线所致三尖瓣关闭不全的右心衰竭，其临床治疗目前尚无统一建议，应个体化。

（3）器械支持及心脏移植：IABP 可增加右心衰竭患者右冠状动脉血液灌注，减轻心肌缺血。对药物治疗无效的急性右心衰竭患者，右室/双室辅助装置可提供短期支持以缓解病情或作为移植手术治疗的桥梁。

总结语：

右心衰竭的治疗，首要的是明确诊断右心衰竭病因。治疗目标主要包括：打破疾病恶性循环，优化前负荷、后负荷及心肌收缩力。对于急性右心衰竭的患者，需尽量避免低血压，因为低血压将加重右室缺血，进一步加重低血压，形成恶性循环。

（张　健　叶蕴青）

附表1：心律失常紧急处理静脉药物一览表

药物分类	药物	作用特点	适应证	用药方法及剂量	注意事项	不良反应
Ib类	利多卡因	钠通道阻滞作用	血流动力学稳定的室性心动过速（不做首选）	负荷量1~1.5mg/kg（一般用50~100mg），2~3分钟内静推，必要时间隔5~10分钟可重复。但最大量不超过3mg/kg。负荷量后继以1~4mg/min静滴维持	老年人、心力衰竭、心源性休克、肝或肾功能障碍时应减少用量。连续应用24~48小时后半衰期延长，应减少维持量	1. 语言不清 2. 意识改变 3. 肌肉搐动、眩晕 4. 心动过缓 5. 低血压 6. 舌麻木
			心室颤动/无脉室性心动过速（不做首选）	1~1.5mg/kg静脉推注。如果室颤/无脉室性心动过速持续，每隔5~10分钟可再用0.5~0.75mg/kg静脉推注，直到最大量为3mg/kg		
Ic类	普罗帕酮	钠通道阻滞剂，轻中度抑制心肌收缩力	1. 室上性心动过速	1~2mg/kg（一般用70mg），10分钟内缓慢静注。单次最大剂量不超过140mg。无效者10~15分钟后可重复一次，总量不宜超过210mg。室上性心动过速终止后即停止注射	中重度器质性心脏病、心功能不全、心肌缺血、低血压、室内传导障碍、肝肾功能不全者相对禁忌	1. 室内传导障碍加重，QRS波增宽 2. 诱发或使原有心力衰竭加重 3. 口干、舌唇麻木 4. 头痛、头晕、恶心
			2. 心房颤动/心房扑动	转复心房颤动：2mg/kg稀释后静脉推注>10分钟，无效可在15分钟后重复，最大量280mg		

续表

药物分类	药物	作用特点	适应证	用药方法及剂量	注意事项	不良反应
II类	美托洛尔 艾司洛尔	β-受体阻滞剂。降循环儿茶酚胺作用，降低心率、房室结传导和血压，有负性肌力作用	1. 窄 QRS 心动过速 2. 控制心房颤动/心房扑动心室率 3. 多形性室性心动过速，反复发作单形性室性心动过速	美托洛尔：首剂 5mg，5 分钟缓慢静注。如需要，间隔 5~15 分钟，可再给 5mg，直到取得满意的效果，总剂量不超过 10~15mg(0.2mg/kg) 艾司洛尔：负荷量 0.5mg/kg，1 分钟静注，继以 50μg/(kg·min)静脉维持，疗效不满意，同隔 4 分钟，可再给 0.5mg/kg 静注，静脉维持剂量可以 5min 的步距逐渐递增，最大静脉维持剂量可至 300μg/(kg·min)	避免用于支气管哮喘、阻塞性肺部疾病、失代偿性心力衰竭、低血压，预激综合征伴心房颤动/心房扑动	1. 低血压 2. 心动过缓 3. 诱发或加重心力衰竭
III类	胺碘酮	多离子通道阻滞剂（钠通道、钾通道、钙通道阻滞，非竞争性 α 和 β 受体阻滞作用）	1. 室性心律失常（血流动力学稳定的单形性室性心动过速、不伴 QT 间期延长的多形性室性心动过速）	负荷量 150mg，稀释后 10 分钟静注，继之以 1mg/min 用静脉维持输注，若需要，同隔 10~15 分钟可重复负荷量 150mg，稀释后慢静注。静脉维持剂量根据心律失常情况酌情调整，24 小时最大静脉用量不超过 2.2g 亦可按照如下用法：负荷量 5mg/kg，继之 0.5~1.0 小时静脉输注，继之 50mg/h 静脉输注	1. 不能用于 QT 间期延长的尖端扭转型室性心动过速 2. 低血钾、严重心动过缓时易出现促心律失常作用	1. 低血压 2. 心动过缓 3. 静脉炎 4. 肝功能损害

续表

药物分类	药物	作用特点	适应证	用药方法及剂量	注意事项	不良反应
Ⅲ类	胺碘酮		2. 心房颤动/心房扑动、房性心动过速			
			3. 心肺复苏	300mg 或 5mg/kg 稀释后快速静注。静注胺碘酮后应再次以最大电量除颤。如循环未恢复，可再追加一次胺碘酮，150mg 或 2.5mg/kg 稀释后快速静注。如果循环恢复，不需要静脉输注胺碘酮。如果循环恢复，为预防心律失常复发，可以按照上述治疗室性心律失常的方法给予维持量		
	伊布利特	阻滞快成分延迟整流性钾流、激活缓慢内向钠电流	近期发作的心房颤动/心房扑动	1. 成人体重≥60kg 者，1mg 稀释后静脉推注>10 分钟，无效 10 分钟后重复同样剂量。最大累积剂量 2mg 2. 成人体重<60kg 者，0.01mg/kg，按上法应用。心房颤动终止则立即停用	1. 肝肾功能不全无需调整剂量 2. 用药前 QT 间期延长者（QTc>0.44 秒）不宜应用	室性心律失常，特别是致 QT 延长的尖端扭转型室性心动过速

续表

药物分类	药物	作用特点	适应证	用药方法及剂量	注意事项	不良反应
Ⅲ类	伊布利特				3. 用药结束后至少到心电监测4小时或到QTc间期回到基线,如出现心律不齐,应延长监测时间 4. 注意避免低血钾	
Ⅳ类	维拉帕米;地尔硫䓬	非二氢吡啶类钙拮抗剂,减慢房室结传导、延长房室结不应期,扩张血管,负性肌力作用	1. 控制心房颤动/心房扑动心室率 2. 室上性心动过速 3. 特发性室性心动过速(仅限于维拉帕米)	维拉帕米:2.5~5.0mg稀释后>2分钟缓慢静注。无效者每隔15~30分钟后可再射5~10mg。累积剂量可用至20~30mg 地尔硫䓬:15~20mg(0.25mg/kg)稀释后>2分钟静注。无效者10~15分钟后可再给20~25mg(0.35mg/kg)缓慢静注。继之根据需要1~5μg/(kg·min)静脉输注	1. 除维拉帕米可用于特发室性心动过速外,只建议用于窄QRS心动过速 2. 不能用于预激综合征伴心房颤动/心房扑动、收缩功能不全性心力衰竭、伴有器质性心脏病的室性心动过速患者	1. 低血压 2. 心动过缓 3. 诱发或加重心力衰竭

续表

药物分类	药物	作用特点	适应证	用药方法及剂量	注意事项	不良反应
	腺苷	短暂抑制窦房结频率、房室结传导，血管扩张	1. 室上性心动过速 2. 稳定的单形性宽QRS心动过速的鉴别诊断及治疗	腺苷3~6mg稀释后快速静注，如无效，间隔2分钟可再给予6~12mg快速静注	1. 支气管哮喘、预激综合征、冠心病者禁用 2. 有可能导致心房颤动，应做好电复律准备 3. 在心脏移植术后，服用双嘧达莫、卡马西平，经中心静脉用药者应减量 4. 有严重窦房结及（或）房室传导功能障碍的患者不适用	1. 颜面潮红、头痛、恶心、呕吐、咳嗽、胸闷、胸部不适等，但均在数分钟内消失由于工作用时间短，不影响反复用药 2. 窦性停搏、房室传导阻滞等 3. 支气管痉挛
	毛花洋地黄苷（西地兰）	正性肌力作用，通过提高迷走神经张力减慢房室传导	1. 控制心房颤动的心室率 2. 用于终止室上性心动过速	未口服用洋地黄者：首剂0.4~0.6mg，稀释后缓慢注射；无效可在20~30分钟后再给0.2~0.4mg，最大1.2mg 若已经口服地高辛，第一剂一般给予0.2mg，以后酌情追加	起效较慢，控制心室率的作用相对较弱	心动过缓。过量者可发生洋地黄中毒

续表

药物分类	药物	作用特点	适应证	用药方法及剂量	注意事项	不良反应
	硫酸镁	细胞钠钾转运的辅助因子	伴有QT间期延长的多形性室性心动过速	1~2g,稀释后15~20分钟静注。静脉持续输注:0.5~1.0g/h持续输注	反复或延长应用要注意血镁水平,尤其是肾功能不全患者	1.低血压 2.中枢神经系统毒性 3.呼吸抑制
	阿托品	M胆碱受体拮抗剂	窦性心动过缓、窦性停搏、房室结水平的传导阻滞(二度Ⅰ型房室传导阻滞)	起始剂量为0.5mg静脉注射,必要时重复,总量不超过3.0mg	青光眼、前列腺肥大、高热者禁用	1.口干、视物模糊 2.排尿困难
	多巴胺	具有α、β受体兴奋作用	用于阿托品无效或不适用的症状性心动过缓患者;也可用于起搏前的过渡	2~10μg/(kg·min)静脉输注	1.注意避免药液外渗 2.注意观察血压	1.胸痛、呼吸困难 2.外周血管收缩出现手足疼痛或手足发凉、严重者局部组织坏死 3.血压升高

续表

药物分类	药物	作用特点	适应证	用药方法及剂量	注意事项	不良反应
	肾上腺素	具有 α、β 受体兴奋作用	1. 心肺复苏 2. 用于阿托品无效或不适用的症状性心动过缓患者；也可用于起搏治疗前的过渡	用于心肺复苏：1mg 快速静注，需要时 3~5 分钟内可反复重复 1mg；用于心动过缓可 2~10μg/min 静脉输注，根据反应调整剂量	高血压、冠心病慎用	1. 心悸、胸痛、血压升高 2. 心律失常
	异丙肾上腺素	具有 β1、β2 受体兴奋作用	用于阿托品无效或不适用的症状性心动过缓患者；也可用于起搏治疗前的过渡	2~10μg/min 静脉输注，根据反应调整剂量	1. 心肌缺血、高血压慎用 2. 避免高剂量、快速静脉应用	1. 恶心、呕吐 2. 心律失常

第9节 心包综合征

经典心包综合征(pericardial syndrome)包括心包疾病的不同临床表现：心包炎、心包积液、心脏压塞和心包疾病的终末期表现形式缩窄性心包炎。

一、急性心包炎

急性心包炎是感染或非感染原因造成的心包的炎症，伴或不伴心包积液。本章重点讲述常见的特发性和病毒性心包炎。

(一)急重症患者的临床表现

发病前往往有发热、肌肉痛、乏力等前驱症状，急重症患者主要表现是突然或逐渐出现的胸痛，特点是胸骨后尖锐性疼痛，仰卧位、咳嗽、深吸气时加重，坐起、前倾位减轻。特征性放射到左肩胛间区，少数患者会向肩部、左臂和下颌放射。作为胸痛重要的鉴别诊断，特点是胸痛可以很严重，但血流动力学多数稳定，常缺乏其他系统的伴随症状。

(二)体格检查

最特征性的体征是心包摩擦音，但仅见于1/3的患者。其性质为粗糙的或抓挠样摩擦音，表浅，于收缩期和舒张期双相均可闻及，也可能仅于收缩期闻及。

(三)辅助检查

心电图改变其实反映的是心包炎并存的心外膜下损伤，并不是心包炎症的直接征象，因为心包不传导电流。心电图呈动态演变，一半的患者呈典型四期演变：一期，在发生胸痛数小时内，多导联的ST段弓背向下抬高。二期，ST段会回到等电位线，此时T波还是正常或略有降低。三期，T波逐渐变为倒置，转为慢性心包炎会一直持续。四期，心电图变为正常或恢复至发病前状态。

急性心包炎时非特异性炎症指标，如血沉、C反应蛋白、白细胞计数常增高。如果心包炎病变范围广泛，或合并心肌炎时，心肌标志物如肌钙蛋白等会升高。胸片可能完全正常，如果心包积液量大(>300ml)可能心影增大呈"烧瓶型"。

根据2015欧洲心脏病协会(European Society of Cardiology, ESC)心包疾病诊治指南，所有怀疑心包炎的患者都应行UCG检查(Ⅰ类推荐)。超声发现心包积液往往能明确心包炎的诊断，但有时心包炎并不合并心包积液（即干性心包炎）。

（四）诊断及鉴别诊断

心包炎需在以下4项标准中满足2项：

1. 心包炎症性胸痛；

2. 听诊闻及心包摩擦音；

3. ECG提示新出现的广泛ST段抬高，或PR段压低；

4. 新出现的心包积液或原积液增加。

在不典型病例，需要有额外标准来支持：炎症标志物的升高、影像学（CT或CMR检查）发现心包炎症改变。注意和其他胸痛急症鉴别，尤其是急性冠脉综合征、主动脉夹层、肺栓塞，尤其心电图ST段抬高要和急性心肌梗死相鉴别。

（五）治疗

对首次急性心包炎发病的患者建议住院治疗，对高度怀疑细菌性、肿瘤性患者，或常规抗感染治疗失败，必须查找心包炎病因。

对没有并发症的特发性或病毒性心包炎，主要是阿司匹林和非甾体抗炎药（NSAIDs）来减轻炎症和缓解症状，并持续2~4周逐渐减停以预防复发。阿司匹林要用比心血管预防的剂量更大，常用750~1000mg，每8小时一次，症状缓解以及炎症指标（如C反应蛋白）正常后，常于第2周酌减，第2周末可停药。布洛芬同样用药2周。有临床试验证明NSAIDs加秋水仙碱，能更快缓解症状，预防复发（ESC Ⅰ类推荐）。但毕竟秋水仙碱副作用较大，长时间应用需密切监测毒副作用。因为阿司匹林和NSAIDs剂量较大，有指征应用质子泵抑制剂预防消化道出血。糖皮质激素作为二线药物，可应用3个月，只用于阿司匹林和NSAIDs无效或有禁忌时。

根据2015 ESC指南，直到症状缓解，所有患者应避免体力活动和体育运动，对运动员要避免运动3个月。

提示预后不良的危险因素有：高热、症状持续数日的亚急性过程、常规阿司匹林或NSAIDs治疗1周无效的、合并大量心包积液或出现心脏压塞、心肌心包炎等。

二、心 包 积 液

准确地说，心包积液是一种临床表现而不是单独的一种疾病，在临床比较常见。据报道，超声心动图检出率约为9%。

（一）病因

根据心包积液病程发展可以分为急性、亚急性和慢性（往往超过 3 个月)。病因学我国虽然没有相关报道,但可以肯定结核性心包炎正在减少,特发性心包积液正在增加。还有医源性原因,如介入或器械植入术后;损伤,如心肌梗死、心包切开综合征;全身疾病,如甲状腺功能减退、肝病或肾病所导致的低蛋白血症、心力衰竭等。心包受累也常继发于肺部、胸膜疾病或恶性肿瘤。

(二)临床表现

心包积液的临床表现取决于心包积液增加的速度。在胸部外伤、心肌穿孔、主动脉夹层情况下,心包积液尽管绝对量少但因为迅速出现,可致心脏压塞而导致血流动力学不稳定。而在慢性心包积液的患者,患者可能完全无症状,通过 UCG 偶然发现。症状可以为不典型胸痛、胸闷、劳力性呼吸困难、端坐呼吸,或非特异症状,如咳嗽、全身不适、疲劳。压迫周围组织会引起吞咽困难、声嘶、呃逆等。

(三)体格检查

体格检查的主要目的是评价血流动力学状态,并争取发现基础疾病。听诊可以听到心音遥远,合并心包炎的患者可能闻及心包摩擦音。

(四)辅助检查

心电图会显示低电压和电交替。心包积液量大时,胸部 X 线片会显示心影增大。超声心动图检查推荐用于所有患者(ESC Ⅰ类推荐),根据 ESC 心包疾病指南,一般积液取舒张期末心包腔内无回声区厚度 <1cm 为少量,>2cm 为大量,介于两者之间为中量。大量心包积液或心脏压塞提示高危患者,预后不佳,病因一般不是病毒性。

其他影像学检查有助于明确心包积液的病因。CT 除了全面评价积液范围,最重要的是还可以鉴别心包本身的增厚还是单纯心包积液以及诊断心包占位,还可同时评价肺部病变,除外肿瘤。CMR检查可以查出心包的炎症,在并存心肌炎的患者可以评价心肌炎症受累程度。

(五)诊断及查找病因

心包积液的确诊需要超声心动图检查,因为不但可以明确积液量、定位,还可以评价血流动力学影响(有无心脏压塞表现),用于心包穿刺引流定位及评价疗效。而心包积液病因往往是非心脏本身的,仅在心内科范围内查找病因有时很难,需开具其他科室的检查。其中结核是首先需排除的,HIV,肾功能检查也是必做的初筛检查。如果怀疑细菌性心包炎,必须做心包穿刺引流,进行病原学检查。

诊断性心包穿刺主要用于大量心包积液。渗出液和漏出液的鉴别不如胸腔积液有用,较有意义的是 CEA、CA125 增加提示肿瘤。病理找瘤细胞需要尽可能多的引流量以提高阳性检出率。孤立性微量心包积液不一定有临床意义。

(六) 治疗

对症治疗,利尿剂可以应用,对合并的钠水潴留有效,但减少心包积液量的效果较慢。

心包穿刺术可以引流大量心包积液,是缓解症状的有效手段。对难治性或复发性心包积液或心脏压塞的患者,可以行心包开窗术或球囊心包扩张术,也可以考虑心包切除术。

根据病因才能有针对性地治疗。例如尿毒症性心包炎是血液透析的指征,对心肌梗死后心包炎首选阿司匹林(ESC Ⅰ类推荐)。2015 年 ESC 心包疾病指南提供了一个流程图,可供参考(图 5-27)。

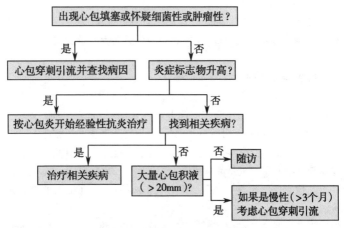

图 5-27 心包积液处理流程图

三、急性心脏压塞

心脏压塞是因为心包腔内压力增高,使左室充盈受损,进而导致血流动力学紊乱的临床综合征。心脏压塞可能为任何心包病变急性加重所致,临床常见为积液,偶尔心包积血、脓液或血凝块也可引起。

（一）病理生理和临床表现

出现休克和低血压，取决于心包积液增加的速度和心包腔内压力升高的程度。当心包内液体快速增加时（如介入操作致心肌穿孔或主动脉夹层破裂入心包），即使 200ml 的液体也会导致心包腔内压力迅速增加，可能导致血流动力学突然恶化。

心脏压塞可由多种疾病导致，患者可能急性起病，也可能开始症状和血流动力学改变较轻，随着拐点的到来，血流动力学才开始恶化（失代偿的心脏压塞）。缓慢进展的心脏压塞患者可能诉活动能力受限、胸闷、气短、非特异性胸痛、疲乏。虽然是临床急症，但往往不是无征兆地突然出现的，而是连续的病理生理过程的结果。

（二）查体

经常心率增快（90 次 /min 以上）。要警惕原本高血压的患者血压可能在正常范围。心脏压塞的患者奇脉会明显，即随着吸气动作，右心回流增加，右室每搏量增加，而左室每搏量减少，见图 5-28。应手测血压以发现奇脉。查体颈静脉压力升高，浅静脉可能充盈或怒张。触诊心尖活动减弱，听诊心音遥远，但完整的 Beck 三联征临床罕见。与急性肺水肿的重要鉴别点是心包积液尽管同样有胸闷不能平卧，但查体往往肺部无啰音。

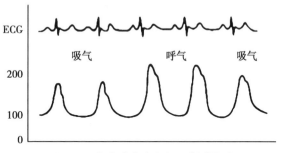

图 5-28　奇脉时动脉内血压监测图形

（三）辅助检查

心电图有 QRS 低电压、电交替现象。谨记 UCG 证实的大量心包积液并不一定就是压塞。压塞的 UCG 征象包括下腔静脉扩张，吸气相塌陷率 <50%，吸气相下腔静脉正常可排除心脏压塞；室间隔随呼吸相运动，反映心包受限导致的心室相互依赖；呼吸相二尖瓣血流变化；特异征象是肝静脉的呼气相血流反向流动。UCG 还可

以通过舒张期右室的塌陷率评价舒张期心室充盈。心脏压塞时右心导管检查显示右房压升高,波形显示 y 降支变钝或缺如,提示心室舒张期充盈受损,引流后 y 降支恢复正常,见图 5-29;右室全舒张期压力升高,尤其是其特征性的舒张早期压力波谷(心室舒张期早期快速充盈)变钝或消失,可以和其他舒张功能障碍相鉴别。往往伴有 CO 下降。

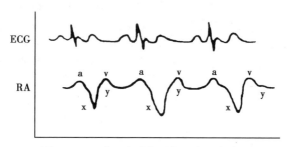

图 5-29   心脏压塞时典型右心房压力波形

(四)诊断

在原有心包积液病情恶化,或近期心内操作(心内导管术、心肌活检、房间隔穿刺、起搏器植入、射频消融)或心包内操作、外伤或胸心外科手术,如果发生休克、低血压,伴颈静脉压升高或奇脉,需警惕心脏压塞的可能。超声心动图是诊断的重要依据,有右心导管则更能够明确诊断。

(五)治疗

如果没有禁忌证,一般需尽快心包穿刺引流,需有经验的医师在经胸超声的指导下进行。超声指导下穿刺定位往往选择心尖路径,X 线指导下穿刺往往选剑突下路径。引流目标是引流尽所有心包液体,当 24 小时引流量 <30ml 时可以考虑拔出留置导管。合并胸心外伤或有血栓、占位、积脓时,应考虑外科心包切开引流。穿刺前适当扩容,如 500~1000ml 生理盐水能扩容右心,可以短时间提升血压,但多巴胺等升压药物效果不佳。

四、缩窄性心包炎

缩窄性心包炎是心包炎症后出现的心包纤维化增厚、僵硬、粘连或伴钙化,心包失去舒张性,致心脏的充盈受到限制的疾病状态。内科医师识别缩窄性心包炎非常重要,因为它是一种可治愈的疾病。

（一）病因学

国内估计以结核为病因的患者过半，而外科手术及心脏介入治疗导致的病例逐渐增加。

（二）临床表现

缓渐出现以右心衰为主的症状，包括颈静脉压升高、腹水、下肢水肿，尤其以腹水突出，也有左心衰症状，包括活动耐力下降、劳力性呼吸困难。特别是右心衰和左心衰不平行（另外还要鉴别的是限制型心肌病），或心外科术后患者出现心衰要考虑心包缩窄。一般缩窄性心包炎不会出现夜间阵发性呼吸困难或端坐呼吸。

（三）查体

呈慢性消耗状态，腰围增大、下肢水肿。腹部查体有肝大和腹水，常见胸腔积液，但没有肺部啰音。心脏听诊可闻及低调的第三心音，心包叩击音是缩窄性心包炎的特异性表现但并不敏感。因常合并肺动脉高压，听诊会有 P2 亢进。

（四）辅助检查

血浆 BNP 水平升高但一般低于限制型心肌病。心电图表现为非特异性 ST-T 改变，因心房扩张，会出现 Ⅱ 导联 P 波增宽有切迹，房颤也比较常见。仅有 20%~30% 的患者胸部 X 线片会显示心包钙化，胸片还能显示胸腔积液。

UCG 是重要的诊断手段，对鉴别诊断非常有用。缩窄性心包炎的超声征象包括：舒张期室间隔反弹或多相抖动、三尖瓣血流和二尖瓣血流随呼吸时相的变化。组织多普勒显示二尖瓣环中叶流速 e'> 侧叶 e'，下腔静脉扩张，下腔静脉呼气相舒张期反流是最特异的指标。因心室舒张早期充盈明显增快，二尖瓣频谱 E 峰明显增高，E 峰 /A 峰可呈假性正常化。

心导管检查对诊断非常重要，中心静脉即右房压力较高，压力波形有深的 x 倾斜（表心房舒张）和 y 倾斜（表舒张早期，三尖瓣开放），且 y 倾斜幅度 >x 倾斜（因心包僵硬，心室舒张期充盈加快，"y"降支增大）。右房压呈"M"或"W"形锯齿状波形（图 5-30）。

右室压力波形见舒张早期下陷 - 高台状波形 -"平方根样"（图 5-31），因为心室的全部充盈实际是发生在舒张早期，右室舒张末压 /右室收缩压 >1/3。如果同时记录双室压力波形，随呼吸时相的不同步是血流动力学最特异的指标。

影像学方面 CT 和 CMR 提示心包增厚（>2mm）有利于缩窄性

心包炎的诊断,但是在外科证实的缩窄性心包炎患者中有 18% 的患者心包厚度正常,因此心包增厚以及心包钙化对诊断并非必需。

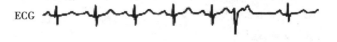

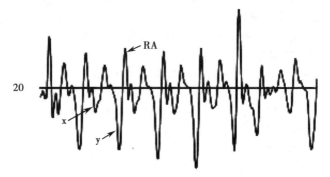

图 5-30　缩窄性心包炎的典型右心房压力波形

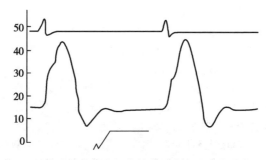

图 5-31　缩窄性心包炎的典型右心室压力波形

(五)诊断流程

　　根据病史特征有心排血量减少的症状(如疲劳)和钠水潴留的症状,体格检查颈静脉压力升高、心包叩击音等,再行 UCG 检查。如果 UCG 无缩窄性心包炎的典型病变特点,下一步还需影像学检查和心导管检查。对有外科手术病史、同时合并心肌病变或瓣膜病、放射性心脏病则诊断较复杂。

（六）治疗

对 WBC、血沉、CRP 增高，CMR 延迟强化等发现存在心包活动性炎症的患者，积极抗感染治疗可能缓解部分特发性缩窄性心包炎患者的心包炎症反应（ESC Ⅱb 类推荐）。

对有症状的缩窄性心包炎建议外科心包剥脱术治疗（ESC Ⅰ类推荐），该手术相对围术期病死率低，因此亟需接诊医师具有诊断意识。

如果不能行外科手术，内科治疗则是以利尿为主的抗心衰治疗。因本身心室舒张功能障碍，大剂量利尿治疗可能会减少回心血量而有引起低血压的风险，因此大剂量利尿剂要慎用。重度左心衰时还需应用血管扩张药物，因收缩功能往往正常，正性肌力药物效果有限，合并低血压休克时方有指征。

阜外经验总结

1. 作为胸痛重要的鉴别诊断，每一位医师都应保持对心包炎的警惕，就不容易误诊。

2. 心包积液诊疗重点是查找病因，而病因往往是非心脏本身的，多数需开具其他科室的检查。

3. 诊断性的心包穿刺术主要用于原因不明的大量心包积液，或怀疑化脓性、结核性心包积液时，治疗性心包穿刺主要用于大量心包积液和心脏压塞。超声指导下穿刺定位往往选择心尖路径，X 线指导下穿刺往往选剑突下路径。

4. 内科医师识别缩窄性心包炎非常重要，因为它是一种外科手术可治愈的疾病。

（高　鑫）

第 10 节　瓣　膜　病

心脏瓣膜病是各种原因[炎症粘连和纤维化、缺血坏死、黏液瘤样变性、钙质沉着或先天发育畸形等引起的心脏瓣膜（瓣叶、腱索、乳头肌、瓣环或瓣结构相关的心室壁）解剖结构或功能上的异常，造成单个或多个瓣膜急性或慢性狭窄和（或）关闭不全]导致心脏血流动力学显著变化，并出现一系列的临床症候群。

瓣膜病是我国最常见的心脏病之一。近年来，我国风湿性瓣膜病的发生率降低，而非风湿性瓣膜病发生率逐年增高。

一、主动脉瓣狭窄（AS）

（一）概念

单纯风湿性主动脉瓣狭窄罕见，常与主动脉瓣关闭不全及二尖瓣病变并存。正常主动脉瓣口面积 >3.0cm²。当瓣口面积减小在 ≥1.5cm² 时为轻度狭窄，<1.0cm² 时为重度狭窄，介于中间者为中度狭窄。平均跨主动脉压差≥40mmHg 也提示存在重度 AS。

（二）病因

风湿性心脏病、先天性主动脉瓣二叶化畸形、主动脉瓣退行性病变等。

（三）病理

瓣膜交界处粘连和纤维化，瓣膜变形为二叶，由于血流冲击受力不均加重了瓣膜的损害，导致钙质沉着和进一步狭窄。

（四）病理生理

随着瓣口缩小，心脏通过增加左心室收缩力维持每搏输出量，导致左室向心性肥厚。左心室舒张期顺应性下降，舒张期末压力升高；运动时心排血量增加不足。瓣口严重狭窄时，跨瓣压力阶差降低，左心房压、肺动脉压、肺毛细血管楔嵌压及右心室压均可上升，心排血量减少，引起心肌供氧不足、低血压和心律失常，脑供血不足可引起头昏、晕厥等脑缺氧的表现。左心室肥大，收缩力加强，明显增加心肌氧耗，进一步加重心肌缺血。

（五）临床表现

1. 症状

（1）劳力性呼吸困难：日常活动即可引起呼吸困难，当有劳累、情绪激动、呼吸道感染等诱因时，可发生急性肺水肿、端坐呼吸。

（2）心绞痛：由于瓣口严重狭窄，心排血量下降，平均动脉压降低，使冠状动脉血流量减少。也可由同时合并冠心病引起。

（3）劳力性晕厥：轻者为黑矇，多在体力活动中或其后发作。机制：心排血量的突然降低，造成脑供血不足，重者可发生晕厥。晕厥也可能是因一过性心律失常所致。

（4）血栓栓塞：多见于老年钙化性 AS 患者。栓塞可发生于脑血管、视网膜动脉、冠状动脉和肾动脉。

（5）其他：AS 晚期可出现心排血量降低的各种表现：疲乏、虚弱、周围性发绀、左心衰竭等，严重肺动脉高压者可出现右心衰竭症状。

2. 体征

(1) 听诊：胸骨右缘第 2 肋间或胸骨左缘第 3 肋间闻及低调、粗糙、响亮的喷射性收缩期杂音，呈递增递减型，第一心音后出现，收缩中期最响，以后渐弱，主动脉瓣关闭 (第二心音) 前终止；常伴收缩期震颤。

(2) 心尖部触及收缩期抬举样搏动，左侧卧位时可呈双重搏动，第一次为心房收缩，第二次为心室收缩。

3. 辅助检查

(1) 胸片：心力衰竭时左室明显扩大，左房增大，肺动脉主干突出，肺静脉增宽以及肺淤血的征象。

(2) 心电图：左心室高电压；左室肥厚与劳损：S-T 段压低和 T 波倒置的加重提示心室肥厚在进展。主动脉瓣钙化严重时，可出现左前分支阻滞和其他各种程度的房室或束支传导阻滞。

(3) 超声心动图：主动脉瓣变厚，活动幅度及开放幅度均减小，并可测量瓣口面积；瓣叶反射光点增强提示瓣膜钙化。主动脉根部扩张，左室后壁及室间隔对称性肥厚。二维超声心动图上可见主动脉瓣收缩期呈向心性穹形运动。多普勒超声显示缓慢而渐减的血流通过主动脉瓣，可通过流速评估跨主动脉瓣平均压差。

(4) 右心导管检查：可直接测定左房、左室、主动脉的压力。主动脉瓣狭窄越重，压力阶差越大。

(六) 诊断

心底部喷射样收缩期杂音，即可诊断主动脉瓣狭窄；超声心动图检查可明确诊断。

(七) 鉴别诊断

梗阻性肥厚型心肌病、主动脉根部扩张、肺动脉瓣狭窄。

(八) 并发症

1. 充血性心力衰竭　50%~70% 的患者死于充血性心衰。

2. 栓塞　多见于钙化性 AS。脑栓塞最常见，也可发生于视网膜、四肢、肠、肾和脾等脏器。

3. 亚急性感染性心内膜炎：可见于二叶式主动脉瓣狭窄。

(九) 治疗

1. 内科治疗

(1) 避免剧烈运动及过度劳累，有症状者禁忌负荷运动试验。

(2) 单纯 AS 患者禁用洋地黄类药物，但合并心力衰竭者可选用洋地黄类药物；去甲肾上腺素同时具有强心和血管收缩作用，严重心衰伴低心排者血压低时可静脉滴注；米力农和多巴酚丁胺可能有益，但这两种药物可降低全身血管阻力，从而降低主动脉根部压力。

（3）心衰伴容量负荷过重，如肺水肿或下肢水肿可使用利尿剂，但应注意防止容量相对不足。

（4）硝酸酯可缓解心绞痛症状，但有可能增大跨瓣压差，应谨慎使用。

（5）β受体阻滞剂在严重心衰者应谨慎应用，因其抑制心肌功能，诱发左心衰竭。

（6）心房颤动时快速心室率可导致心绞痛及严重低血压，故应积极治疗，必要时需电转复心律。

2. 手术治疗　非钙化性先天性 AS，大部分为二叶式型主动脉瓣，在直视下进行交界分离手术，可很大程度改善血流动力学，危险性较低。对有血流力学严重障碍的钙化性 AS，应作瓣膜置换手术。日常无明显症状者，但有进行性左心室功能不全征象，或运动时出现低血压者均应考虑手术置换人工瓣膜。

3. 介入治疗　不适合主动脉瓣置换术的患者，可行经导管主动脉瓣植入术（TAVI）或经皮球囊主动脉瓣成形术，可降低主动脉瓣压差，即刻疗效较好，但由于其再狭窄率高，病死率和致残率均较高，目前一般仅作为重症患者姑息性治疗措施。

阜外经验：AS 患者出现心绞痛、晕厥和充血性心力衰竭三联征，提示病情严重，有条件力争手术或介入治疗。如不进行有效治疗，预期生存期不足 5 年。

二、主动脉瓣关闭不全（AR）

（一）概念

主动脉瓣关闭不全可因主动脉瓣或瓣环、升主动脉的病变造成。男性患者多见，约占 75%。

（二）病因

慢性发病者中，2/3 由风湿热致瓣叶损害，也可见于先天性二叶式主动脉瓣、主动脉瓣穿孔、室间隔缺损伴主动脉瓣脱垂、结缔组织疾病。急性 AR 多见于感染性心内膜炎，因感染毁损瓣膜导致主动脉瓣反流，其次可见于外伤、逆向性主动脉夹层累及主动脉瓣环。

（三）病理

炎症和纤维化使瓣叶变硬、缩短、变形，导致瓣叶在收缩期开放和舒张期关闭异常。多数患者并存主动脉瓣狭窄。

（四）病理生理

舒张期左心室内压力明显低于主动脉，大量血液反流回左心室，左心室舒张期末压力迅速显著上升，导致急性左心功能不全。左心室舒张期末压力升高，使冠状动脉灌注压与左心室腔内压之间的压力阶差降低，严重者引起心内膜下心肌缺血，心肌收缩力减弱。心排血量急骤下降，左心房和肺静脉压力急剧上升，引起急性肺水肿。此时交感神经活性明显增加，使心率加快，外周血管阻力增加。

（五）临床表现

1. 症状

（1）心悸：因左心室明显增大，心尖搏动增强所致，尤以左侧卧位时明显。由于脉压显著增大，患者常感身体各部有强烈的动脉搏动感，尤以头颈部为甚。

（2）呼吸困难：活动性呼吸困难，严重者可出现端坐呼吸及夜间阵发性呼吸困难。

（3）胸痛：心绞痛比主动脉瓣狭窄少见。可在活动时和静息时发生，持续时间较长，对硝酸甘油反应不佳。

（4）晕厥：快速改变体位时可出现头晕，晕厥较少见。

（5）疲乏，活动耐力显著下降，过度出汗。咯血和栓塞较少见。晚期右心衰竭时可出现肝脏淤血肿大、有触痛，踝部水肿，胸腔积液或腹水。

2. 体征

（1）心脏听诊：主动脉瓣区舒张期闻及一高调递减型哈气样杂音，坐位前倾呼气末时明显。一般主动脉瓣关闭不全越严重，杂音的时间越长，响度越大。

（2）其他：心界扩大，心尖搏动向左下移位，范围较广，可见有力的抬举性搏动。可出现周围血管体征：水冲脉、毛细血管搏动征、股动脉枪击音、股动脉收缩期和舒张期双重杂音、头部随心搏频率的上下摆动。

3. 辅助检查

（1）胸片：左心室明显增大，升主动脉和主动脉结扩张，呈"主动脉型心脏"。透视下主动脉搏动明显增强，与左心室搏动配合呈"摇椅样"摆动。左心房可增大。可见肺静脉充血，肺间质水肿。肺动脉高压或右心衰竭时，右心室增大。常见主动脉瓣叶和升主动脉的钙化。

（2）心电图：左心室肥大和劳损，电轴左偏。Ⅰ、aVL、V5~6导联

Q波加深，S-T段压低和T波倒置；亦可见束支阻滞。

（3）超声心动图：左室腔及其流出道和升主动脉根部内径扩大；舒张期二尖瓣前叶快速高频的振动是AR的特征表现。二维超声心动图上可见主动脉瓣增厚，舒张期关闭对合不佳。

（六）诊断

主要根据典型的舒张期杂音和左心室扩大，超声心动图检查可明确诊断。

（七）鉴别诊断

肺动脉瓣关闭不全、主动脉窦瘤破裂、冠状动静脉瘘。

（八）并发症

充血性心力衰竭多见，并为AR的主要死因。一旦出现心功能不全的症状，往往在2~3年内死亡。感染性心内膜炎亦可见，栓塞少见。

（九）治疗

1. 内科治疗

（1）降低后负荷，首选血管扩张剂，如ACEI/ARB类药、硝酸酯类药物。

（2）左心衰竭者应予以洋地黄制剂、限盐和利尿剂治疗。AR伴严重心衰或急性左心衰肺水肿，多巴酚丁胺是首选强心药物，能够增加心肌收缩力、降低外周血管阻力。米力农也有强心作用，并降低后负荷，且较少导致心率加快。

（3）AR伴高血压及左心室功能不全者应使用血管扩张剂，血管紧张素转换酶抑制剂有助于防止心功能的恶化。积极预防和及时控制心房颤动和心动过缓，患有心绞痛者可使用硝酸酯类药物。

（4）积极预防和治疗心律失常和感染。梅毒性主动脉炎应给予全疗程的青霉素治疗，风心病应积极预防链球菌感染与风湿活动以及感染性心内膜炎。

（5）AR患者禁用主动脉内球囊反搏（IABP），IABP能够增加主动脉舒张压，从而加重反流。

2. 手术治疗

（1）人工瓣膜置换术是治疗主动脉瓣关闭不全的主要手段。适用于有症状，左心室功能不全（EF<50%），左心室明显扩大（舒张末内径>70mm，收缩末内径>50mm）；重度AR无症状者也应行主动脉瓣膜置换术。因心衰症状严重（NYHA Ⅲ或Ⅳ级）及左心室功能不全（EF<40%）者术后生存率低，故应在心功能尚好（NYHA Ⅱ级）

时早期手术。

（2）瓣膜修复术通常不能完全消除主动脉瓣反流，故较少应用。仅适用于感染性心内膜炎主动脉瓣赘生物或穿孔；主动脉瓣与其瓣环撕裂。由于升主动脉瘤使瓣环扩张所致的主动脉瓣关闭不全，可行瓣环紧缩成形术。

阜外经验总结：严重的急性 AR 迅速发生急性左心衰、肺水肿和低血压，极易导致死亡，应在积极内科治疗的同时，及早手术治疗以挽救患者的生命。

三、二尖瓣狭窄（MS）

（一）概念

正常二尖瓣瓣口面积为 $4\sim6cm^2$。当瓣口面积减小为 $1.5\sim2.0cm^2$ 时为轻度狭窄；$1.0\sim1.5cm^2$ 时为中度狭窄，$<1.0cm^2$ 时为重度狭窄。

（二）病因

绝大多数二尖瓣狭窄是风湿热的后遗症。极少数为先天性狭窄或退行性二尖瓣环或环下钙化。患者中 2/3 为女性。

（三）病理

瓣膜交界处和基底部炎症水肿和赘生物形成，由于纤维化和（或）钙质沉着、瓣叶广泛增厚粘连、腱索融合缩短、瓣叶僵硬，导致瓣口变形和狭窄。

（四）病理生理

二尖瓣狭窄后，舒张期血流由左心房流入左心室时受限，左心房压力增高，引起肺静脉和肺毛细血管压力升高，继而扩张和淤血。肺循环血容量长期超负荷，导致肺动脉高压、肺小动脉痉挛硬化，并引起右心室肥厚和扩张，继而发生右心室衰竭。由于左心房扩大，难于维持正常的心电活动，故常发生心房颤动。快速心房颤动可使肺毛细血管压力上升，加重肺淤血或诱发肺水肿。

（五）临床表现

1. 症状

（1）呼吸困难：早期为劳力性呼吸困难，随着病程发展，日常活动即可出现呼吸困难，间断端坐呼吸，劳累、情绪激动、呼吸道感染、妊娠或快速心房颤动等可诱发急性肺水肿。

（2）咳嗽：劳累后及夜间卧位时干咳。并发呼吸道感染时咳黏液样或脓痰。左心房明显扩大压迫支气管亦可引起咳嗽。

（3）咯血：与支气管炎、肺部感染和肺充血或毛细血管破裂有关；如出现阵发性呼吸困难，咯粉红色泡沫痰，为急性肺水肿的特征，由毛细血管破裂所致；大量咯血是因左心房压力突然增高，以致支气管静脉破裂出血造成。二尖瓣狭窄晚期出现肺梗死时，亦可咳血痰。

（4）胸痛：约15%的MS患者有胸痛表现，考虑为右心室肥大、室壁张力增高，同时心排血量降低致右心室缺血所致。

（5）血栓栓塞：20%的MS患者可发生血栓栓塞，栓塞者中80%有心房颤动。栓塞可发生于脑血管、冠状动脉和肾动脉，伴发相应的栓塞征象。部分患者可反复发生，或为多发性栓塞。

（6）其他：左心房扩大和左肺动脉扩张可压迫至喉返神经，引起声音嘶哑；左心房显著扩大可压迫食管，引起吞咽困难；右心室衰竭时可出现食欲减退、腹胀、恶心等症状。

2. 体征

（1）心脏听诊：心尖区舒张中晚期低调的隆隆样杂音，呈递增型，局限性，左侧卧位时明显，可伴有舒张期震颤。心尖区第一心音亢进，呈拍击样，80%~85%的患者胸骨左缘第3~4肋间或心尖区内侧闻及二尖瓣开瓣音。严重的MS患者，右心室扩大，引起三尖瓣瓣环扩大，导致相对性三尖瓣关闭不全，在剑突旁左侧至心尖区内侧出现三尖瓣区全收缩期吹风样杂音。

（2）二尖瓣面容：严重MS患者，由于心排血量减低，两颧呈紫红色，口唇发绀，四肢末梢发绀。颈静脉搏动明显，提示存在严重肺动脉高压。

3. 辅助检查

（1）胸片：左心房和右心室明显增大，心影右缘呈双重阴影，肺门阴影加深，主动脉弓较小。左心室一般不大。当左心房压力达20mmHg时，中下肺可见Kerley B线。长期肺淤血后含铁血黄素沉积，双下肺野可出现散在的点状阴影。

（2）心电图：P波增宽且呈双峰形，提示左心房增大。合并肺动脉高压时，显示右心室增大，电轴右偏。病程晚期常合并心房颤动。

（3）超声心动图：二维超声心动图上可见二尖瓣前后叶反射增强、变厚，活动幅度减小，舒张期前叶体部向前膨出呈气球状，瓣尖处前后叶距离明显缩短，开口面积减小。M型超声可见"城垛样改变"。左心房扩大，右心室肥大及右心室流出道变宽。多普勒超声显示通过二尖瓣的血流缓慢而渐减。

（4）右心导管检查：右心室、肺动脉及肺毛细血管压力增高，肺循环阻力增大，心排血量减低。

4. 并发症

（1）心律失常：房早、房速、房扑、房颤。左心房压力增高导致的左心房扩大和风湿炎症引起的左心房壁纤维化是房颤持续存在的病理基础。房颤降低心排血量，可诱发或加重心衰。

（2）充血性心力衰竭和急性肺水肿：50%~75%的患者发生充血性心力衰竭，为 MS 患者的主要死因。呼吸道感染是心力衰竭的常见诱因。

（3）栓塞：脑栓塞最常见，亦可发生于四肢、肠、肾和脾等脏器，栓子多来自扩大的左心耳伴房颤者。右心房来源的栓子可造成肺栓塞或肺梗死。

（4）肺部感染：肺静脉压增高及肺淤血，易合并肺部感染，加重或诱发心力衰竭。

（5）感染性心内膜炎。

（六）诊断

发现心尖区隆隆样舒张期杂音并有左心房扩大，超声心动图检查可明确诊断二尖瓣狭窄。

（七）鉴别诊断

急性风湿性心脏炎、"功能性"二尖瓣狭窄、左心房黏液瘤、三尖瓣狭窄、原发性肺动脉高压。

（八）治疗

关键是解除二尖瓣狭窄，降低跨瓣压力阶差。

1. 内科治疗

（1）避免剧烈运动及过度的体力劳动，保护心功能。

（2）对风心病应积极预防链球菌感染以及感染性心内膜炎。

（3）出现心功能不全的临床症状者，宜口服利尿剂并限制钠盐摄入。

（4）右心衰竭明显或出现快速心房颤动时，用洋地黄类制剂可缓解症状，控制心室率。地高辛同时具有负性变时作用和正性肌力作用，因此常用于 MS 伴房颤的心衰患者。

（5）影响血流动力学的室上性心律失常必须积极治疗。应考虑药物或电击复律治疗。

（6）MS 伴房颤者无论有无心力衰竭均应予抗凝治疗，以预防血栓形成和动脉栓塞的发生。

2. 介入治疗　常用方法为经皮穿刺二尖瓣成形术（PTMC，BMV），能使二尖瓣口面积扩大至 $2.0cm^2$ 以上，明显降低二尖瓣跨瓣压力阶差和左心房压力，提高心脏指数，有效地改善临床症状，提高生活质量，延缓瓣膜置换术时间或避免瓣膜置换术。

3. 外科治疗　常用方法包括闭式（二尖瓣）分离术、直视下瓣膜分离术、二尖瓣置换术（MVR）。

阜外经验：二尖瓣狭窄患者病情突然恶化通常与房颤发作有关，过快的心率不能保证左室充盈所需时间，但心率过慢可能降低心排血量，治疗目标应为维持足够器官灌注且不发生心力衰竭的心率。

四、二尖瓣关闭不全（MR）

（一）概念

二尖瓣及其瓣下结构包括 4 个成分：瓣叶、瓣环、腱索和乳头肌，其中任何一个成分发生结构异常或功能失调以及邻近的心室壁运动异常，均可导致二尖瓣关闭不全。

（二）病因

可分为风湿性与非风湿性。风湿性造成的瓣叶损害最多见，约占 1/3，且多见于男性。非风湿性病因：①冠心病：心肌梗死后以及慢性心肌缺血累及乳头肌及其邻近室壁心肌，引起乳头肌纤维化伴功能障碍。②先天性畸形。③左心室扩大，二尖瓣环扩张导致 MR。④二尖瓣脱垂综合征。⑤结缔组织病。急性 MR 多因腱索断裂、瓣膜毁损或破裂、乳头肌坏死或断裂以及人工瓣膜替换术后开裂而引起。

（三）病理

炎症和纤维化使瓣叶变硬、缩短、变形、粘连融合，腱索融合、缩短。

（四）病理生理

左心室收缩时，左心房除接受肺静脉回流的血液外，还接受左心室反流的血液，因此左心房负荷增加、压力增高、内径扩大，引起肺静脉和肺毛细血管压力的升高，继而扩张和淤血。同时左心室舒张期容量负荷增加，左心室扩大，临床出现肺淤血和体循环灌注低下等左心衰竭的表现。晚期可出现肺动脉高压和全心衰竭。

（五）临床表现

1. 症状　严重 MR 可出现劳力性呼吸困难、疲乏、端坐呼吸等，活动耐力显著下降。咯血和栓塞较少见。晚期右心衰竭时可出现肝区触痛、肝脏淤血肿大、踝部水肿、胸腔积液或腹水。急性者可很快发生急性左心衰竭或肺水肿。

2. 体征

(1)心脏听诊：心尖区全收缩期吹风样杂音,响度常在 3/6 级以上,吸气时减弱,反流量小时音调高,瓣膜增厚者杂音粗糙。严重二尖瓣关闭不全者可出现低调的第三心音。

(2)可见颈静脉怒张、肝脏肿大、下肢水肿。动脉血压正常而脉搏较细小。心界向左下扩大,心尖区触及局限性收缩期抬举样搏动。

3. 辅助检查

(1)胸片：左房、左室明显增大,明显增大的左房可推移和压迫食管。肺动脉高压或右心衰竭时,右心室增大,可见肺静脉充血、肺间质水肿和 Kerley B 线。

(2)心电图：严重者可有左心室肥大和劳损。肺动脉高压时可出现左、右心室肥大的表现。慢性二尖瓣关闭不全伴左心房增大者多有心房颤动。窦性心律者 P 波增宽且呈双峰形。

(3)超声心动图：二维超声心动图上可见二尖瓣前后叶反射增强、变厚,瓣口在收缩期关闭对合不佳;腱索断裂时,二尖瓣可呈连枷样改变。M 型超声可见舒张期二尖瓣前叶 EF 斜率增大,瓣叶活动幅度增大;左心房扩大,收缩期过度扩张,左心室扩大及室间隔活动过度。多普勒超声显示左心房收缩期反流。

(4)右心导管检查：右心室、肺动脉及肺毛细血管压力增高,肺循环阻力增大,左心导管检查左心房压力增高,心排血量减低。

(六)诊断

根据心尖区典型的吹风样收缩期杂音并有左心房和左心室扩大,超声心动图检查可明确诊断。

(七)鉴别诊断

相对性二尖瓣关闭不全、室间隔缺损、三尖瓣关闭不全、主动脉瓣狭窄。

(八)并发症

慢性患者并发症出现较晚,感染性心内膜炎较多见,栓塞少见。急性患者和慢性患者发生腱索断裂时,短期内发生急性左心衰竭甚至急性肺水肿,预后较差。

（九）治疗

1. 内科治疗

(1)适当避免过度的体力劳动及剧烈运动,限制钠盐摄入。

(2)对风心病应积极预防链球菌感染以及感染性心内膜炎。

(3)适当使用利尿剂、血管扩张剂,特别是减轻后负荷的血管扩张剂,通过降低左心室射血阻力,可减少反流量,增加心排血量。对于合并冠心病者,硝酸酯类药是合理选择。

(4)慢性心衰患者可遵循心衰指南用药:ACEI/ARB、β受体阻滞剂、醛固酮拮抗剂治疗。

(5)洋地黄类药物宜用于出现心力衰竭的患者,对伴有快速心房颤动者更有效。严重失代偿者予多巴酚丁胺和米力农能增加心肌收缩力、降低后负荷。

(6)晚期的心力衰竭患者可用抗凝药物防止血栓栓塞。

2. 手术治疗

手术治疗后MR患者心功能的改善明显优于药物治疗。瓣膜修复术比人工瓣膜置换术的病死率低,长期存活率较高,血栓栓塞发生率较低。

手术指征:①中重度MR。②心功能Ⅲ级以上者。③无明显临床症状或心功能在Ⅱ级或Ⅱ级以下,心脏进行性增大,左心室射血分数下降。超声心动图检查左室收缩期末内径达50mm或舒张期末内径达70mm,射血分数≤50%时即应尽早手术治疗。

阜外经验:对于冠心病合并MR的患者,硝酸酯类是合理的治疗药物,能够扩张冠状动脉并降低后负荷;中重度MR或有症状者应尽早手术治疗。

（姜　莉）

第11节　肺　心　病

一、概　　念

肺源性心脏病(cor pulmonale)是肺组织、胸廓疾病、肺血管病变或呼吸调节功能障碍致肺组织结构和功能异常,引起右心损害的一种心脏病。最早由Paul Dudley White于1931年提出,肺心病的发病率占所有心脏病的7%~10%,其所致的心功能不全占所有病因所致心功能不全的15%~20%。根据起病缓急和病程长短,可分为急性和慢性两类。急性肺源性心脏病通常在数分钟内右室后负荷急剧升高（如急性肺动脉主干或其主要分支栓塞），以致右心超负荷，引起急性右心室扩张和右心功能衰竭。慢性肺源性心脏病是由于慢性支气管、肺、胸廓或肺动脉血管慢性病变所致肺动脉压力逐渐升高，进而使右心肥厚、扩大，伴或不伴右心功能衰竭。本节重点介绍急性肺源性心脏病。

二、临 床 表 现

急性肺源性心脏病最常见的表现是右心衰竭，由肺动脉高压引起右室缺血及右心排血量减少，进而引起劳力性呼吸困难、乏力、胸痛、晕厥甚至休克，严重者因心脏停搏或严重的心律失常而死亡。右心功能不全引起肝淤血可表现为右上腹痛及厌食，主肺动脉扩张压迫左侧喉返神经可引起声音嘶哑。

体征：心动过速伴或不伴血压下降。肺大面积梗死区域叩诊浊音，呼吸音减弱或伴有湿啰音；如病变累及胸膜，可出现胸膜摩擦音或胸腔积液。心浊音界向右扩大，胸骨左缘第 2~3 肋间肺动脉区浊音增宽，搏动增强。肺动脉瓣区第二心音亢进或分裂，可闻及收缩期和舒张期杂音。三尖瓣区可闻及收缩期杂音，吸气时增强。颈静脉怒张，肝肿大并伴压痛，肝颈静脉回流征阳性，下肢水肿，浆膜腔积液。

三、诊 断 检 查

肺栓塞的诊断检查详见第 5 章第 4 节，本节主要介绍与急性肺心病相关的诊断检查。

1. 血液检查　部分患者可出现肌钙蛋白升高，提示并发右室心肌梗死，故入院后 6~12 小时内至少检测 2 次肌钙蛋白水平。BNP 和 NT-proBNP 反映了右心功能不全和血流动力学损害的严重性，若 BNP 不断升高，提示患者预后差，如果经过治疗后 BNP 逐渐下降，表明治疗有效。

2. 心电图检查　心电图改变仅见于小部分患者，典型改变包括：电轴显著右偏，极度顺钟向转位和右束支传导阻滞，肺性 P 波。

3. 超声心动图　可见右室负荷过重征象，如右室壁局部运动幅度下降，右室和（或）右房扩大，三尖瓣反流速度增快以及室间隔左移运动异常，肺动脉干增宽等。TAPSE 和 TEI 指数有助于评价急性右心收缩功能和患者预后，需常规监测。

四、治 疗 流 程

急性肺心病的治疗主要针对病因，增强右心室收缩力，降低肺循环压力。急性肺心病者应立即采取补液、维持血压等抢救治疗，维持血流动力学稳定，并积极寻找病因。如急性大块肺栓塞需及时行抗凝、溶栓或手术取栓；COPD 患者需应用支气管扩张剂并控制感染；浸润性和纤维化肺疾病需考虑激素和免疫抑制治疗。

1. 一般处理　密切监测生命体征、心电图及血气变化；预防感染、消化性溃疡；早期营养支持、血糖控制。

2. 氧疗和机械通气　维持动脉氧饱和度≥90%。机械通气应避免过度的胸腔内压力，这会减少静脉回流和增加右心室后负荷，从而减少左心室的充盈和输出。推荐平台压≤30cmH$_2$O，潮气量 4~6ml/kg，最小化呼气末压力（PEEP）和下调吸气时间。对于 ARDS 患者平台压应小于 26cmH$_2$O，PEEP 应小于 8cmH$_2$O，必要时可联合应用 ECMO 提供血流动力学和血液氧合支持。

3. 增强心肌收缩力　增加心排血量，维持循环稳定，如多巴胺、多巴酚丁胺，对于无效且血压过低的患者，可联合去甲肾上腺素。米力农可通过选择性抑制 3 型 - 磷酸二酯酶，增加细胞内钙浓度，发挥正性肌力和舒张作用，但可引起低血压。左西孟旦通过影响细胞内钙离子使心肌肌钙蛋白 C 致敏，在不增加心肌耗氧量的基础上增加收缩力，但同样可引起低血压，故收缩压低于 85mmHg 患者不推荐使用。

4. 降低后负荷　在由肺动脉高压引起的急性失代偿性右心衰竭中，前列腺素类药物是治疗的首选。吸入性一氧化氮（NO）是一种选择性肺血管扩张剂，低流量吸入 NO 可快速且持续地扩张肺动脉及改善氧合，但程度较弱且代谢快，可用于桥接治疗。

5. 纠正心律失常　迅速纠正引起低血压的心律失常，如房扑、房颤等，尽量维持窦性心律和控制心率。

6. 镇痛　合并胸痛者可用吗啡、哌替啶等止痛及解痉。

（卿　平　吴越阳）

第12节 感染性心内膜炎

一、概 念

感染性心内膜炎(infective endocarditis, IE)是指由病原微生物直接侵袭心内膜而引起的一种炎症性疾病,常累及心脏瓣膜,也可累及室间隔缺损处或未闭动脉导管、动静脉瘘等处。感染性心内膜炎以感染、心脏结构和功能异常以及各脏器栓塞为主要表现,需要早期诊断、早期治疗、规范治疗,必要时尽早手术治疗。

几乎所有种类的细菌和真菌等微生物均能导致感染性心内膜炎。其中3个主要致病菌为链球菌属、葡萄球菌属、肠球菌。

感染性心内膜炎多数发生在已有心脏器质性病变基础的人群,此外,心脏手术、静脉吸毒、安装心脏起搏器、心导管手术、某些心脏病的诊疗操作,包括心内膜活检以及静脉高营养插管均可直接损伤内膜,成为细菌侵入的病灶,导致感染性心内膜炎发生。

根据感染部位及是否存在心内异物将感染性心内膜炎分为4类:①左心自体瓣膜感染性心内膜炎;②左心人工瓣膜感染性心内膜炎(其中瓣膜置换术后1年内发生的心内膜炎称为早期人工瓣膜感染性心内膜炎,术后1年以后发生心内膜炎称为晚期人工瓣膜感染性心内膜炎);③右心感染性心内膜炎;④器械相关的感染性心内膜炎(包括发生在起搏器或除颤器导线上的心内膜炎,可伴或不伴有瓣膜受累)。

二、临 床 表 现

1. 感染症状 发热是最常见的症状。几乎所有的病例都有过不同程度的发热,热型不规则,热程较长,个别病例无发热。此外,患者有疲乏、盗汗、食欲减退、体重减轻、关节痛、皮肤苍白等表现,病情进展较慢。

2. 心脏方面的症状 原有的心脏杂音可因心脏瓣膜的赘生物而发生改变,出现粗糙响亮、呈海鸥鸣样或音乐样的杂音。原无心脏杂音者可出现音乐样杂音,多伴有充血性心力衰竭。

3. 栓塞症状 因栓塞部位不同而出现不同的临床表现,一般发生于病程后期,但约1/3的患者为首发症状。皮肤栓塞可见散在的小瘀点,指趾屈面可有隆起的紫红色小结节,略有触痛,此即欧氏小结;内脏栓塞可致脾大、腹痛、血尿、便血;肺栓塞可有胸痛、咳嗽、咯血和肺部啰音;脑动脉栓塞则有头痛、呕吐、偏瘫、失语、抽搐甚至昏迷等。病程久者可见杵状指、趾,但无发绀。

三、诊 断 检 查

1. **血常规** 为进行性贫血,多为正细胞性贫血,白细胞计数增高或正常,中性粒细胞偏高,红细胞沉降率常增快,C反应蛋白升高。

2. **尿常规及肾功能** 半数以上患者可出现蛋白尿或血尿,晚期患者有肾功能不全。

3. **血培养** 血培养阳性是确诊感染性心内膜炎的重要依据,凡原因未明的发热、体温持续在1周以上,且原有心脏病者,均应积极进行多次血培养和药敏试验,以提高血培养阳性率。

4. **超声心动图** 超声心动图检查发现是诊断心内膜炎的重要依据,经胸超声诊断IE确诊率为50%左右,经食管超声诊断IE的敏感性88%~100%,特异性91%~100%。心内膜炎超声心动图特征主要包括赘生物;心脏脓肿;新发生的人工瓣膜裂开;新发生的瓣膜反流。如果初次超声心动图检查结果为阴性但临床上仍高度怀疑IE,可在5~7天后再次行经胸和(或)经食管超声心动图检查。

四、诊 断 标 准

1. Duke诊断标准的定义

(1)主要标准

1)血培养阳性

A. 两次不同的血培养均为感染性心内膜炎的典型致病菌(草绿色链球菌、牛链球菌、HACEK组细菌、金黄色葡萄球菌或社区获得性肠球菌而无原发病灶);

B. 或非上述细菌但与感染性心内膜炎一致的微生物持续性血培养阳性(持续性阳性定义为相隔>12小时的2次或2次以上血培养阳性;或首末次血培养相隔时间>1小时的3次血培养全部阳性、4次以上绝大多数阳性)。

C. 单次Q热立克兹氏体(Coxiella Burnatii)血培养阳性或抗 I期IgG抗体滴度>1∶800。

2)影像学证据

A. 超声心动图检查阳性结果:赘生物形成、心脏脓肿、假性动脉瘤、心内瘘道、瓣膜穿孔,新出现的人工瓣膜开裂。

B. ^{18F}FDG PET/CT或放射性核素标记白细胞 SPECT/CT 显像

检出人工瓣膜植入处的异常感染征象(适用于瓣膜植入至少 3 个月以上患者)。

C.心脏 CT 检查发现瓣周漏。

(2)次要标准

1)易患因素、基础心脏病或静脉吸毒成瘾。

2)体温 >38℃的发热。

3)血管现象:主要动脉栓塞,脓毒栓塞性肺梗死,霉菌性动脉瘤、颅内出血、结膜出血、Janeway 损伤等。

4)免疫现象:肾小球肾炎、Osler 结节、Roth 出血点及类风湿因子。

5)微生物血证据:血培养阳性但未能达到主要标准要求;或与感染性心内膜炎一致的活动性细菌感染的血清学证据。

2. 确定诊断

(1)病理学确诊(满足下列任意一条)

1)病理学检查证实有感染性心内膜炎特征性病变:赘生物和(或)心脏脓肿;或发现活动性心内膜炎的组织学改变。

2)细菌学:原位赘生物或栓塞的赘生物或心脏脓肿培养证实。

(2)临床确诊:2 条主要标准或 1 条主要标准＋3 条次要标准或 5 条次要标准。

(3)可能诊断:1 条主要标准＋1 条次要标准或 3 条次要标准。

(4)排除诊断

1)确诊为其他疾病;

2)抗菌治疗 4 天内症状消失;

3)外科术后活检无 IE 病理学证据;

4)不符合上述 IE 诊断标准。

五、感染性心内膜炎预警指标及影响预后的因素

1. 出现以下情况下应警惕感染性心内膜炎:

(1)新发生的心脏杂音;

(2)不明来源的栓塞;

(3)不明来源的脓毒症;

(4)发热伴有以下情况:①心脏内假体材料;②曾有 IE 史;③曾有瓣膜性或先天性心脏病;④其他患 IE 的倾向;⑤近期可引起菌血症的操作;⑥充血性心力衰竭的证据;⑦新发生的心脏传导紊乱;⑧血培养典型 IE 致病菌阳性,或血清学阳性;⑨血管或免疫系统现

象；⑩局部或非特异性的神经系统症状和体征；⑪肺栓塞的证据；⑫12周围脓肿。

2. 与感染性心内膜炎预后不良的相关因素 老年患者、人工瓣膜感染性心内膜炎、糖尿病、合并其他疾病（如虚弱、免疫抑制剂、肾脏或肺病）、金黄色葡萄球菌、真菌、非HACEK革兰阴性杆菌、心力衰竭、肾功能衰竭、中等面积以上脑卒中、感染性休克、脑出血、瓣周并发症、严重左心瓣膜反流、左心射血分数降低、肺动脉高压、巨大赘生物、严重人工瓣膜功能失调。

六、治疗流程

1. 抗生素的应用原则 规范的抗菌治疗是影响感染性心内膜炎转归的重要因素。抗菌治疗原则是早期、静脉联用杀菌抗生素、足量、足够疗程（疗程应以抗生素治疗有效的第一天算起4~6周，甚至8周）。临床上一旦疑诊，在应用抗生素之前至少3次取血进行血培养，在细菌血培养和药敏试验结果报告前可以采取经验性抗菌治疗方案。

2. 经验性抗生素治疗 经验性抗生素治疗是指在没有明确病原微生物和药物敏感试验结果的情况下，为了治疗感染性心内膜炎而进行早期抗生素的应用。经验性抗生素治疗方案，见表5-30。

表5-30 IE初始经验性抗菌治疗方案
（未做血培养或血培养结果报告前）

抗生素	剂量及用法	评价
自体瓣膜或人工瓣膜术后晚期（>12个月）心内膜炎		
氨苄西林	12g/d, iv, 分4~6次	血培养阴性的IE需请感染科专科医师指导治疗
合用苯唑西林	12g/d, iv, 分4~6次	
合用庆大霉素	3mg/(kg·d), iv或im, 分3次	
万古霉素	30mg/(kg·d), 分2次	适于不能耐受β内酰胺类的患者
合用庆大霉素	3mg/(kg·d), iv或im, 分3次	

续表

抗生素	剂量及用法	评价
术后早期人工瓣膜心内膜炎（术后12月内）		
万古霉素	30mg/（kg·d），分2次	利福平适合于PVE患者，且在万古霉素和庆大霉素应用3~5天后再使用
合用庆大霉素	3mg/（kg·d），iv或im，分3次	
合用利福平	900~1200mg/d，分2~3次，iv或口服	

PVE. 人工瓣膜感染性心内膜炎

3. 针对特殊细菌的抗菌治疗　感染性心内膜炎的抗菌治疗主要目的是杀灭致病菌，针对不同的病原微生物采取不同的抗菌治疗方案。除葡萄球菌性感染性心内膜炎外，自体瓣膜和人工瓣膜心内膜炎推荐的抗生素治疗方案是相似的，人工瓣膜心内膜炎患者应适当延长抗菌治疗时间。

（1）青霉素敏感的链球菌和牛链球菌引起的心内膜炎治疗方案：见表5-31。

表5-31　自体瓣膜草绿色链球菌和牛链球菌性心内膜炎治疗方案

抗生素	剂量及用法	疗程（周）	评价
对青霉素敏感（MIC≤0.125μg/ml）			
青霉素G	1200万-1800万U/日持续或分4-6次iv	4	更适用于年龄大于65岁或肾功能、第Ⅷ颅神经损伤的患者；PVE患者推荐疗程为6周
阿莫西林	100-200mg/kg/日分4-6次iv	4	
头孢曲松	2g/日iv或im qd	4	

抗生素	剂量及用法	疗程（周）	评价
或上述三个药物之一合用庆大霉素	3mg/kg/日 iv 或 im，分 3 次	2	2 周疗程仅推荐用于无合并症且肾功能正常的 NVE 患者
或上述三个药物之一合用奈替米星	4-5mg/kg/日 iv 或 im，分 3 次	2	
对青霉素比较耐药	（MIC>0.25μg/ml 和 <2μg/ml）		PVE 患者推荐疗程为 6 周
青霉素 G	2400 万 U/日，持续或分 4-6 次 iv	4	
阿莫西林	200mg/kg/日，分 4-6 次 iv	4	
头孢曲松	2g/日，1 次 iv 或 im	4	
上述药物之一合用庆大霉素	3mg/kg/日，iv 或 im，分 3 次	2	
对青霉素过敏			PVE 患者推荐疗程为 6 周
万古霉素	30mg/kg/日，分 2 次 iv	4	
合用庆大霉素	3mg/kg/日，iv 或 im，分 3 次	2	

PVE. 人工瓣膜感染性心内膜炎；NVE. 自体瓣膜感染性心内膜炎

（2）肠球菌：与葡萄球菌相比，肠球菌对青霉素、氨苄西林（氨苄青霉素）、万古霉素相对耐药。单一使用这些抗生素能把葡萄球菌杀死，而肠球菌仅被抑制，不会被杀灭。杀灭敏感菌株的肠球菌需要阿莫西林、氨苄西林或万古霉素联合庆大霉素或链霉素共同起协同作用，治疗方案，见表 5-32。

表 5-32 肠球菌性心内膜炎治疗方案

抗生素	剂量及用法	疗程（周）	评价
阿莫西林	200mg/kg/ 日，分 4-6 次 iv	4-6	PVE 或症状超过 3 月的患者推荐 6 周疗程
合用庆大霉素	3mg/kg/ 日，分 3 次 iv 或 im	2-6	
氨苄西林	200mg/kg/ 日，分 4-6 次 iv	6	该联合用法对氨基糖甙类抵抗肠球菌感染仍然有效
合用头孢曲松	4g/ 日，分 2 次 iv 或 im	6	
万古霉素	30mg/kg/24h，分 2 次 iv	6	
合用庆大霉素	3mg/kg/ 日，分 3 次 iv 或 im	6	

（3）葡萄球菌：葡萄球菌性心内膜炎是一种严重的感染，重症者甚至危及生命，约占全部心内膜炎患者的 1/3，早期合理的抗菌治疗是改善预后的关键。自体瓣膜与人工心脏瓣膜的葡萄球菌心内膜炎的抗菌治疗并不相同（表 5-33）。

表 5-33 葡萄球菌性心内膜炎抗生素治疗方案

抗生素	剂量及用法	疗程（周）	评价
自体瓣膜			因庆大霉素有肾毒性且未发现有临床获益，因此不予推荐
对甲氧西林敏感			
苯唑西林	12g/d，分 4-6 次 iv	4-6	
复方磺胺甲恶唑	磺胺 4800mg/d+ 甲氧苄胺嘧啶 960mg/d，分 4-6 次，iv1 周 + 口服 5 周	6	
合用克林霉素	1800mg/ 日，分 3 次 iv	1	

抗生素	剂量及用法	疗程（周）	评价
对甲氧西林耐药或青霉素过敏			头孢菌素（头孢唑林6克/天或头孢噻肟6克/天）推荐用于对甲氧西林敏感而对青霉素过敏的患者
万古霉素	或30mg/kg/d，分2次iv	4-6	
或达托霉素	10mg/kg/d，1次iv	4-6	
或复方磺胺甲恶唑	磺胺4800mg/d+甲氧苄胺嘧啶960mg/d，iv1周+口服5周	6	对于MSSA或MRSA感染患者（MIC>1mg/L）达托霉素要优于万古霉素
合用克林霉素	1800mg/日，分3次iv或im	1	
人工瓣膜			
对甲氧西林敏感			
苯唑西林	12g/d，分4-6次iv	≥6	
加利福平	900-1200mg/d，2-3次iv或口服	≥6	
再加庆大霉素	3.0mg/kg/d，分3次iv或im	2	
对甲氧西林耐药或青霉素过敏			为降低肾毒性，庆大霉素可每日单次给药
万古霉素	30/kg/d，分2次iv	≥6	
加利福平	900-1200mg/d，2-3次iv或口服	≥6	
再加庆大霉素	3.0mg/kg/d，分3次iv或im	2	

表5-30，31，32，33，34引自 Habib G,et al.2015ESC Guidelines for the management of infective endocarditis.Eur Heart J, 2015，36: 3075-3128.

表5-30，31，32，33，34（2015ESC感染性心内膜炎治疗指南）

（4）HACEK细菌：HACEK细菌包括类流感嗜血杆菌、非嗜血嗜血杆菌、放线杆菌、人心杆菌、粘质埃肯菌和Kingella杆菌，治疗方案，见表5-34。

表 5-34　HACEK 细菌心内膜炎的治疗

抗生素	剂量和途径	疗程（周）
头孢曲松	2g，qd，静注	4~6
氨苄西林	12g/24h，q4h，静注	4~6
加庆大霉素	1mg/kg，q8h，肌注或静注	4~6

（5）细菌培养阴性的心内膜炎：如果按照严格的心内膜炎诊断标准，血培养阴性的感染性心内膜炎患者达 20%。造成血培养阴性的原因包括：微生物培养技术不成熟、致病菌培养很困难、非细菌性致病菌或在血培养前已使用抗生素治疗，其中后者更常见。除非临床或流行病学的线索提示病原学诊断，培养阴性自体瓣膜心内膜炎推荐的抗菌治疗应该选用覆盖金黄色葡萄球菌、链球菌、肠球菌和HACEK 组细菌的抗生素，其治疗方案可参考肠球菌性心内膜炎的标准治疗方案（表 5-32）或选择氨苄西林 - 舒巴坦每次 3g，q6h 静注，联合庆大霉素每次 1mg/kg，q8h 肌注或静注；对培养阴性的人工瓣膜心内膜炎患者，如果术后 1 年内发病可选用对耐苯唑西林的金黄色葡萄球菌有效的万古霉素，如果术后 1 年后发病其感染大多由对苯唑西林敏感的葡萄球菌、链球菌、肠球菌引起，其抗菌治疗可采用表 5-32 治疗方案，培养阴性的心内膜炎抗生素治疗至少 6 周。

（6）真菌性心内膜炎：真菌感染最常见于人工瓣膜置换、静脉药瘾者和免疫功能低下的患者，其中白色念珠菌和曲霉菌是常见致病真菌。真菌性心内膜炎预后极差，病死率高达 50% 以上，其临床表现和细菌性心内膜炎类似，但真菌性心内膜炎赘生物大、质脆易脱落，容易并发大血管栓塞。文献报道，不经手术治疗 68%~85% 的真菌性心内膜炎可出现危及生命的栓塞事件，明显高于细菌性心内膜炎。真菌性心内膜炎的治疗需要抗真菌治疗联合瓣膜置换手术。两性霉素 B 仍是目前抗真菌治疗的首选药物，疗程不少于 8 周。也有学者推荐联合应用两性霉素 B 及 5- 氟胞嘧啶。肾功能受损不能应用两性霉素 B 的患者可选用氟康唑或两性霉素 B 脂质体。在抗真菌治疗同时应请心脏外科医师会诊，共同决定患者是否需手术干预以及手术治疗的时机及具体治疗方案。多数主张本病除全身应用抗真菌药物外，应尽早手术治疗，而且临床治愈后需长期服用抗真菌药物维持治疗。

4. 外科治疗　对于抗生素治疗疗效不佳的高危患者，在感染性心内膜炎活动期仍在接受抗生素治疗时就可以考虑早期手术干预。因为早期手术可以通过切除感染物、引流脓肿和修复受损组织，避免心衰进行性恶化和不可逆性心脏结构破坏，预防栓塞事件。但在疾病活动期进行手术的风险很大，因此必须仔细评估手术风险和获益，尽早请心外科医师会诊，严格把握手术适应证，为患者制定最佳治疗方案。早期手术的3条重要指征是严重难治性心力衰竭、内科难以控制的感染以及预防栓塞事件（如反复栓塞或较大赘生物）。

将IE手术时机按病情轻重缓急分为急诊手术（emergency，24小时内）、限期手术（urgent，几天内）和择期手术（elective，抗生素治疗1~2周后）。左心自体瓣膜和人工瓣膜心内膜炎手术指征和时机，见表5-35。

表5-35　左心自体瓣膜和人工瓣膜心内膜炎的手术指征及时机选择

手术指征	手术时机	证据级别	证据水平
心力衰竭			
自体主动脉瓣、二尖瓣IE或PVE所致急性重度主动脉瓣、二尖瓣关闭不全或瓣口梗阻，临床表现为难治性肺水肿或心源性休克	急诊	I	B
自体主动脉瓣、二尖瓣IE或PVE引起急性重度瓣膜关闭不全或瓣口梗阻，临床有持续性心衰表现或超声心动图发现血流动力学恶化表现	限期	I	B
药物难以控制的感染			
难以控制的局部感染（脓肿、假性动脉瘤、瘘管、进行性增大的赘生物）	限期	I	B
经过充分抗生素治疗并控制感染灶，血培养仍持续阳性	限期	IIa	B
真菌或多重耐药微生物感染	限期/择期	I	C
PVR葡萄球菌或非HACEK革兰阴性菌感染	限期/择期	IIa	C

续表

手术指征	手术时机	证据级别	证据水平
栓塞事件			
自体主动脉瓣、二尖瓣 IE 或 PVE,合理抗感染后,持续存在赘生物大于 10mm,一次或一次以上栓塞事件	限期	I	B
自体主动脉瓣、二尖瓣 IE,赘生物大于 10mm,合并严重瓣膜狭窄或反流,手术风险为低危	限期	I	B
自体主动脉瓣、二尖瓣 IE 或 PVE,单一赘生物体积大于 30mm	限期	IIa	B
自体主动脉瓣、二尖瓣 IE 或 PVE,单一赘生物体积大于 15mm,无其他手术指征	限期	IIb	C

PVE.人工瓣膜感染性心内膜炎

(熊长明)

第6章

常见合并其他系统疾病应对措施

第1节　心血管重症患者的血糖管理

一、概念及流行病学

（一）心血管重症患者中高血糖与低血糖定义

糖代谢异常与心血管疾病之间存在着密切的内在联系。糖尿病患者患心血管疾病的风险是非糖尿病者的 2~4 倍，而心血管患者中高血糖的发生率亦显著高于一般人群。高血糖是最重要的心血管危险因素之一，高血糖患者发生致死性 / 非致死性心血管事件的危险性显著高于一般人群。在心血管重症患者中高血糖的发生率亦较稳定心血管患者显著增加。大量的研究表明，心血管重症患者住院期间高血糖与低血糖均与不良的临床结局（包括死亡）相关。心血管重症患者中高血糖是导致患者病死率增加及其他不良临床事件结局的独立危险因素。

2018 年美国糖尿病协会指南提出，若重症患者在住院期间随机血糖水平大于 7.8mmol/L，则定义为高血糖。此定义标准基于多项研究结果，包括重症患者入院血糖、24 小时平均血糖以及住院期间平均血糖超过 7.8mmol/L 时病死率显著增加，而控制在 7.8mmol/L 以下与患者的生存率改善显著相关。住院重症患者中低血糖被定义为任意时间的血糖小于 3.9mmol/L，临床显著低血糖定义为血糖水平低于 3.0mmol/L，严重低血糖被定义为能引起严重认知功能障碍的低血糖。

（二）国内外心血管重症患者血糖管理现状

国外研究表明，高血糖在住院患者常见共患疾病中排名第四。有研究显示38%的住院患者发生过高血糖，其中26%有已知糖尿病病史，12%无糖尿病病史，ICU患者中合并高血糖比率为29%~100%。一项来自Mayo Clinic研究，覆盖575家医院，共3 484 795例住院患者的血糖控制调查发现：ICU患者每日血糖中高血糖（>10mmol/L）发生率为32.2%，低血糖（<3.9mmol/L）发生率为6.3%。非ICU患者每日高血糖发生率为32.0%，低血糖发生率为5.7%。来自我国许樟荣教授的研究数据，对2009年11月至2011年7月的4868例内外科入院患者24小时的血糖监测显示，高血糖发生率为29.6%。欧洲心脏调查显示，急诊事件入院的患者中糖代谢异常发生率高达71%，稳定性冠心病中也高达66%。在为期2年的GAMI研究（glucose tolerance in patients with acute myocardial infarction）中，急性心肌梗死（AMI）患者分别在出院时、出院3个月和12个月时接受口服葡萄糖耐量（OGTT）检测，结果表明高血糖人群的比例分别占总人数的67%、66%和65%，符合"2/3"规律。该研究提示，在AMI患者中糖代谢异常是非常常见的，糖耐量受损是发生心血管事件的强有力的前兆。由胡大一和潘长玉教授等牵头完成的中国心脏调查研究共入选三级甲等医院住院的慢性稳定型心绞痛、陈旧性心肌梗死和急性冠状动脉综合征患者3513例，约80%存在不同程度的糖代谢异常：其中糖尿病为52.9%，空腹血糖受损（IFG）和（或）糖耐量受损（IGT）为20.36%。

二、血糖对心血管重症患者
预后具有显著影响

（一）高血糖对心血管重症患者预后的影响

院内高血糖可以增加非糖尿病患者的病死率、重症患者相关的病死率、心脏疾病相关的病死率及围术期病死率。国外研究表明，心血管重症患者住院期间血糖水平大于7.8mmol/L的比例为51%~58%，其中50%的高血糖患者在入院时是未知糖尿病患者。对于未知的糖尿病患者，当血糖水平大于6.1~6.7mmol/L时患者的死亡风险已增加，而已知糖尿病患者当血糖水平超过11.1mmol/L时才与病死率的增加明显相关。另有研究显示，当入院血糖超过6.1mmol/L时，未知糖尿病患者住院期间的病死率是血糖正常患者的3.9倍，在已知糖尿病患者中，当入院血糖超过10mmol/L的患者比血糖正常患者住院期间的病死率增加70%。其他研究纳入介入手术后的无再流、心梗面积、左室收缩功能、急性肾损伤等临床不良结局，均得到相似的结果。

（二）低血糖对心血管重症患者预后的影响

多项大规模临床研究数据表明，发生一次或一次以上严重低血糖的2型糖尿病患者病死率增加2~4倍。ADVANCE研究后续分析表明，在5年的中位随访期间，231例（2.1%）患者至少有1次严重低血糖发作；2.7%发生在强化治疗组（150/5571例），1.5%在标准治疗组（81/5569例）。校正相关危险因素后，严重低血糖可显著增加主要大血管事件的发生率（HR=2.88；95%CI 2.01~4.12），主要微血管事件发生率（HR=1.81；95%CI 1.19~2.74），心血管病死率（HR=2.68；95%CI 1.72~4.19）以及全因病死率（HR=2.69；95%CI 1.97~3.67）。

美国退伍军人糖尿病研究（the veterans affairs diabetes trial，VADT）结果显示，在过去90天内发生严重低血糖是主要终点和心血管死亡的强预测因子。在标准治疗组中，严重低血糖与全因死亡具显著相关性。糖尿病控制心血管危险行动（the action to control cardiovascular risk in diabetes，ACCORD）则因为强化血糖控制组较高病死率的发生而提前终止。相对于标准治疗，强化治疗组采用胰岛素合并多个口服降糖药的比例更高，严重低血糖发生率亦显著增加。

低血糖与重症患者的短期和长期不良临床结局均有密切关系，及时和早期识别并积极处理低血糖可以改善心血管重症患者的临床结局。

三、血糖对心血管重症患者
预后影响的病理生理机制

可能的病理生理过程包括在心血管重症患者中高血糖和低血糖参与了组织缺氧、炎症、细胞损伤、心肌细胞凋亡、缺血心肌代谢、内皮功能损伤、血小板聚集、凝血瀑布等多个环节。

（一）高血糖对心血管急重症患者预后影响的病理生理机制

1. 高血糖可引起组织缺氧　血糖升高时，血红蛋白与葡萄糖结合形成糖化血红蛋白（HbA1c），其输氧功能下降，尤其是葡萄糖酵解中，2,3-二磷酸甘油酸（2,3-DPG）下降，氧分离更难，以致组织缺氧。

2. 高血糖可以产生葡萄糖毒性作用　过高的血糖加速蛋白非酶糖化，早期产物可由 HbA1c 表示，晚期产物由蛋白糖化终产物（AGEs）表示。蛋白非酶糖化可通过多种机制影响血管，如红细胞膜糖化后，红细胞变形能力受到影响；糖化低密度脂蛋白（LDL）很难被 LDL 受体识别，导致吞噬细胞通过清除途径增加对 LDL 摄取，形成泡沫细胞；AGEs 通过细胞因子的增殖作用，促进血管壁基质增生，同样加剧动脉硬化。

3. 高血糖促使氧化应激反应增强，促进炎症反应，加剧血管病变发展。

4. 高血糖可引起短暂的高凝集状态　过高的血糖常伴随 D- 二聚体和凝血酶原片段释放入血增加，提示高血糖可引起凝血酶形成增加，继而导致纤溶增加，反复多次的进餐所引起的血糖过度升高可导致反复的凝血过程激活。

5. 高血糖对血管内皮功能的损害　高血糖激活内皮细胞中的蛋白激酶 C（PKC），刺激黏附因子的表达，黏附因子可促使白细胞黏附及摄取，并进入血管内皮细胞，损害血管内皮细胞功能，使血管内皮舒张因子减少；同时促使血管壁增殖的物质，如内皮素和血小板源生长因子释放增加，通过双重因素加剧血管收缩。

（二）低血糖对重症心血管患者预后影响的病理生理机制

1. 急性低血糖时心脏处于过度应激状态，导致心率增快，心肌负荷加重，心肌耗氧量增加，冠状动脉内压力增高，促使斑块破裂出血及血栓形成，并可能使已有冠状动脉粥样斑块的冠状动脉痉挛。

2. 低血糖时血中儿茶酚胺等神经内分泌激素水平升高，血液黏滞度加大亦促进血栓的形成。动物和临床试验显示低血糖可增加心肌梗死的面积和程度，其加重缺血心肌损害部分归因于代谢效应，低血糖限制了心肌能量底物的利用。反复低血糖的发生通过激活肾上腺素活性，继而激活细胞内 cAMP 通路，使内皮细胞产生黏附因子，促进单核细胞黏附到内皮细胞，而这些变化又可导致内皮功能障碍的发生。

3. 反复低血糖可致血小板功能异常和纤溶系统的激活，诱发急性血栓事件。

四、心血管重症患者血糖管理的目标

（一）血糖管理方案的循证医学研究

DIGAMI（diabetes mellitus insulin-glucose infusion in acute myocardial infarction）研究共入选 620 例急性心肌梗死患者，分为胰岛素治疗组及常规治疗组，结果显示胰岛素治疗组 1 年内病死率较常规治疗组下降 30%。2006 年 Diabetes Care 杂志发表的强化胰岛素治疗在急性心肌梗死患者中的应用研究（intensive insulin infusion in infarction，HI-5）的结果显示，虽然胰岛素治疗组与常规治疗组在 3 个月的病死率方面无明显差异，但胰岛素治疗组心衰及再梗死的发生率明显降低。以上研究提示，在住院的重症心血管患者中胰岛素治疗具有显著优势。

（二）血糖管理目标的循证医学研究

2001 年新英格兰杂志发表的 Leuven-1 研究结果指出，在外科 ICU 患者中应用胰岛素强化控制血糖（小于 6.1mmol/L）可使死亡风险下降 42%，同时可以使相关并发症发生风险下降。同一研究小组随后于 2006 年发表了 Leuven-2 的研究结果，该研究入选了 1200 例内科 ICU 患者，血糖的控制目标与上一研究相似，结论表明，对于全组胰岛素强化治疗的患者，强化控制血糖并未减少病死率，但可以减少相关并发症的发生率。亚组分析表明，对于内科 ICU 治疗大于 3 天的患者，胰岛素强化控制血糖可以减少患者的病死率及并发症。2009 年新英格兰杂志发表的 NICE-SUGAR（normaglycemia in intensive care evaluation–survival using glucose algorithm regulation）研究是目前最大的多中心的在 ICU 强化控制血糖的研究，该研究的血糖控制目标仍为小于 6.1mmol/L，研究结果发现，强化降糖组 90 天病死率高于常规治疗组，强化降糖组低血糖发生率明显高于常规降糖组。NICE-SUGAR 研究结果产生对重症心血管患者降糖策略产生了重大影响，提示过低降糖目标对重症患者不仅无益，反而有害。

五、心血管重症患者血糖管理的策略
（依据 2018 年 ADA 指南及其他相关指南）

（一）血糖管理的基本策略

1. 控制高血糖，血糖值持续大于 10mmol/L 应开始启用胰岛素治疗。

2. 一旦开始胰岛素治疗,对于大多数危重症患者血糖应控制在7.8~10mmol/L。

3. 对于某些特定患者,更严格的血糖水平6.1~7.8mmol/L在不出现严重低血糖的情况下是可以接受的。

4. 不推荐血糖小于6.1mmol/L及大于10mmol/L。

5. 静脉胰岛素治疗是危重症患者达到并维持血糖控制的首选方法。

6. 建议采用经验证实的静脉胰岛素输注方案,其安全性、有效性已被证实,低血糖发生率低。

7. 血糖监测对于控制血糖、调整方案、避免低血糖非常重要,血糖稳定后推荐每2~4小时监测一次血糖。

(二)心血管重症患者胰岛素治疗的注意事项

1. 以胰岛素0.1U/(kg·h)或5~10U/h静滴。

2. 理想血糖下降速度为2~5mmol/(L·h),若达不到,每1~2小时可增加胰岛素1U。

3. 当血糖≤13.9mmol/L或临床情况逐步好转且血糖每小时下降>5mmol/L时,每小时胰岛素用量减1~2U或(0.05~0.1)U/(kg·h),或加用5%~10%葡萄糖,维持血糖在7.8~10mmol/L。

4. 如血糖下降到4.4mmol/L以下时,可暂停胰岛素,但不能超过1小时,需重新监测血糖并开始输注胰岛素。

5. 静脉输注胰岛素时,必须密切监测血糖,血糖未稳定前应至少每小时监测1次,尽量减少低血糖,并达到血糖控制目标。

六、心血管病患者合并急性糖尿病并发症的诊治

(一)糖尿病酮症酸中毒(DKA)

1. 定义 糖尿病酮症酸中毒是指糖尿病患者在多种诱因作用下,由于胰岛素缺乏,升糖激素绝对或相对增多,导致糖代谢紊乱,体内脂肪分解加速,酮体产生过多并在血中堆积,酸碱平衡失调而发生的代谢性酸中毒。

2. 临床表现 DKA分为轻度、中度和重度。仅有酮症而无酸中毒称为糖尿病酮症;轻、中度除酮症外,还有轻至中度酸中毒;重度酸中毒是指酸中毒伴意识障碍(DKA昏迷),或虽无意识障碍,但血清碳酸氢根低于10mmol/L。

DKA常呈急性发病。在DKA发病前数天可有多尿、烦渴多饮

和乏力症状的加重，失代偿阶段出现食欲减退、恶心、呕吐、腹痛，常伴头痛、烦躁、嗜睡等症状，呼吸深快，呼气中有烂苹果味（丙酮气味）；病情进一步发展，则出现严重失水现象，尿量减少、皮肤黏膜干燥、眼球下陷，脉快而弱，血压下降、四肢厥冷；到晚期，各种反射迟钝甚至消失，终至昏迷。

3. 辅助检查　实验室检查应包括血糖、尿素氮/肌酐、血清酮体、电解质、渗透压、尿常规、尿酮体、血气分析、血常规、心电图等。

若怀疑合并感染还应进行血、尿和咽部的细菌培养。

4. 诊断要点

（1）糖尿病类型，如 1 型糖尿病发病急骤者；2 型糖尿病合并急性感染或处于应激状态者。

（2）有酮症酸中毒症状及临床表现者。

（3）血糖中度升高，血渗透压正常或稍高。

（4）尿酮体阳性或强阳性，或血酮升高。

（5）酸中毒。

5. 治疗　DKA 的治疗原则为尽快补液以恢复血容量、纠正失水状态，降低血糖，纠正电解质及酸碱平衡失调，同时积极寻找和消除诱因，防治并发症，降低病死率。对单有酮症者，需适当补充液体和胰岛素治疗，直到酮体消失。需要注意的是，由于患者合并心血管病，在补液时应充分考虑患者的心脏功能、基础心脏病变、年龄等因素，综合考虑补液的量以及补液的速度，防止容量负荷过重。

（1）补液：治疗中补液速度应先快后慢，第 1 小时输入生理盐水，速度为 15~20ml/（kg·h）（一般成人 1.0~1.5L）。随后补液速度取决于脱水程度、电解质水平、尿量等。要在第一个 24 小时内补足预估的液体丢失量。补液治疗是否奏效，要看血流动力学（如血压，必要时监测中心静脉压）、出入量、实验室指标及临床表现。对有心、肾功能不全者，在补液过程中要监测血浆渗透压，并经常对患者心脏、肾脏、神经系统状况进行评估，以防止补液过多。

当 DKA 患者血糖≤13.9mmol/L 时，须补充 5% 葡萄糖并继续胰岛素治疗，直至血清酮体、血糖均得到控制。

（2）胰岛素治疗：①如血糖过高可予常规胰岛素 10U 立即静推（成年患者）或 0.15U/kg 立即静推；

②以胰岛素 0.1U/（kg·h）或 5U/h 持续静滴；

③如血糖下降小于 10% 或酸碱平衡紊乱未好转，每 1~2 小时可

增加胰岛素 1U；

④当血糖≤13.9mmol/L 或临床情况逐步好转且血糖每小时下降 >4.2mmol/L，每小时胰岛素用量减 1~2U 或 0.05~0.1U/（kg·h）；

⑤维持血糖在 7.8~10mmol/L；

⑥如血糖下降到 4.4mmol/L 以下，暂停胰岛素不能超过 1 小时，需重新开始输注；

⑦如血糖持续 <5.6mmol/L，改为静滴 10％葡萄糖，使血糖维持在 7.8~10mmol/L；

⑧一旦患者可以进食，改为皮下注射胰岛素。皮下注射短效胰岛素后，静脉胰岛素仍需继续维持 1~2 小时。

（3）纠正电解质紊乱：在开始胰岛素及补液治疗后，若患者的尿量正常，血钾低于 5.2mmol/L 即应静脉补钾，一般在每升输入溶液中加氯化钾 1.5~3.0g，以保证血钾在正常水平。治疗前已有低钾血症，尿量≥40ml/h 时，在补液和胰岛素治疗同时必须补钾。严重低钾血症可危及生命，若发现血钾 <3.3mmol/L，应优先进行补钾治疗，当血钾升至 3.5mmol/L 时，再开始胰岛素治疗，以免发生心律失常、心脏骤停和呼吸肌麻痹。

（4）纠正酸中毒：DKA 患者在注射胰岛素治疗后会抑制脂肪分解，进而纠正酸中毒，一般认为无需额外补碱。推荐仅在 pH<7.0 的患者考虑适当补碱治疗，每 2 小时测定 1 次血 pH，直至其维持在 7.0 以上。

（5）去除诱因和治疗并发症：如休克、感染、心力衰竭和心律失常、脑水肿和肾衰竭等。

（二）高渗性非酮症高血糖性昏迷（HNKHC）

1. 定义　高渗性非酮症高血糖性昏迷为糖尿病急性并发症之一，以严重高血糖、脱水和血浆渗透压升高为特征，无酮症或酮症轻。患者临床上表现为意识障碍或昏迷，如未出现昏迷者称为高渗状态（HHS）。

2. 临床表现　HNKHC 起病隐匿，一般从开始发病到出现意识障碍需要 1~2 周，偶尔急性起病，约 30％~40％无糖尿病病史。常先出现口渴、多尿和乏力等糖尿病症状，或原有症状进一步加重，多食不明显，有时甚至厌食。病情逐渐加重出现典型症状，主要表现为脱水和神经系统两组症状和体征。通常患者的血浆渗透压 >320mOsm/L 时，即可出现精神症状，如淡漠、嗜睡等；当血浆渗透压 >350mOsm/L 时，可出现定向力障碍、幻觉、上肢拍击样粗震颤、癫痫样发作、偏瘫、偏盲、失语、视觉障碍、昏迷和阳性病理征。

3. 诊断要点

（1）早期诊断的线索

1）多饮、口渴、多尿等较前明显加重；

2）有恶心、呕吐、食欲改变等情况；

3）患者神志改变；

4）体重减轻、眼球凹陷、皮肤干燥；

5）皮肤弹性差，尤其是伴血压偏低和脉细速时；

6）失水，血液浓缩；

7）尿糖强阳性，尿比重增高；

8）血糖显著升高，常在 33mmol/L（600mg/dl）以上。

（2）实验室诊断参考标准

1）血糖≥33.3mmol/L；

2）有效血浆渗透压≥320mOsm/L；

3）血清 HCO_3^-≥18mmol/L 或动脉血 pH≥7.30；

4）尿糖呈强阳性，而血清酮体及尿酮体阴性或为弱阳性；

5）阴离子间隙 <12mmol/L。

4. 治疗　主要包括积极补液，纠正脱水；小剂量胰岛素静脉输注控制血糖；纠正水、电解质和酸碱失衡以及去除诱因和治疗并发症。

（1）补液：24 小时总的补液量一般应为 100~200ml/kg。推荐 0.9% 氯化钠作为首选。补液速度与 DKA 治疗相仿，第 1 小时给予 1.0~1.5L，随后补液速度根据脱水程度、电解质水平、血渗透压、尿量等调整。治疗开始时应每小时检测或计算血有效渗透压 [公式：$2\times([Na^+]+[K^+])(mmol/L)+$ 血糖（mmol/L）]，并据此调整输液速度以使其逐渐下降，速度为 3~8mOsmol/（kg·h）。当补足液体而血浆渗透压不再下降或血钠进一步升高时，可考虑给予 0.45% 生理盐水。24 小时血钠下降速度应不超过 10mmol/L。HHS 患者补液本身即可使血糖下降，当血糖下降至 16.7mmol/L 时需补充 5% 含糖液体，直到血糖得到控制。需要注意的是，对于心血管病患者来说，补液量及补液速度应充分评估患者心功能、基础心脏疾病、年龄等因素后综合考虑，防止容量负荷过重。

（2）胰岛素：外源胰岛素可纠正高血糖，从而降低血渗透压。使用原则与治疗 DKA 大致相同，以 0.1U/（kg·h）持续静脉输注。当血糖降至 16.7mmol/L 时，应减慢胰岛素的滴注速度至 0.02~0.05U/

（kg·h），同时续以葡萄糖溶液静滴，并不断调整胰岛素用量和葡萄糖浓度，使血糖维持在 13.9~16.7mmol/L，直至 HHS 高血糖危象的表现消失。

（3）补钾：HNKHC 患者总体钾是缺失的，补钾原则与 DKA 相同。

（4）抗凝治疗：HNKHC 患者发生静脉血栓的风险显著高于 DKA 患者，高钠血症及抗利尿激素分泌的增多可促进血栓形成。除非有禁忌证，建议患者住院期间接受低分子肝素的预防性抗凝治疗。

（5）其他治疗：包括去除诱因，纠正休克，处理肾功能衰竭防治低血糖和脑水肿、预防足部压疮等。

（三）糖尿病乳酸性酸中毒

1. 定义　各种原因引起血乳酸水平升高而导致的酸中毒称为乳酸性酸中毒，在糖尿病基础上所发生的乳酸性酸中毒被称为糖尿病乳酸性酸中毒。

2. 诊断要点

（1）糖尿病患者多数血糖不甚高，没有显著的酮症酸中毒。

（2）酸中毒的证据：pH<7.35，常低于 7.2；$[HCO_3^-]$<20mmol/L；阴离子间隙 >18mmol/L。

（3）血乳酸水平显著升高，多≥5mmol/L。

3. 治疗

（1）补液扩容：可用生理盐水、胶体液、5％葡萄糖液，必要时可用血浆或全血。

（2）补碱纠酸：当血 pH<7.0，应积极充分补碱，直至 pH 达到 7.2。

（3）补充胰岛素应予小剂量 0.1U/（kg·h）胰岛素静注。

（4）透析治疗：血透或腹透可有效清除过多的氢离子、乳酸，并且清除血液中的苯乙双胍或者二甲双胍。

（5）其他：吸氧、监测血 pH、乳酸和电解质等。

（6）去除诱因：控制感染、给氧、纠正休克、停用可能引起乳酸中毒的药物。

（四）低血糖

1. 定义　对非糖尿病患者来说，低血糖症的诊断标准为血糖 <2.8mmol/L。而接受药物治疗的糖尿病患者只要血糖水平 ≤3.9mmol/L 就属低血糖范畴。糖尿病患者常伴有自主神经功能障

碍，影响机体对低血糖的反馈调节能力，增加发生严重低血糖的风险。同时，低血糖也可能诱发或加重患者自主神经功能障碍，形成恶性循环。

2. 临床表现　与血糖水平以及血糖的下降速度有关，可表现为交感神经兴奋（如心悸、焦虑、出汗、饥饿感等）和中枢神经症状（如神志改变、认知障碍、抽搐和昏迷）。老年患者发生低血糖时常可表现为行为异常或其他非典型症状。夜间低血糖常因难以发现而得不到及时处理。有些患者屡发低血糖后，可表现为无先兆症状的低血糖昏迷。

3. 诊断

（1）出现与低血浆葡萄糖浓度相符合的症状和（或）体征；

（2）确切的低血浆葡萄糖浓度；

（3）血浆葡萄糖浓度恢复后症状、体征迅速缓解。

4. 治疗　见图6-1。

七、重症心血管患者转入普通病房后的血糖控制的问题

1. 患者从ICU进入普通病房后或可以正常进餐时推荐皮下胰岛素治疗方案，基础胰岛素剂量一般为全天静脉胰岛素剂量的60%~80%。需要注意的是，应该在停用静脉胰岛素1~2小时前开始注射皮下胰岛素，以避免可能出现的高血糖。皮下胰岛素注射剂量应根据患者所需基础量以及营养支持、进食情况、疾病状态来决定，基础胰岛素联合餐时胰岛素或胰岛素泵治疗的方案被作为推荐方案。

2. 口服降糖药物是受限的，仅在某些特定患者特定情况下可以考虑应用，噻唑烷二酮类药物不推荐应用，DPP-4类药物在转入普通病房或正常进餐时可以作为与基础胰岛素联合降糖治疗的选择，沙格列汀和阿格列汀不适合心衰患者中应用。GLP-1类似物应用时应充分考虑可能的消化道不良反应以及增加心率的作用。除非有更充分的证据，目前尚不常规推荐SGLT-2抑制剂。

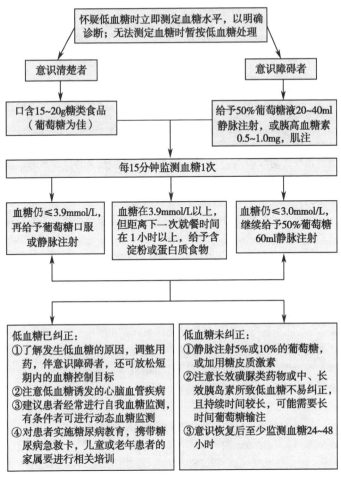

图 6-1　治疗流程（2017 版中国糖尿病防治指南）

3. 需密切监测血糖，胰岛素剂量的调整应该从患者年龄、BMI、病程、胰岛功能、血糖谱、心血管疾病严重性、合并疾病以及影响血糖水平的用药等情况来综合考虑决定。

（陈燕燕　冯新星）

第2节 甲亢性心脏病

一、概　　念

甲亢性心脏病（hyperthyroid heart disease）是指患甲状腺功能亢进症（以下简称"甲亢"）患者，其甲状腺素直接或间接作用于心脏导致的内分泌紊乱性心脏病。甲亢性心脏病患者除基本的甲亢表现，还有心脏增大、心律失常、心功能不全等心血管系统的临床表现，严重者出现心房纤颤、心力衰竭、冠脉痉挛、心绞痛及心肌梗死等。其特点是甲亢完全控制后，大部分患者心脏功能可完全恢复正常。部分甲亢性心脏病可不伴典型的甲亢症状及体征。

甲亢性心脏病发病率约为 5%~10%，多发于病程长且未得到有效治疗的病情较重的患者，尤以老年人多见。甲亢性心脏病是甲亢的严重并发症之一，也是甲亢患者死亡的重要原因。

二、临　床　表　现

甲亢性心脏病除有基本的甲亢症状外，还有心脏增大、心律失常、心功能不全等心血管系统的临床表现，部分甲亢性心脏病可不伴典型的甲亢症状及体征，如无高代谢症候群、甲状腺肿大、突眼等。不少甲亢性心脏病患者因为甲亢的症状及体征不明显，而被误诊为其他疾病（如冠心病等）。

1. 常见症状　心悸、呼吸困难，心前区不适，胸闷或心绞痛。

2. 常见体征　①收缩压上升，舒张压略下降，脉压增大，可出现颈动脉搏动、水冲脉、股动脉枪击音和毛细血管搏动征；②心尖搏动增强，收缩期震颤；③心音亢进，心前区收缩期杂音；④心率加快，清醒及睡眠状态下均较快，一般持续在 90~120 次 /min，活动后更明显，甲亢危象时可达 180~200 次 /min。特征性心血管表现，见表 6-1。

三、辅助检查及诊断

1. 辅助检查

（1）实验室检查：甲状腺激素的测定显示甲功异常，血清 TT_3，TT_4，FT_3，FT_4 升高，TSH 降低。甲状腺吸 ^{131}I 率检查吸碘高峰前移、升高。

（2）X 线检查：X 线胸片检查心脏扩大，肺动脉段饱满或明显突隆，心脏形态以二尖瓣型心脏为多数，心脏改变主要为右室增大，其次为左右心室均增大，严重心力衰竭时心影向两侧扩大。

表6-1　甲亢性心脏病患者特征性心血管表现

心脏扩大		以右心室扩大为主，合并心衰时心脏呈球形增大，可伴有明显的肺动脉段突出
心律失常	窦性心动过速	80%以上的患者可出现窦性心动过速，特征为静息心率增加，体力活动时加重，洋地黄制剂效果差
	房颤	占甲亢性心脏病的50%~90%，10%~22%的甲亢患者可伴有房颤，发病率与甲亢病程延长及患者年龄增长有关。部分患者以房颤为唯一症状而就诊。甲亢导致的房颤具有以下特征：①多呈阵发性，反复发作数年而心功能代偿良好；②多为快速房颤，心室率130次/min以上；③洋地黄治疗效果差，其原因为甲亢时心脏呈高排出状态，心肌对洋地黄类制剂耐受性较高，心室率不易减慢；④房颤多在甲亢治愈后消失，但病程长、失代偿期甲亢者房颤不易消失。老年人常伴有其他疾病，房颤更为顽固
	其他	包括期前收缩、房扑、病态窦房结综合征、房室传导阻滞、预激综合征甚至阿-斯综合征等，但严重室性心律失常少见
心力衰竭		甲亢患者心衰发生率3.5%~28.6%，多见于50岁以上患者，40岁以下罕见。单纯甲亢很少引起心衰，合并心律失常时，尤其是阵发性心动过速、房扑或房颤，心衰的发生率显著增加，合并其他器质性心脏病，如冠心病、风心病，也易发生心衰。心衰的发生与甲亢病程长短及病情严重程度有关。甲亢性心衰以右心衰为主，若甲亢患者出现左心衰，则应怀疑合并冠心病、风心病等。
心绞痛和心肌梗死		0.5%~20%的甲亢患者可出现心绞痛，患者多存在冠状动脉粥样病变，交感神经活性增加，心肌耗氧量增加导致冠状动脉血运供应不足，诱发心绞痛。甲亢患者心肌梗死发生率较低，多见于老年人
冠脉痉挛		仅有少数病例报道，多数患者有心血管危险因素，较多见于年龄较轻的女性患者（小于55岁）。冠脉造影显示多支血管严重痉挛，病变多位于血管开口处。患者临床表现为自发性心绞痛，硝酸甘油、钙离子拮抗剂及抗甲亢治疗均能明显缓解症状

（3）心电图检查：甲亢性心脏病患者最常见心电图改变为窦速、房颤、房扑、房性期前收缩、室性期前收缩、房室传导阻滞及非特异性ST-T改变等，部分患者在Ⅱ、Ⅲ导联出现不典型肺性P波或双峰P波。

（4）超声心动图：甲亢患者的血容量增加，心肌收缩力增强，心脏呈高动力状态，超声心动图检查可出现以下改变：

1）心腔扩大：在高动力状态时，通过二尖瓣、主动脉瓣口的血流增加，长期容量负荷过重，舒张期压力增加，可使心腔扩大。患者以心房扩大为主，左右房同时增大的约占40%~50%。

2）心肌肥厚：室间隔、左室游离壁增厚，室间隔与左室后壁运动增强。甲状腺素对心脏的直接作用是促进心肌内蛋白合成，加速心肌细胞生长，导致心肌肥厚。

3）瓣膜关闭不全：甲状腺素可以影响二尖瓣功能并造成瓣膜脱垂，导致房室腔扩大、瓣环扩张及继发性心肌、腱索、乳头肌结构和运动异常，进而出现瓣膜关闭不全和反流。房室腔不大时以二尖瓣反流为主；房室腔增大时以三尖瓣反流为主，部分患者可出现肺动脉高压表现。

4）心功能异常：重症患者超声心动图表现与扩张型心肌病、充血性心力衰竭相近；合并右心衰时，多数患者射血分数仍在正常范围；合并有缺血性心脏病、心肌梗死及冠脉痉挛的患者可出现节段性室壁运动障碍及收缩功能减低，射血分数下降。

（5）心肌放射核素：甲亢性心脏病患者 ^{99m}TC-MIBI 心肌断层显像图像上出现心肌放射性分布呈稀疏区、弥漫性不均匀或花斑样改变，反映患者心肌缺血、损伤部位和范围。

（6）NT-proBNP：近年来有报道将 NT-proBNP 水平作为甲亢性心脏病早期诊断的特异而敏感的指标，甲亢性心脏病时 NT-proBNP 水平明显升高。甲亢时甲状腺激素水平的升高直接促进心室产生和分泌 NT-proBNP；甲亢的血流动力学改变使静脉回流量增加，导致心脏容量超负荷，NT-proBNP 水平升高；甲亢伴发肾素-血管紧张素-醛固酮和肾上腺素能活性的增加，影响 NT-proBNP 的分泌。

2. 诊断　甲亢性心脏病患者的临床表现缺乏特异性，易与其他心血管疾病混淆，特别在老年患者中，造成临床上的误诊或漏诊。

甲亢性心脏病患者的诊断标准如下：

（1）患者确诊为甲亢；

（2）甲亢伴有一项及以上的心脏异常，包括心律失常、心脏扩大、心力衰竭、二尖瓣脱垂及心脏病理性杂音等；

（3）排除其他原因引起的心血管疾病，如风湿性心脏病、先天性心血管疾病、冠心病等；

（4）正规抗甲亢治疗后，心血管症状及体征基本消失。

（5）部分患者，尤其是老年患者临床上无典型甲亢表现，出现以下情况时应进行相关检查，避免误诊漏诊：①不明原因的抗心律失常药物效果不佳的阵发或持续性房扑、房颤；②原因不明的右心衰竭，患者无肺心病及心瓣膜病等病史，洋地黄治疗效果不佳；③无法解释的心动过速、心脏增大或心电图异常；④血压波动而脉压增大；⑤患有器质性心脏病患者发生心力衰竭，常规治疗疗效欠佳者。

四、治 疗 流 程

甲亢性心脏病的治疗关键在于尽快恢复甲状腺功能，主要采用抗甲状腺药物及放射碘控制甲亢，同时对心脏病变进行对症处理。治疗流程，见图6-2。

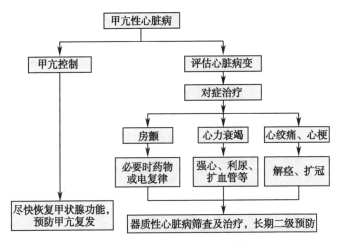

图6-2　甲亢性心脏病治疗流程

1. 甲亢治疗

（1）一般治疗：增加休息，注意补充足够热量和营养，包括糖类、蛋白质和 B 族维生素等。精神紧张、不安或失眠较重者，可给予苯二氮䓬类镇静药。

（2）抗甲亢治疗

1）药物治疗：立即给予足量抗甲状腺药物，控制甲状腺功能至正常。常用的药物有甲巯咪唑（他巴唑）、丙硫氧嘧啶，一般选用其中的一种。如甲巯咪唑（他巴唑）30~45mg/d，甲硫氧嘧啶或丙硫氧嘧啶 300~450mg/d，分 3 次口服，持续 6~8 周，每 4 周复查血清甲状腺激素水平。患者临床症状缓解后开始减量。治疗中根据甲状腺激素水平、甲亢的症状，适当调整药物剂量，逐渐减量。当甲状腺激素下降至正常或接近正常后，可将有效剂量改为适当的维持量，每日剂量一般为甲巯咪唑 5~10mg，丙硫氧嘧啶 50~100mg。

2）放射碘（^{131}I）治疗：对于甲亢性心脏病或者甲亢伴有器质性心脏病患者，为预防复发，主张用 ^{131}I 治疗；老年患者抗甲状腺药物治疗不佳或病情较重时，亦可选用 ^{131}I 治疗。此方案对曾一次或数次行甲状腺切除术而复发的甲亢患者更为合适。年龄较小的患者（尤其是小于 20 岁者），妊娠女性或甲状腺癌高危人群，不宜进行放射碘治疗。甲亢性心脏病患者接受 ^{131}I 前应服用抗甲状腺药物，待激素水平有一定程度下降且心功能基本恢复后，停药 4~7 天再给予 ^{131}I 治疗。为预防放射性损伤引起的一过性高甲状腺激素血症加重心脏病变，给予 ^{131}I 的同时需要给予 β 受体阻断剂保护心脏。^{131}I 治疗 2 周后酌情加用小剂量抗甲状腺药物，等待放射性碘发挥其完全破坏作用；^{131}I 治疗后 12 个月内，调整抗甲状腺药物剂量，严格控制甲状腺功能在正常范围。需要注意的是，口服 ^{131}I 的患者 6~8 周内不应接受重复治疗，治疗后出现甲减的患者应用尽量小剂量的左旋甲状腺素将甲状腺功能替代至正常范围。

3）手术治疗：甲亢性心脏病患者如不适合 ^{131}I 治疗（如碘甲亢），或药物控制反复发作，或胸骨后甲状腺肿，或出现压迫症状，可采用甲状腺次全切除术。实施手术前应进行充分术前准备，应先服抗甲状腺药物以改善临床症状，降低基础代谢率，可给予复方碘化钠溶液。

4）其他：①减少碘摄入量是甲亢的基础治疗之一，复方碘化钠溶液仅在手术前和甲状腺危象时使用。② β- 受体阻滞剂可阻断甲状腺激素对心脏的兴奋作用，普萘洛尔可以阻断外周组织 T_4 向 T_3 的转化，可较快控制甲亢的临床症状。

2. 心脏病治疗

（1）房颤：约 70% 的甲亢性心脏病合并心房纤颤，大约 75% 的甲亢并发房颤者在甲亢控制 3 周内可自行转为窦性心律。但发生房颤时间较久的患者，单用抗甲状腺药物难以转为窦性心律，可酌情选用抗心律失常药物。60% 的房颤持续半年以上者，甲亢被控制房颤自然恢复的可能性不大，可考虑给予药物复律或电击复律。临床上部分报道提示胺碘酮控制甲亢房颤疗效较好，但可导致碘甲亢，故应尽量避免。若甲亢未控制并发快速房颤者,宜加用 β 受体阻滞剂或非二氢吡啶类钙拮抗剂。合并严重充血性心力衰竭患者应用 β 受体阻滞药应谨慎,可选用洋地黄制剂,如心衰与心率过快有关,则心率减慢后心衰症状可以改善。甲亢性心脏病患者应用 β 受体阻滞剂的禁忌证与治疗其他疾病相同,对于有支气管哮喘者可选用选择性 β_1 受体阻滞剂或地尔硫䓬。甲亢合并房颤者进行抗凝治疗时需充分评估栓塞及出血风险,对于年龄 >65 岁、合并糖尿病、高血压及既往有缺血性心脑血管疾病病史的患者应进行抗凝治疗。甲亢控制后房颤持续存在者多伴有其他心血管器质性病变,临床上应及时进行鉴别及治疗。

(2)心力衰竭:甲亢合并心衰患者在使用抗甲亢药物的同时接受抗心衰治疗,包括 β 受体阻滞剂、ACEI/ARB 以及强心、利尿、扩血管治疗心力衰竭,注意吸氧、纠正电解质紊乱等。心力衰竭者伴快速房颤时,应选择快速作用的洋地黄制剂,心室率快者用毛花苷 C(西地兰),心室率不快者用毒毛花苷 K(毒毛旋花子苷 K),以后改为口服地高辛。甲亢时心肌对洋地黄的耐受性增加,因此一般用量偏大,洋地黄和其他抗心律失常药联合应用时应慎重,以免加重对心脏传导系统的抑制。伴有房室传导阻滞者,一般禁用洋地黄。老年患者肾功能不全高发,抗心衰治疗时应随时关注临床情况,必要时监测洋地黄浓度来调整剂量,以防引起中毒。利尿剂的应用原则以口服为主,间断使用强效利尿剂,从小剂量开始应用,注意防止电解质紊乱。病情较危重者可加用复方碘制剂和肾上腺皮质激素,一般口服泼尼松 30mg/d,必要时用氢化可的松或甲泼尼龙(甲基强的松龙)静滴,一般 4~7 天,待病情改善后减量停用。甲亢性心脏病并心衰患者伴有心肌肥大、左室重塑,故应联用 β 受体阻滞剂、血管紧张素转换酶抑制剂。一般不用普萘洛尔,可选用其他 β 受体阻滞剂,也有人主张在强心药达到有效剂量后,方可使用普萘洛尔,其减低心肌收缩力的负作用可被充分强心、利尿治疗所抵消。及早应用 β 受体阻滞剂对及早纠正心衰有益,但若合并低心排血量、严重左心功能不全时应慎用。

(3)心绞痛及心肌梗死:抗甲状腺治疗、扩张冠状动脉均能缓解甲亢性心绞痛。治疗与冠脉痉挛相关的心绞痛发作首选钙离子拮抗剂,合并动脉硬化患者治疗应按照缺血性心脏病的一般原则进行。甲亢合并急性心肌梗死的处理与普通心肌梗死基本一致,但应当强调对患者进行持续性抗甲亢治疗,早期使用 β 受体阻滞剂更有利于疾病控制,因为该类药物既能拮抗儿茶酚胺作用,减慢心室率,降低心肌耗氧量,又能抑制外周组织 T_4 向 T_3 的转化。

阜外经验总结：甲亢性心脏病的治疗关键在于早诊断，早治疗，尽快控制甲亢。在甲状腺激素水平降至正常或基本正常且心衰得到控制或好转后行 [131]I 治疗，预防复发，并积极处理各种心脏并发症。

（陈燕燕　李晓玲　巩秋红）

第3节　甲状腺功能减退与心力衰竭

一、概　　念

心衰患者中大约有 30％合并有甲状腺激素水平低下，随着心衰程度的加重而更低；并且甲状腺激素水平低下的心衰患者的预后更差。阜外医院王文尧等对扩张型心肌病患者的研究发现，甲状腺功能减退症（hypothyroidism，简称甲减）包括亚临床甲减均可增加扩张型心肌病患者的病死率，且其心功能状态与甲状腺功能减退的程度呈线性正相关。较高的 TSH 水平可增加心衰风险，尤其在 TSH≥10 时，甲减有促进心衰进展的趋势。亦有研究显示慢性心功能不全的患者中亚临床甲减是心源性死亡的危险因素之一。

二、临　床　表　现

甲减常见的心血管系统表现为：心动过缓，心排血量减少，血压低，心音低钝，心脏扩大，可并发冠心病，有时可伴有心包积液和胸腔积液。重症者发生黏液性水肿性心肌病。而亚临床甲减患者甲状腺激素在正常水平，临床上除了甲状腺肿大外，一般没有其他甲减的症状和体征。

三、实验室检查

1. 心衰者建议常规查 TSH　血清 TSH 正常参考范围为 0.45~4.5mU/L，如 sTSH≥5.0mU/L，应加测 FT4、TPO-Ab 和 TGAb，以早期明确亚临床甲减或自身免疫性甲状腺疾病的诊断。亚临床甲减激素变化表现为 FT4、FT3 正常（或 FT4 轻度下降），血清 TSH 升高。

2. 血液成分测定　甲减的患者可能伴有轻、中度正细胞正色素性贫血；血胆固醇升高，高密度脂蛋白胆固醇（HDL-C）降低，甘油三酯（TG）和低密度脂蛋白胆固醇（LDL-C）、载脂蛋白 B（Apo-B）、同型半胱氨酸（Hcy）、血乳酸脱氢酶（LDH）增高。偶见低糖血症，血泌乳素（PRL）可升高。

3. 其他辅助检查　心电图改变可有低电压、窦性心动过缓、T波低平或倒置、P-R间期延长、房室分离、Q-T间期延长等异常。超声心动图可见心肌收缩力和射血分数下降，左室收缩时间延长。

四、治　　疗

明确的临床甲减患者应给予积极的甲状腺激素药物替代治疗。采用左甲状腺素钠（L-T4），从小剂量开始。初始剂量一般为50~75μg/d（冠心病患者及老年患者应从更小剂量开始，12.5~25μg/d），逐渐加量，直至血清TSH达到正常水平。左甲状腺素钠（L-T4）作用慢而持久，半衰期约8天。开始治疗或改变剂量后，每4~6周检测1次血清TSH水平；一旦TSH水平稳定后，每年检测1次TSH。亚临床甲减的处理目前国际上尚无统一观点。在未发生临床甲减前进行甲状腺激素替代治疗，并不能预防临床甲减的发生。但未治疗的亚临床甲减可能的结局包括：心功能不全或不良的心脏终点事件（包括动脉粥样硬化疾病等心血管疾病病死率），TC和LDL-C升高，神经心理症状以及进展为临床型症状性甲减。针对亚临床甲减的治疗应根据患者的具体情况而定：抗甲状腺抗体阳性的患者即使血脂正常，因其发展为临床型甲减的可能性较大，因此需要治疗；对于TSH≥10mU/L者，发生临床型甲减的危险性增加，建议给予治疗，应用左甲状腺素钠治疗后14%~21%的患者可以不发生临床型甲减；此外，妊娠妇女和伴排卵功能障碍的不孕症妇女也需要治疗。

（唐熠达　张　璇）

第4节　心血管病重症患者合并肾功能不全

一、概　　念

肾功能不全是心血管重症、尤其是重症心衰患者的常见合并症和重要并发症，是预后不良的预测因素之一。超过50%的急性或慢性心衰患者（包括射血分数减低或射血分数保留的心衰）同时合并有肾功能不全[eGFR<60ml/（min·1.73m²）]。因为心脏和肾脏互相依赖，而且伴有肾功能失调的心力衰竭患者预后差，因此提出了心肾综合征（cardiorenal syndrome，CRS）的概念。2008年Ronco等将其分为5种临床情况：

1型：心功能急性恶化（如急性心源性休克或失代偿性充血性心

力衰竭)导致严重的肾损伤;

2型:慢性心功能异常(如慢性充血性心衰)引起肾疾病持续恶化;

3型:肾功能突然恶化导致心脏疾病(如心力衰竭、心律失常、局部缺血);

4型:长期肾疾病(如慢性肾小球疾病)引起心脏功能减退、心脏肥大和(或)心血管事件风险增加;

5型:全身疾病(如败血症)同时导致心脏和肾脏异常。

广义的心肾综合征指的是心或肾均无法代偿另一器官的损伤,形成恶性循环并最终导致整个循环系统失代偿;而狭义的心肾综合征则指的是1型和2型,在临床表现上常表现为急性或慢性心衰过程中肾功能恶化或患者对利尿剂出现抵抗。

心脏对肾脏产生影响的病理生理学机制大致可以概括为两条损伤通路:①肾小球损伤,包括血流动力学因素(如肾灌注减少或肾静脉回流淤滞)和非血流动力学因素(如RAAS、交感神经系统激活、炎症、内皮功能和贫血等),导致肾小球滤过率(GFR)下降;②肾小管损伤或白蛋白尿,如肾血流下降、氧供下降,而同时钠重吸收增加、氧耗增加两者之间的供需矛盾。临床重症患者最常出现的1型心肾综合征病理生理机制,见图6-3。

二、心血管病重症并存肾功能 受损的临床表现及预警征象

任何心血管病重症状态,例如急性心肌梗死、致命性心律失常、高血压危象、暴发性心肌炎、高危肺栓塞等均可导致心肌受损,临床以心力衰竭为突出表现,较常伴存肾脏损伤。因此在心脏重症患者的救治期间不仅要关注心脏功能,同时需要密切关注提示肾功能状态的各项指标:肾灌注、尿量、尿常规、尿素氮、血肌酐、肌酐清除率、肾小球滤过率等。

心力衰竭的临床表现是以肺循环淤血、体循环淤血以及组织器官低灌注为特征的一组症候群,详见第5章第8节心力衰竭。心力衰竭治疗过程7天时间内出现血肌酐水平较基础值升高1.5~1.9倍或48小时内血肌酐升高≥26.5μmol/L或尿量<0.5ml/(kg·h)持续6~12小时,预示急性肾损伤(acute kidney injury,AKI)。其他常用指标:在1~26周的时间内血肌酐水平升高>26.5μmol/L(0.3mg/dl)和(或)升高25%,或肾小球滤过率(eGFR)下降20%提示肾功能恶化。AKI是ICU死亡的独立危险因素。

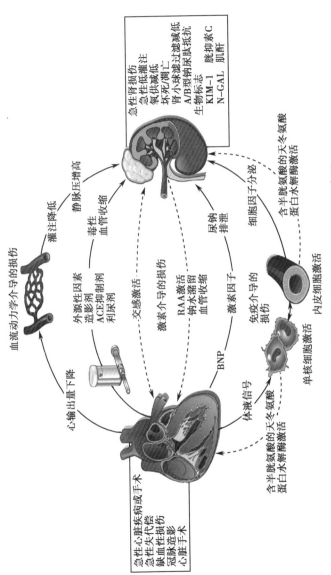

图 6-3　1 型心肾综合征的病理生理学机制示意图

三、诊 断 检 查

肾小球或肾小管损伤的一些指标可用于判断肾功能损害程度，监测相应肾功能指标有利于早期发现、及时治疗和预防肾脏损伤，同时可判断预后。临床最常用也是最实用的指标主要是：

1. 血肌酐（Scr）　指内生血肌酐，是人体肌肉代谢的产物。肌酐是小分子物质，可通过肾小球滤过，在肾小管内很少吸收，几乎全部随尿排出，一般不受尿量影响。Scr 是最常用的了解肾功能的指标，男性≥115~133μmol/L（≥1.3~1.5mg/dl）、女性≥107~124μmol/L（≥1.2~1.4mg/dl）即为轻度异常；>190~225μmol/L（>2.5~3.0mg/dl）为重度肾衰患者；居中者为中度损伤。

2. 肌酐清除率（Ccr）　Ccr 使用血肌酐值结合体重和年龄计算，公式为 Ccr=（140－年龄）× 体重（kg）/[72×Scr（mg/dl）]，在肾功能减退早期（代偿期），肌酐清除率下降，低到正常值的 80% 以下而血肌酐仍在正常范围，Ccr 是判断肾小球滤过功能的敏感指标。肾脏受损程度判定：Ccr 轻度在 70~51ml/min、中度在 50~31ml/min、重度 <30ml/min。

3. 肾小球滤过率（eGFR）　为单位时间内双肾生成滤液的量，正常值成人为 125ml/min 左右，反映肾灌注情况。eGRF 是目前广泛接受的评价整体肾功能的重要指标。当 eGFR 降低 <50% 正常值时，Scr 才开始迅速增高，警示 Scr 正常时往往已出现肾功能严重损害。eGFR 计算方法多采用 Cockcroft-Gault 公式：eGFR（ml/min）=（140－年龄）× 体重 ×（0.85 女性）/[72×Scr（ml/dl）]。临床依据 eGFR 值指标：≥90ml/（min·1.73m²）、60~89ml/（min·1.73m²）、30~59ml/（min·1.73m²）、15~29ml/（min·1.73m²）、<15ml/（min·1.73m²）判断慢性肾功能不全分级分别为 Ⅰ、Ⅱ、Ⅲ、Ⅳ、Ⅴ 期。

4. 尿素氮 / 血肌酐（BUN/Scr）比值　比值越高，提示肾脏神经内分泌激活越显著，预后则越差。不同的临床试验观察到的 BUN/Scr 中位数在 15~21，高于中位数可界定为高 BUN/Scr 比值。

5. 其他　此外，血浆 / 尿 NGAL（Neutrophil gelatinase-associated lipocalin）在 ICU 病例中较血肌酐提前 48~72 小时出现升高，有助于早期预测 AKI 的发生。血胱抑素（Cystatin C）预测 CKD 的肾小球功能优于血肌酐，能提前 12 小时预测 AKI 的发生。NT-proBNP、肌钙蛋白和 C 反应蛋白等反映心衰的指标，在合并肾功能不全时可进一步升高，也有助于判断心衰合并肾功能不全的严重程度和预后。

四、心脏重症患者合并肾功能不全的治疗策略

改善心脏危重状态，维持足够的血压，保证肾灌注，避免肾脏损害因素，解除尿路梗阻，必要时及时给予超滤治疗是处理心肾综合征的主要原则。

重症心衰的治疗详见第5章第8节心力衰竭，改善心衰保证肾灌注是关键。在治疗过程中要时时监测肾功能变化，及早发现 AKI 和肾功能恶化征象，及时对治疗各方面进行调整，对重症心衰患者伴肾脏损伤的心肾综合征治疗处理需特别关注以下情况。

1. 避免肾脏损害因素　由于目前尚没有药物或器械治疗可以有效地促进肾功能恢复，因此维护肾功能以避免额外的肾脏损害尤为重要。去除及控制相关危险因素为主要手段，危险因素包括：①原发性肾脏疾病、糖尿病；②有效血容量不足，如利尿过度低血压、脱水、大出血；③严重的高血压未能控制；④肾毒性药物，特别是氨基糖苷类抗生素、非甾体类抗炎药、造影剂等的不恰当使用；⑤泌尿道梗阻；⑥严重感染；⑦高钙血症、肝衰竭等。

2. 肾功能不全增加心衰时内环境的易变性　肾功能不全导致机体缺乏肾脏有效代偿、缓冲作用，容易出现内环境紊乱，如电解质紊乱：低钾或高钾血症、低镁或高镁血症、低钠血症以及代谢性酸中毒；ACEI/ARB 和醛固酮受体拮抗剂在肾功能不全时更容易导致高钾血症。内环境紊乱均可能诱发恶性心律失常、加重心衰导致恶性循环，因此需要严密监测及时纠正。

3. 肾素 - 血管紧张素 - 醛固酮系统（RAAS）拮抗剂　RAAS 拮抗剂对心肾均有一定的保护作用，临床研究显示，心衰合并肾功能不全[eGFR<60ml/(min·1.73m^2) 甚至 <45ml/(min·1.73m^2)]患者应用 ACEI/ARB 的获益至少是与肾功能正常患者相似。指南推荐心衰患者应用各类 RAAS 拮抗剂的指征、初始剂量和靶剂量的目标同样适用于心衰合并慢性肾功能不全患者。需要注意的是，ACEI/ARB 的收缩入球小动脉、扩张出球小动脉的药理特性可减低肾小球的灌注，一方面有利于保护肾单位，另一方面也可能损害肾功能。在 ACEI/ARB 应用的初始和滴定上调剂量过程中，可出现血尿素氮和血肌酐的轻度升高，尤其出现在恰当的利尿治疗时充血心衰减轻和血液浓缩时，通常并不提示心功能或肾功能病情加重，不应贸然停药或减低 RAAS 药物剂量。但是当血肌酐增高 >265.2μmol/L（3mg/dl），特别是有进行性增高趋势或合并有高钾血症时，当前的

ACEI/ARB 治疗的效果将受到严重影响, 且其毒性增加, 此时应权衡利弊考虑停药。

4. 利尿剂抵抗 在急性失代偿性心力衰竭 (ADHF) 患者中, 尽管利尿剂剂量递增, 但仍无法充分控制水钠潴留时则被称为 "利尿剂抵抗"; 目前利尿剂抵抗尚没有统一的定量标准, 有人建议: 在除外血容量不足的情况下每日静脉呋塞米 ≥80mg, 仍不能达到合适的尿量 [0.5~1.0ml/(kg·h)] 即为利尿剂抵抗。

心衰患者合并肾功能不全时容易出现利尿剂抵抗, 当 Ccr 小于 30ml/min 噻嗪类利尿剂治疗常无效; Ccr 小于 10ml/min 对袢利尿剂 (如呋塞米、利尿酸钠) 的反应已极差; 若血肌酐 >442.0μmol/L (5mg/dl), 或极低 GFR 者, 可出现少尿或无尿。此时应结合临床进行血液滤过 (超滤) 治疗。

利尿剂抵抗处理流程: 出现利尿剂抵抗时首先需要积极寻找诱因或病因并加以纠正。利尿剂抵抗的常见原因有: 袢利尿剂 "耐药" 利尿反应减弱或消失、利尿后钠潴留、低钠血症、肾功能受损、钠盐摄入过多、合并应用 NSAIDs (如阿司匹林)、血容量不足、低血压、酸中毒、低蛋白血症等。纠正病因后适当调整利尿剂药物或剂量, 可以依次考虑以下策略: ① 增加口服袢利尿剂剂量; ② 更换使用其他类型的袢利尿剂或切换口服袢利尿剂为至少等剂量的静脉制剂应用; ③ 联用不同类型利尿剂治疗, 如氢氯噻嗪、乙酰唑胺、甘露醇、醛固酮受体拮抗剂 (如螺内酯 50~75mg/d)、美托拉宗。此外, 根据病情选用小剂量多巴胺 [≤3μg/(kg·min)]、高张盐水、血管加压素受体 V2 拮抗剂托伐普坦、奈西利肽、左西孟旦、糖皮质激素等治疗, 必要时超滤治疗。值得注意的是, 利尿剂增加肾脏盐和水的排泄并有一定血管扩张作用; 对于有低灌注的 AHF 者, 在未达到足够的灌注前, 应避免用利尿剂。同等剂量利尿剂持续输注比一次静脉注射更为有效、安全。

5. 持续或间断血液滤过 (超滤治疗) 经过上述治疗仍不能奏效的容量负荷过重心衰和 (或) 重度肾功能障碍需要考虑持续或间断的血液滤过, 达到维持水、电解质和酸碱平衡, 稳定内环境, 清除尿毒症毒素 (肌酐、尿素、尿酸等)、细胞因子、炎症介质以及心脏抑制因子的作用。超滤治疗已成为心衰利尿治疗的重要补充或替代, 早期治疗效果更好。但是控制体液潴留的治疗方法对肾功能也有影响。血液超滤和透析虽然可以迅速缓解高容量负荷、降低表观的肌酐水平, 但肾脏功能可能因间断血滤相关的血流动力学显著波动、不恰当的过度脱水、出血和栓塞事件时遭到二重打击,其次肾前性少尿未得到识别、低血容量状态持续未纠正(如超过6小时),可出现缺血性肾小管坏死而进入急性肾衰竭维持期。因此对于心脏重症伴肾脏损伤的处理需要根据患者的综合情况评价风险获益比进行决策。血液超滤治疗的指征、禁忌证及注意事项详见第4章第3节血滤。

6. 其他治疗　重症心脏病患者中临床有指征采取心室再同步化起搏或左室辅助装置等器械治疗的患者,心排血量增加、肾灌注改善,eGFR可至少有短暂的改善。短期的机械辅助装置,如ECMO、IABP、LVAD支持,本身有肾功能损害并发症的可能性,但心脏辅助后心功能的改善、增加肾灌注有利于改善肾功能的益处将抵消其对肾功能的损害。

7. 心衰合并肾功能不全的治疗流程　目前心衰合并肾功能不全的治疗暂时没有基于循证医学证据的应用推荐。因此在治疗过程中需要结合心衰症状、体征、血流动力学指标以及肾功能恶化的严重程度进行综合考虑。急性心衰患者合并肾功能不全的治疗可参考图6-4流程图调整。

五、亚专业进一步治疗

1. 心肾综合征合并感染　感染是心衰急性加重的主要诱因之一,心衰合并肾功能不全患者发生院内感染的可能性也显著增高,而一旦出现感染诱发炎性介质参与会加重肾脏损害,是导致死亡的主要原因之一。因此对感染早期识别、及时控制尤为关键,以避免心衰和肾功能不全进一步加重。应尽可能根据细菌培养和药敏结果选择抗生素,选择对肾脏无毒性或毒性低的药物,减少药物加重肾损害,并且需要监测每日eGFR,酌情调整用药剂量。接受透析的病例还需要根据抗生素的药物代谢动力学特性调整用药剂量;不明确是否能通过透析清除的抗生素,则需要连续监测药物的谷值和峰值浓度,以保证有效的抗感染浓度和避免发生中毒。

2. 肾功能障碍对心衰诊断和治疗影响的特殊情况　在排查心衰病因的过程,可能需要冠脉CTA或冠脉造影、肺血管CTA等检查以及可能采用介入的方式对冠心病进行血运重建挽救存活心肌,都需要应用碘造影剂,此类操作或治疗有发生对比剂肾病、肾功能恶化的可能性,因此需要权衡利弊选择检查和治疗的方式。检

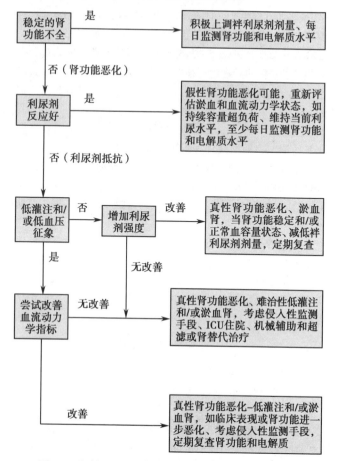

图 6-4 急性心衰患者合并肾功能不全的治疗流程图

查或治疗术中使用尽可能少的造影剂,选择等渗碘造影剂,围检查或围术期在心功能可耐受的情况下充分水化,可减少肾功能恶化的概率。在严重肾功能不全的心衰患者,为排查是否并发冠心病或肺栓塞时,可以考虑选择核素心肌显像或核素肺通气灌注显像替代。

洋地黄类药物如地高辛,经常用于改善心衰的症状和控制心衰合并房颤的心室率。但在合并肾功能不全时,洋地黄可因排出减少,容易发生蓄积中毒;而且洋地黄的治疗安全窗口也明显变小,尤其在合并有电解质紊乱或酸碱平衡失调时。因此需要警惕此类患者的洋地黄中毒表现，如不明原因的恶心呕吐、黄绿视、缓慢性心律失常基础上出现快速性的室性心律失常等。在肾功能恶化时注意监测地高辛谷值浓度，必要时减量或停药。

3. 心肾综合征患者的抗凝治疗　重症心脏病者经常伴存有需要抗凝的疾病状态，如严重的左室收缩功能不全或室壁瘤导致左室内附壁血栓形成，并发下肢深静脉血栓或肺栓塞，合并心房颤动，使用 IABP 或临时起搏等短期的植入器械等。并存的肾功能不全既增加血栓栓塞的风险，也是出血危险因素之一。常用的肠外抗凝药物及新型口服抗凝药物需要根据肾功能调节，见表 6-2 和图 6-5，在 eGFR 严重减低时则只能选择静脉普通肝素和口服华法林进行抗凝，前者调整 APTT 在对照值的 1.5~2.5 倍，后者调整 INR 在 2~3 之间。

4. 急性冠脉综合征（ACS）伴肾功能不全患者血运重建时的抗栓治疗　肾功能不全在 ACS 患者中发生率高。肾功能不全患者具有出血倾向，主要由于血小板功能异常引起，尤其容易发生消化道出血；但慢性肾功不全患者也具有血栓倾向，主要由于凝血及纤溶系统功能异常引起。当对慢性肾功能不全合并 ACS 的

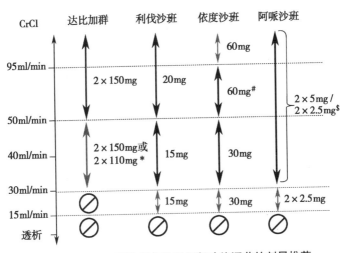

图 6-5　新型口服抗凝药物根据肾功能调节的剂量推荐

*. 出血高危病人应用 2×110mg；#. 考虑其他需要减低剂量的因素：体重低于或等于 60kg、联合使用强效的糖蛋白受体拮抗剂；$. 年龄≥80 岁、体重≤60kg、肌酐≥1.5mg/dl（133μmol/L）三者满足两条或以上时间量为 2×2.5mg；CrCl. 肌酐清除率

表 6-2　合并肾功能不全时肠外抗凝药物的剂量调整

药物	推荐		
	肾功能正常或 CKD1~3 期 eGFR≥30ml/ (min·1.73m²)	CKD4 期 eGF15~29ml/ (min·1.73m²)	CKD5 期 eGFR<15ml/ (min·1.73m²)
普通肝素	冠脉造影前：60~70IU/kg 静推（最大值 5000IU）、12~15IU/（kg·h）维持、目标 aPTT 为基线参考值的 1.5~2.5 倍 PCI 术中：70~100IU/kg 静推（如和 GP Ⅱb/Ⅲa 拮抗剂联合，减至 50~70IU/kg）	无需剂量调整	无需剂量调整
依诺肝素	1mg/kg 皮下注射，每日 2 次	1mg/kg 皮下注射，每日 1 次	不推荐使用
磺达肝癸钠	2.5mg 皮下注射，每日 1 次	eGFR<20ml/ (min·1.73m²) 时不推荐使用	不推荐使用
比伐卢定	0.75mg/kg 静推负荷 1.75mg/（kg·h）静脉维持	负荷剂量无需调整剂量 静脉维持剂量减为 1mg/（kg·h）	透析患者不需要调整负荷剂量，静脉维持剂量减至 0.25mg/（kg·h）

（2015 年 ESC 非 ST 段抬高 ACS 诊疗指南）

老年患者进行 PCI 治疗时，出血和血栓倾向更需要关注，应常规进行 eGFR 评价，根据 eGFR 调整抗栓药物的使用，经 CRUSADE 评分出血风险较高者必要时予以抑酸剂和胃黏膜保护剂减少消化道出血。

ACS 伴肾功能不全患者 PCI 围术期抗血小板药物治疗原则为：①环氧合酶 -1 抑制剂（COX-1 抑制剂）：在所有冠心病患者，不论是否合并肾脏疾病，均可以使用阿司匹林（除非活动性消化道出血）。② P2Y12 受体抑制剂——强效抑制血小板聚集、起效快的抗栓药：氯吡格雷，对于 CKD3~4 期，不需要调整剂量；对于 CKD5 期，如果已植入支架，可以使用氯吡格雷；普拉格雷和替格瑞洛对于 CKD5 期不推荐使用。③糖蛋白Ⅱb/Ⅲa 受体拮抗剂——抗血小板凝聚单克隆抗体、纤维蛋白原受体阻滞剂：静脉制剂主要作用为抑制血栓，仅限于发生血栓并发症时（例如支架膨胀不良、出现明显夹层）补救性应用；对于 CKD4 期以上的患者，应谨慎使用糖蛋白Ⅱb/Ⅲa 受体抑制剂。如果肾脏病患者一定要使用，同类药物依替巴肽、替罗非班、阿昔单抗 3 种中，替罗非班相对安全，使用范围相对宽泛。

（谭慧琼　郭晓刚）

第 5 节　心血管重症患者合并肝功能不全

一、概　　念

心脏疾病，尤其是心力衰竭，常合并有肝功能不全。鉴于心脏和肝脏两个器官之间的双向相互作用，2015 年 G.Poelzl 与 J.Auer 仿照心肾综合征的概念提出了心肝综合征（cardiohepatic syndrome，CHS）的概念，可具体区分为 5 型。

1 型 CHS，即急性心源性肝损害，也称作缺血性肝炎、低氧性肝炎、休克肝，指代心功能急剧恶化导致急性肝损害，常见于慢性心衰急性失代偿、急性心衰。

2 型 CHS，即淤血性肝病，指代慢性心衰引起的慢性肝损害。

3 型和 4 型 CHS，分别指代急性或慢性肝病导致心脏损害。最典型的肝源性心脏损害见于肝硬化性心肌病，可表现为心脏收缩和（或）舒张功能减低、电生理特性改变（如正性变时功能不良、电机械解耦联、QT 间期延长）。

5 型 CHS，指的是全身性疾病导致联合的心脏和肝脏功能损害，可见于感染性疾病（如脓毒症、丙肝、巨细胞病毒感染、HIV 感染、疟疾、登革热、阿米巴原虫感染等），先天性疾病（如右位心、Allagile 综合征等），代谢性疾病（如血色素病、肝豆状核变性），系统性和自身免疫性疾病（如淀粉样变性、SLE、结节病、Grave's 病、自身免疫性肝炎），长期酗酒等。

对于心血管病重症学科而言，最为相关的主要是 1 型和 2 型，是本章节讨论的重点。急性心源性肝损害病理生理：表现为心源性休克时肝脏出现显著的灌注受损，同时合并一定程度的肝静脉压力增高，即便在血流动力学恢复以后仍可在 2~24 小时潜伏期后出现肝损害，在 1~3 天时达峰，5~10 天时逐渐恢复正常；病理上则表现灌注最差的中心静脉周围（小叶中央）最先出现肝细胞坏死，随缺血时间延长，坏死逐渐扩散至汇管区肝细胞。淤血性肝病时主要表现为右心系统充盈压增高、逆向压力传递引起肝静脉压力及肝内血窦的压力增高、压迫肝内胆管导致胆汁逆流，同时也合并有肝血流减少和动脉血氧饱和度减低。病理表现主要为肝血窦扩张、胆汁淤滞，同时也有中心静脉周围、肝小叶的中央 1/3 的萎缩和（或）坏死（即小叶中央型肝坏死）。淤血性肝病最常见于双心室衰竭的终末期以及单纯的右心回流障碍，如重度三尖瓣反流、限制型心肌病、缩窄性心包炎。需要注意的是，急慢性心衰所致的肝损害在临床、病理生理机制以及病理表现上并不能完全截然分开，这两种肝损害往往也是同时存在的。在缺血或淤血持续存在对肝脏造成不可逆转的损害时都可最终导致肝结缔组织结构破坏及纤维化重构、乃至肝硬化。此外，糖尿病、肥胖和高脂血症等心血管病危险因素及其合并症常引起脂肪肝，也增加肝脏对缺血或淤血损伤的易感性。

二、急重症心肝综合征患者的临床表现／预警征象

急慢性心衰合并肝损害的症状和体征并不特异，其中心衰与肝病的症状及体征存在重叠，而且与其他消化系统原发疾病也难以区分。症状主要包括：腹胀、间歇性右上腹不适（肝大包膜紧张所致）、恶心、食欲下降、早饱、厌食、体重下降；体征表现为肝大、脾大、黄疸、腹水。在急性心源性肝损害患者中出现严重肝损害甚至急性肝衰竭时可出现疲倦无力，意识模糊、昏迷、震颤、黄疸、出血倾向；淤血性肝病患者在肝大的同时，可出现特征性的肝颈静脉回流征阳性和肝脏触诊搏动感（三尖瓣大量反流者更为明显）。疾病终末阶段达肝硬化后，肝颈静脉回流征及肝脏搏动感体征可消失，症状和体征与其他原因所致的肝硬化则几乎不能区分。实验室检查可提供一些心源性的肝损害较为敏感和特异的指标，见诊断检查部分。

三、诊 断 检 查

急性心源性肝损害实验室检查主要表现为转氨酶（ALT 和 AST）和乳酸脱氢酶（LDH）异常，在缺血打击后 1~3 天升高到 10~20 倍，纠正血流动力学紊乱后仍可持续 7~10 天才逐渐恢复正常；其中以 LDH 显著增高为特征，肝损害早期 ALT/LDH<1.5 可用于鉴别心源性肝损害与其他原因引起的肝损害。淤血性肝病的肝功能异常指标则接近于胆汁淤滞性肝损害表现，即碱性磷酸酶（ALP）和谷氨酰转肽酶（GGT）增高为主，而转氨酶正常或仅轻度增高。急性心源性肝损害达到急性肝衰竭程度或淤血性肝病已导致肝硬化阶段时，则肝功能异常表现则不再有特异性，可出现胆红素的显著增高、出凝血时间异常、白蛋白减低。实验室指标所体现的肝损害程度与缺血或淤血的病因之间是呈正相关的；从血流动力学角度看，肝功能指标异常程度与中心静脉压（CVP）呈正相关，与心指数（CI）呈负相关：CI 低时主要引起 AST 和 ALT 升高，CVP 高时主要引起 ALP 和 GGT 增高。肝脏继发的损害对心衰进展和预后不良呈加重或协同的作用。

在诊断存疑的病例中建议采取以下的诊断思路进行鉴别诊断：①通过腹部超声和 CT 等排除肝胆道原发疾病的一些征象，如胆石症/胆汁瘀滞性疾病、血色素病、原发性胆汁性肝硬化、原发性硬化性胆管炎、各种类型的肝炎（病毒性、酒精性、自身免疫性）、肝胆管系统原发性或转移性恶性肿瘤；②其次排除同时累及肝脏和心脏的系统性疾病；③有肝硬化征象的病例，建议经颈静脉入路测定肝静脉压力梯度（HVPG，即肝静脉楔压与肝静脉压的差值），如差值 <5mmHg 可排除慢性肝病所致的显著门脉高压，支持心源性逆向传递所致的下腔静脉、肝静脉和门静脉的压力同步上升。肝穿刺活检是鉴别诊断的金标准，有技术条件的单位可考虑进行血流动力学评估时同期行经颈静脉入路的肝活检。有腹水时应当做诊断性腹腔穿刺。

四、治 疗 流 程

1. 纠正心脏原发疾病　心脏病重症，如心力衰竭合并肝损害患者的心衰治疗基本原则并无特殊之处，目的在于改善心排血量、减低右心负荷。急性心衰和心源性休克的纠正主要侧重于治疗导致心衰的原发病，恰当的利尿和出入量平衡，血管升压药及正性肌力药物合理应用，机械辅助支持等。如心衰可迅速纠正，肝损害多为自限性。而慢性心衰的治疗则侧重于恰当的出入量平衡、使用

ACEI/ARB 和 β 受体阻滞剂等改善预后药物的治疗，但是终末期心衰患者的肝损害往往是随着心衰的病程推进而表现为缓慢进展的病程。如果合并致命性心律失常，及时纠正、控制以维持血流动力学稳定，可减轻或避免肝脏损伤。值得强调的是，在心源性肝硬化阶段的治疗，水钠潴留进一步加重，对利尿剂反应效果不佳，需要限盐（每日小于 88mmol，即 2g 氯化钠），增加醛固酮拮抗剂螺内酯剂量（50~400mg/d），白蛋白低于 35g/L 时输注白蛋白并辅以利尿，腹水明显时需要治疗性腹腔穿刺并联合利尿剂维持预防腹水复发，肝硬化腹水特别是伴低钠血症患者可选用血管加压素 V2 受体拮抗剂托伐普坦治疗，必要时考虑超滤治疗。利尿治疗过程中注意维持电解质平衡，避免诱发肝性脑病。

2. 肝脏损害本身治疗 目前肝衰竭的药物治疗暂无强有力的循证医学研究证据，在临床实践中可对症处理，试用保护肝细胞膜、降酶、改善胆汁瘀滞的药物。

3. 恰当调整药物剂量 心脏重症患者合并肝功能不全时药物的吸收、分布、代谢和清除（内源性药物清除、肝血流）、胆汁瘀滞（药物主动经胆汁分泌）都受到影响。这些机制可单因素起作用，也可多因素协同起作用。当发展到心源性肝硬化阶段，影响明显增大。

与肾功能不全显著不同的是，目前并没有一个或一组良好的生物标志物可以比较准确和定量地反映肝功能受损的程度及其对药动学及药代学的影响。美国 FDA 推荐用 Child-Pugh 肝功能评分分级（表 6-3）来评估肝损害的程度用于指导药物剂量的调整。由于 Child-Pugh 分级和肝脏的清除能力、药物在肝脏的代谢之间相关性不甚理想，呼吁对于药物吸收后（母药或代谢产物）超过 20% 需要经肝脏代谢和（或）分泌，或者虽然不足 20% 但治疗窗窄的药物加强研究，明确在肝损害时的药物剂量调整方案。

目前推荐按照药物的代谢和治疗特性进行个体化调整，一般原则，见表 6-4。

结合临床实践，需特别关注心血管病重症伴肝脏损害患者的药物应用，对于常用的几个药物提醒注意：胺碘酮在肝酶超过上限 3 倍时应权衡利弊，减量或甚至停用。氯沙坦在肝功能不全时生物利用度加倍、总清除率减半，起始剂量应从小剂量开始。硝普钠在严重肝损害时引起氰化物中毒风险增高，建议通过检测酸碱平衡及混合静脉血氧饱和度监测氰化物中毒可能。他汀在慢性稳定的肝病人群中可以安全应用，但失代偿肝硬化和急性肝衰竭时禁忌。

表6-3 Child-Pugh肝功能评分

临床和实验室指标	分值		
	1	2	3
腹水	无	轻度	中度至重度
肝性脑病	无	1~2级	3~4级
胆红素（mg/dl）	<2	2~3	>3
白蛋白（g/dl）	>3.5	2.8~3.5	<2.8
凝血酶原时间			
时间延长（s）	<4	4~6	>6
INR	<1.7	1.7~2.3	>2.3
分值	分级	描述	
5~6	A	轻度肝功能不全，代偿良好	
7~9	B	中度肝功能不全，显著功能损害	
10~15	C	重度肝功能不全，失代偿	

INR. 标准化国际凝血比值

表6-4 主要经肝脏代谢的药物在
肝功能异常时的治疗调整一般原则

药物性质	预期变化	可能的治疗策略
高肝脏提取率	口服生物利用度增高，肝血流减低时肝脏清除率可能下降	减少剂量
低肝脏提取率并高血浆蛋白结合率（>90%）	内源性药物清除率减低程度取决于肝功能和药物清除特定代谢途径的功能水平。血液或血浆中未结合部分浓度可显著增高	应评估血液或血浆中未结合部分的浓度。即使总血液和血浆浓度在正常范围内，仍可能需要调整剂量

续表

药物性质	预期变化	可能的治疗策略
低肝脏提取率并低血浆蛋白结合率（<90%）	内源性药物清除率减低程度取决于肝功能和药物清除特定代谢途径的功能水平。血液或血浆中未结合部分的浓度波动小，对血液/血浆清除率影响小	可能需要剂量调整。目标在于维持正常的总血浆浓度（结合＋未结合）
药物部分以原形经肾脏分泌排出	分泌受损。肌酐清除率高估肾小球滤过率	可能需要剂量调整
亲水性药物	在慢性肝病合并水肿或腹水时分布容积可增加	需要增加负荷剂量以迅速达到药效。多数亲水性药物以原形经肾脏清除，因此肾功能受损时需要调整剂量
药物治疗窗窄	肝功能受损时出现药物副作用的可能性增加	在重度肝功能不全（Child-Pugh C级或以上）用药时需极为谨慎

心血管病常用药物中也不乏存在肝毒性的药物，例如阿司匹林、氯沙坦和他汀可引起急性肝细胞损伤，胺碘酮可引起慢性脂肪性肝炎，地尔硫䓬、普鲁卡因胺和奎尼丁可引起肉芽肿性肝炎，ACEI、氯吡格雷、厄贝沙坦、胺碘酮可引起胆汁淤滞，卡托普利和维拉帕米可致混合型肝炎以及他汀导致自身免疫性肝炎等。因此在药物治疗过程均需要密切监测肝功能变化。

心衰患者可因房颤、下肢深静脉血栓、左室附壁血栓出现抗凝治疗指征。80%急慢性心源性肝损害患者中有凝血酶原浓度下降，且不能通过补充维生素K纠正，即产生内源性的抗凝作用。肝代谢异常还可能增强抗凝药物的作用。因此合并肝功能不全时的抗凝治疗需要更严密的监测。新型口服抗凝药由于传统凝血检测手段不能良好提示抗凝水平及出血风险，在严重肝功能不全患者的剂量调整方案目前尚不明确，因此在心衰合并肝功能不全的患者中目前仍推荐应用华法林，根据 INR 调整药物剂量。

五、亚专业进一步治疗

1. 终末期预后判断　在心衰终末期，肝功能不全的严重程度对预后有显著的影响。目前最常用 MELD（Model for End Stage Liver Disease）和 MELD-XI（MEDL excluding the INR）评分来预测晚期心衰合并肝功能不全患者的 1 年终点事件。MELD 评分纳入了血胆红素、血肌酐、INR 或 PT 等参数，而 MELD-XI 不纳入 INR 或 PT，适用于接受抗凝的患者。MELD 评分超过 12 分与 1 年病死率增高相关；MELD-XI 大于等于 10 分是心血管死亡和全因死亡的独立预测因素。

2. 机械辅助或心脏移植评估　终末期需要接受机械辅助或心脏移植的患者中，MELD 评分可预测左心室辅助（LVAD）候选患者的围术期出血和病死的高风险。LVAD 术后 MELD 增高是右心衰和需要右心室辅助（RVAD）植入的独立预测因素。如 MELD 评分超过 20 分，心脏移植后并发症也大大增高（包括出血、细菌感染风险增加和院内死亡）。

心脏移植前需要通过临床表现、生化、影像学指标以及肝活检判断肝病可逆的程度，如果肝病为终末期且不可逆，则心脏移植后存活大大受限。有基于肝活检指标的研究发现，纤维化积分，即（活检纤维化程度 +1）×MELD-XI 评分（其中纤维化程度分为 0~4 分），超过 45 分提示高危。大部分心脏中心认为已发展至肝硬化阶段的严重肝病是单纯心脏移植的绝对禁忌证，这部分患者可以考虑行心脏、肝脏联合移植。

（谭慧琼　郭晓刚）

第7章

心血管重症病房

心血管病重症病房是一专科 ICU，国际上称 Intensive Cardiac Care Unit（ICCU，心脏重症监护室），是一种集现代化医疗、护理技术为一体的医疗组织管理形式。

〔2009〕23 号卫办医政发《重症医学科建设与管理指南 -2009》对重症医学构成，ICU 的构建、运行有明确推荐；2015 年 ESC"心脏重症监护室的构成、组织和运行建议"急性心血管监测学会（ACCA）作了详细阐述。本章节结合阜外医院心血管重症监护病房（以下简称心内科 ICU）情况简要描述。

第1节 心血管重症病房的基本要求

阜外医院心内科 ICU 位于病房楼 5 层，毗邻内科一病房和手术室，病房的东南、西南、东北分别有多部电梯，便于与急诊、导管室、内外科各病房、医学影像、检验等各科室来往。心内科 ICU 设有 26 张床，其中 5 个单人间，使用面积 $20m^2$（$>18m^2$）；4 个多人间及 1 个双人间，使用面积 $>15m^2$，床间距 $>1m$。病房内空气净化等级达 10 万级洁净，最大限度地降低感染概率。

床旁配置有齐备的监测、抢救设备。中心监护系统可视床旁多功能监测仪监测的相关生命信息，能同时进行心电、血压、呼吸及血流动力学监测，心电图机（3 台）随时可用。全部床位有立体综合带或吊塔，配有双重电源保障的多个电源插座、中心供氧、中心负压吸引，监测治疗实施干湿分离。全套的抢救治疗设备：除颤仪 6 台、呼吸机（有创 4 台、无创 4 台、简易呼吸器 6 个）、麻醉机 2 台、床旁血滤机 1 台、纤维支气管镜 1 台、临时起搏器 3 台、食道调搏仪 2 台、持续心排仪 1 台、排痰背心 2 件、冰毯机 2 台、足够数量的输液泵 50 台等。24 小时可随时调用或增配的医院检查抢救设备：生化和细菌学等实验室检查、床旁 UCG、X- 线机、IABP、ECMO 等。可进行的床旁检查或治疗技术：心电图、床旁血气、心肺五项、床旁超声心动图检查、X 线摄片、漂浮导管检查、临时起搏器、呼吸机辅助呼吸、纤维支气管镜技术、血液滤过净化、IABP 和心肺辅助支持等。具备确保危重患者救治安全的必要设备与环境，可对危重患者及时提供全面、系统、持续、严密的监护和救治。

（谭慧琼）

第 2 节　心血管重症病房的医护配置

依据重症医学科 ICU 建设的设置，结合阜外医院心血管病专科医院的实际情况，人员配备如下：

1. 医师人员配备

三级医师：病房主任（心血管病专业工作 >10 年，正高职称）1 人

病房副主任（心血管病专业工作 >5 年，正高职称）1 人

指导医师（副高以上职称）1 人

二级医师（主治医师）：2~3 人

一级医师（住院医师及进修医师）：12~15 人

此外，阜外医院急重症中心设立急重症二线，负责急诊、ICU、急重症中心 19 病区夜间值班，白天与内外科各病区的医疗协调，参与教学查房工作，由拟聘任二级医师的主治医师 2 人担任。医疗及病房管理由病房主任负责，主任及三级医师聘期为 2 年，二级医师聘期为 6 个月 ~1 年，一级医师实行临床轮转工作制。目前医师人数与床位数之比 0.83：1。

2. 护理人员配备

护士长：2 人（重症监护领域工作 >5 年，主管护师以上职称）

主管护师：4 人

护师及护士：38 人（其中 ICU 专科护士 11 人）

进修护士：10~15 人

护理员：9 人

心内科ICU护士与床位比2.4∶1；相对为固定护士人员共44人。

ICU是医院集聚优质资源，在人力、物力和技术设备上给予最佳保障，把危重症患者集中管理救治的模式。医护配置不仅仅限于ICU病房内，还可调配及使用医院内的其他人员及设备资源，例如：有心外科成人二线、血管外科二线，随时提供外科医疗会诊，负责外科急诊手术安排；超声科、放射科设置专门的值班人员和设备，可随时提供床旁超声心动图、X线检查；检验科值班人员能及时准确地提供临床检验、生化、细菌等检查；输血科、病案室等辅助科室均有值班人员，实行危急值电话报告制度；信息化可以保证及时电脑查询等。确保ICU为急危重症患者提供快速救治的优质服务平台。

（谭慧琼）

第3节　心血管重症病房工作制度

ICU工作制度是随着重症医学科的发展而不断规范完善的。

在此简单介绍阜外医院，可了解阜外医院心内科ICU的发展史。中国医学科学院阜外医院的前身是解放军胸科医院，始建于1956年。心血管病研究所建于1962年，2010年成立国家心血管病中心。阜外医院是隶属于卫生部中国医学科学院、中国协和医科大学的三级甲等心血管病专科医院。阜外医院心内科ICU成立于20世纪80年代。随着医院建设规模的发展以及我国重症医学概念的深入，为更好地服务于危重症患者，隶属组织机构名称也有所改变，1986年归属成立的内科急诊研究组；1990年更名急诊抢救科；1998年独立的心内科ICU病房落成有床位22张；2008年至今心内科ICU是急重症中心抢救链条（急诊室—ICU—重症后病房）中的一环。现配有26张病床。是国内大型的专门从事心血管急重症研究和诊疗的临床机构，直接接受医院医务处的领导，由内科管委会协调工作。

一、医疗工作：提高基本医疗质量，确保医疗安全

严格落实执行"18项核心制度"，以确保医疗质量、医疗安全。

1. 首诊负责制度；

2. 三级医师查房制度；

3. 会诊制度；

4. 分级护理制度；

5. 值班和交接班制度；

6. 疑难病例讨论制度；

7. 急危重患者抢救制度；

8. 术前讨论制度；

9. 死亡病例讨论制度；

10. 查对制度；

11. 手术安全核查制度；

12. 手术与有创操作分级管理制度；

13. 新技术和新项目准入制度；

14. 危急值报告制度；

15. 病历管理制度；

16. 抗菌药物分级管理制度；

17. 临床用血审核制度；

18. 信息安全管理制度。

成立 ICU 的医疗质量与安全管理小组，采取多项措施加强 ICU 病房的医护质量管理。如定期开会传达上级的指示，预判医疗风险制定防范预案，解决出现的问题；定期学习指南、药品说明书以强化用药规范；每周不少于一次密切结合临床实践的理论讲座、新技术学习，旨在提高医师们的理论水平及实践技能；处理医疗纠纷及其反映出的问题；研究解决满意度调查中反映的问题；关注危重症患者分级评估、巩固 APACHE 评分工作以利治疗决策、患者分层管理。

临床医疗常规流程有：每日均有 2~3 名二级医师对全部患者进行医疗查房，三级医师随时医疗指导；对于危重症患者定期进行系统评估，保证 24 小时内三级医师或主任医师查房；急重症中心专科查房每周一次，解决疑难病例或进行教学查房；全部死亡病例均进行死亡讨论，总结经验教训。重视早交班制度，每个工作日早交班，值班医师汇报前一工作日危重症或病情有变化患者情况及处理；住院医师简要报告新收入患者情况；二级及三级医师对预期可能出现不良预后的患者提出预警，给出诊治处理预案；告知当日有特殊操作检查或治疗的患者注意事项，让 ICU 全体医护对在位患者有所了解；早交班也是病房医疗质量会议时间，及时就临床工作中出现的问题，找出流程或制度的缺陷、短板，制定解决办法。强调医师在位值班，不得出现病房没有住院医师的情况；晚间若有重症抢救患者或病情不稳定的重病人较多，则2位值班医师都要在病房。强调向上级医师报告的重要性，除了及时请主治医师或二线看患者外，病房住院医师有权直接向病房指导医师或主任报告患者的病情变化，请求指导。对有介入并发症的患者必须报告指导医师或主任。规范的医疗管理进一步保障医疗安全，最大限度地挽救危重患者的生命。

二、改善医疗服务：增加人文关怀，提升患者就医满意度

ICU的发展是从仪器监测到兼顾人文关怀的一个发展过程。心内科ICU的患者不同于术后镇静麻醉患者，他们多数为清醒状态，清醒患者随着监测参数的增加，可能出现一种被仪器控制的恐怖感，心理感受不好，严重者可能出现紧张焦虑，大吵大闹等情况；家属来探视多少可以缓解这样的情绪。但为了减少交叉感染，ICU一般都制定严格探视制度，这一矛盾几乎遍及所有ICU。因此，我们从自身改进，采取开放性医疗办公室，每一病房单元有专职护士值守，强化医护到位的床边综合监护，使者感到有医师护士陪伴，患者的感受会有所改善；床边综合监测还有助于把患者的主诉、体检与监测参数结合起来，避免就图论图等片面情况。为维护患者的知情权和选择权，我们制定相应方案并实施：对全部患者均执行书面病情交代；特殊检查治疗获取患者知情同意；病情有变化或需要采取特殊检查治疗时再次与患者或家属沟通告知。对危重症患者进行危险分层评估，制定ICU病房高风险患者预警沟通方案。为了便于住院及出院患者及家属能够及时方便地与我们联系，制作了联系卡；送上温馨的祝语，附有联系电话和阜外医院的网址。以此提升患者的就医满意度，减少医疗纠纷和投诉。近几年，心内科ICU的满意度一直处于高位，达99%以上。

三、教学工作：为心血管重症医学培养储备医护人才

心内科ICU作为急重症中心的一环，共同制定教学培养计划，为心血管重症专业培养医护人才。

为活跃学术气氛，督促年轻医师不断学习新知识，定期举行读

书汇报会；外出学术参会者进行学术会议精神交流会，通过讨论学习，达到共同提高、知识更新的目的。对新入职人员制定了专门的技术准入制度，定期进行心血管急救的培训和演练，狠抓三基三严，注意基本功训练；同时强化心肺复苏、人工气道建立与管理、深静脉动脉置管技术、血流动力学监测技术、机械通气技术、持续血液净化等的实例培训。针对急重症专科进修医师、住院医师，急重症二线医师每年有规范的讲课及培训。定期外派医师护士到外院学习或参加专项学习班，如通过学习获取独立进行床旁血液滤过及故障处理能力。历年参与心血管病国际论坛主办急诊重症分会，为更广泛的医护人员传授心血管病重症医学的理念、知识和新的操作技术。此外，每年培养在读硕士、博士研究生 4~8 位。

阜外医院心内科 ICU 自 2007 年即获取并成为北京市卫生局、中华护理学会"ICU 专科护士临床教学基地（北京地区）"。有一套完善规范的带教制度、专职带教老师，历年参与心血管病国际论坛主办护理分会，培养出一批又一批能掌握心血管病重症监护的专业技术的护理人才。她们能熟练进行输液泵的临床应用和护理，各类导管的护理，给氧治疗、气道管理和人工呼吸机监护技术，循环系统血流动力学监测，心电监测及除颤技术，血液净化技术，水、电解质及酸碱平衡监测技术，重症患者营养支持技术，危重症患者抢救配合技术，如心脏移植后的护理，安装 ECMO 患者的护理等，同时掌握重症医学科的医院感染预防与控制、重症监护的心理护理等。

四、院内感染控制：预防院内 获得性感染，缩短住院时间

制定严格的 ICU 医院感染管理：规范手卫生和感染防控措施，加强耐药菌感染管理，严格执行抗生素分级制度，特殊感染患者的隔离，监控防范呼吸机相关性肺炎、导管相关血液感染、留置导尿管相关的感染等控制措施。减少抗生素不合理应用，严控院内感染。

五、信息化建设：进一步优化工作流程， 提高医护人员工作效率

阜外医院信息中心自行设计的软件于 2005 年 6 月开始运行，系统包括：电子病历系统；检查申请单生成及结果查询系统；电子处方

系统；费用查询系统。信息中心予以定期进行系统维护、不断完善和更新。

信息系统培训制度：参加重症中心医疗工作的人员上岗前均由信息中心或其他熟练掌握该系统的人员进行操作培训，以达到熟练掌握患者信息系统、电子病历系统、检查单生成系统、处方生成系统的操作和运用。经过培训和实际演练合格后授权专用代码准许正式工作。

阜外医院心内科 ICU 得益于上述各项措施保障：人力及设备上的优势；优质的医疗、护理服务；全方位监测，最佳抢救治疗；完善的医疗管理措施，高度重视院内感染防控，为心脏病危重患者铸成最后的防线。特别是在综合诊治复杂心血管病危重症的能力上全面彰显阜外品牌、国内先进的医疗水平。

（谭慧琼）

第4节　收住重症病房患者的指征

根据卫办医政发〔2009〕23 号重症医学科之第十六条重症医学科收治以下患者为：急性、可逆、已经危及生命的器官或者系统功能衰竭，经过严密监护和加强治疗短期内可能得到恢复的患者；存在各种高危因素，具有潜在生命危险，经过严密的监护和有效治疗可能减少死亡风险的患者；在慢性器官或者系统功能不全的基础上，出现急性加重且危及生命，经过严密监护和治疗可能恢复到原来或接近原来状态的患者；其他适合在重症医学科进行监护和治疗的患者。慢性消耗性疾病及肿瘤的终末状态、不可逆性疾病和不能从加强监测治疗中获得益处的患者，一般不是重症医学科的收治范围。阜外医院结合自身心血管病专科情况制定心内科 ICU 收治转入患者的指征如下：

1. 心肺复苏后；

2. 危及生命的心律失常，尤其是血流动力学不稳定者，或需要进行心脏电复律，或严重心动过缓需要临时心脏起搏；

3. 各种器质性心脏病造成的休克；

4. 各种器质性心脏病造成的严重心力衰竭，如失代偿充血性心力衰竭、急性左心衰竭或急性肺水肿；

5. 高血压危象；

6. 主动脉夹层急性期或病情不稳定；

7. 心脏压塞伴血流动力学障碍；

8. 各种高危的心脏重症状态，如重症心肌炎、急性肺栓塞、感染性心内膜炎等；

9. 各种重症伴呼吸衰竭情况或需要气管插管辅助呼吸；

10. 各种重症情况需要进行有创血流动力学监测（包括动脉内监测、漂浮导管检查）；

11. 高危心血管病操作后；

12. 急性冠脉综合征，如急性心肌梗死或不稳定心绞痛（在CCU 床位不足的情况下）；

13. 其他危及生命需要重症监护，或需要特殊抢救手段（如IABP，血滤，ECMO 等）的情况；

14. 伴有多脏器衰竭的复杂危重心血管疾病患者；

15. 其他特殊情况（需经医务处同意）。

根据卫办医政发〔2009〕23 号重症医学科之第十七条下列病理状态的患者应当转出重症医学科：急性器官或系统功能衰竭已基本纠正，需要其他专科进一步诊断治疗；病情转入慢性状态；患者不能从继续加强监护治疗中获益。阜外医院结合自身心血管病专科情况制定了心内科 ICU 的转出标准，包括但不限于以下情况：

1. 血流动力学稳定（包括可以安全地仅用低剂量正性肌力药物、血管扩张剂维持）；

2. 高血压已控制在安全水平，主动脉夹层病情相对稳定；

3. 已无恶性心律失常发作；

4. 严重心力衰竭得到控制，已无急性左心衰竭或肺水肿；

5. 已经去除血流动力学和动脉监测导管，已经去除特殊抢救手段（如心包穿刺引流，IABP，血滤，ECMO 等）且病情相对平稳；

6. 其他系统稳定：如拔除气管插管后血气指标稳定，重症感染得到控制，出血停止，肾功能稳定，酸碱失衡得到纠正等；

7. 已度过各种高危操作（除颤、穿刺、高危介入治疗等）的危险期，病情相对平稳；

以上情况不包括患者及家属经过仔细考量后，认为继续住在重症医学科没有好处，要求自动出院者。

(谭慧琼)

第5节　收治流程

　　心内科ICU收治阜外医院急诊室和门诊的危重、急症心血管患者以及来自院内各病房、外院转来的符合收治转入标准的各种急危重患者。患有急性、严重、可逆、威胁生命或不稳定的情况或心血管病高危、有猝死风险的各类患者，经过主治医师或当班二线医师同意后可以由急诊或其他病房收入心内科ICU。经过监测治疗、采取相应措施使病情得以控制，相对稳定者或转入慢性状态继续在ICU不再受益时，经过主治医师或当班二线同意后可从心内科ICU转入过渡病房或相关亚专科病房，如：冠心病中心、高血压中心、心律失常中心、肺血管中心、大血管中心、外科病房等继续进一步亚专科的治疗，慢性疾病状态或转至医联体继续康复治疗。收治流程图，见图7-1。

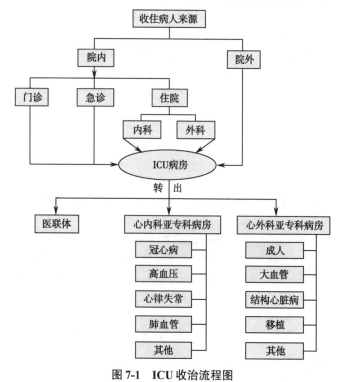

图7-1　ICU收治流程图

（谭慧琼）

第1节　ICU护士配置及管理

由于ICU患者病情危重,病情变化快,要求ICU护士要具备丰富的临床经验,掌握复杂的危重症护理技术和抢救配合技术。对ICU护士进行严格的准入和岗位管理可以有效地保障临床护理安全,提高危重患者护理质量。

一、岗　位　设　置

按照科学管理、按需设岗、保障患者安全和临床护理质量的原则合理设置护理岗位。工作日日间平均每名责任护士负责2~3名患者,夜间及节假日平均每名责任护士负责3~4名患者(图8-1)。

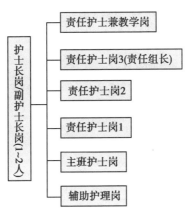

图8-1　内科监护室护理岗位设置

二、岗 位 编 制

1. 根据岗位设置计算,以26张床位的内科监护室为例,应配备护士45~46人。其中:

(1)责任护士岗3(含总教学老师):5人;

(2)责任护士岗2:15人;

(3)责任护士岗1:20人;

(4)主班护士岗:1人;

(5)辅助护理岗:2人;

(6)管理岗:1~2人。

2. 排班定编:工作日应安排白班9~12名责任护士及1~3名主班护士,节假日及夜班应安排7~8名责任护士。

3. 弹性排班:护士长要结合专科特点、护理工作量实行多种形式的弹性排班,兼顾医疗安排、患者病情需要和护士需求,动态调配护士。护士长不在时责任护士岗3负责动态调整护士。

三、岗位任职资格

1. 管理岗与兼职教学岗由护理部选派

2. 临床岗位任职资格

(1)责任护士岗3由N3~N4能级护士担任;

(2)责任护士岗2由N2~N4能级护士担任;

(3)责任护士岗1由N1~N4能级护士担任;

(4)N0能级护士必须在有执照的责任护士指导下工作;

(5)主班护士及辅助护士岗由因病产孕不能承担夜班工作的护士担任。

3. 主班护士岗任职资格

(1)具备良好的沟通、协调能力,可以胜任接待、安排患者办理出入院手续的工作;

(2)具备良好的外联工作的能力;

(3)具备应对突发事件的能力;

(4)在监护室工作时间大于10年。

4. 辅助护理岗任职资格

(1)药疗护士岗

1)具备药品管理能力;

2)具备科室常备仪器管理能力;

3）具备感染监控能力；

4）由因孕、产不能承担夜班护士担任。

（2）计算机岗

1）熟练掌握计算机使用技能；

2）具备准确录入患者住院费用的能力；

3）建议由非护理人员担任。

四、岗 位 职 责

1. **责任护士岗3**

（1）负责所管辖患者用药治疗、病情观察、护理安全、健康教育、基础护理等工作。

（2）掌握病区所有患者的特殊情况及重点事项，有预见能力，对管床责任护士进行重点工作提示，保证患者安全。

（3）指导及带教其他责任护士工作。

（4）夜班及节假日护士长不在时承担管理岗及主班岗工作。

（5）配合护士长及总教学老师完成质控、教学、科研、护理查房等工作。

2. **责任护士岗2**

（1）负责所管辖患者用药治疗、病情观察、护理安全、健康教育、基础护理等工作。

（2）指导同组其他责任护士工作。

（3）配合护士长及总教学老师完成质控、教学工作。

3. **责任护士岗1**

（1）负责所管辖患者用药治疗、病情观察、护理安全、健康教育、基础护理等工作。

（2）与医师一起陪同患者外出检查。

4. **主班护士岗**

（1）负责管理病历资料，并对护理病历进行质控。

（2）与主治医师沟通当日患者周转及倒床方案，并与相关科室沟通协调。

（3）负责办理患者出入院手续。

（4）与药管护士、计算机岗共同核对及处理长期医嘱。

（5）负责物资、器材各种耗材及库房管理。

5. **药疗护士岗**

（1）负责管理无菌物品。

（2）负责各种仪器设备日常清点和维护。

（3）负责急救车的管理。

（4）负责药品基数和效期管理。

（5）与主班护士、计算机岗共同核对及处理长期医嘱。

6. 计算机岗

（1）负责电子医嘱的转抄、确认、记账等工作，打印执行单。

（2）负责核对患者住院费用。

（3）与药疗护士、主班护士共同核对及处理长期医嘱。

五、ICU护士准入流程

1. 新入或转入ICU护士必须参加准入考核，合格后方可独立承担责任护士岗1。

2. 准予参加准入考核时间：

N4护士：1个月

N3护士：2个月

N2护士：3个月

N1护士：4个月

N0护士：取得护士执照，并在ICU工作5个月

3. 准入考核包括：内科ICU护理规定及流程抽考；操作考核；白/夜工作流程；独立完成1名患者护理记录书写合格；组内护士评价。

4. 一项考核不合格者，1个月后再次参加考核，直至合格。

5. 准入合格护士可参加每年3月的护理岗位定岗定编竞聘。

六、护理岗位定岗定编竞聘流程

1. 每年3月护士长组织对全体护士进行岗位考核，上一年度岗位考核不合格者本年度需降一档岗位使用。

2. 责任护士长岗3由全体护士对N3及以上能级护士进行排名选出，护士长征求护士本人意愿后确定。如遇责任护士岗3护士长期不在岗，则按排名顺延。

3. 确定责任护士岗位3人选后，护士长组织岗3对责任护士岗2进行投票选举。其他有执照护士为责任护士岗1。主班及辅助护理岗原则上不固定人选，照顾因病孕产不能承担夜班的护士。如人员较多时，由护士长组织护士投票选出。

七、护士弹性调配原则

为合理应用护理人力资源，根据工作饱和度弹性排班，制定如下护士弹性调配原则，工作日由护士长，节假日及夜班由责任护士岗 3 负责启动弹性调配。

1. 听班原则

（1）护士长排班时每日安排 2 名护士听班。

（2）听班护士不用到岗值班，但须保持电话通畅，不论白 / 夜班，接到通知 1 小时内必须到岗。如不能及时到岗视为脱岗。

2. 增加原则

（1）病区同时有大于 3 个床旁有创治疗（含血滤、呼吸机、ECMO、IABP）时，可根据在岗护士能级判断是否需要增加人力。

（2）当低年资护士负责的患者突发病情变化需要抢救时，可重新调整责任护士职责范围，必要时可以增加人力。

（3）尽量提前为下一班安排好人力，提前通知听班护士到岗。

3. 减少原则

（1）当日病区内护患比大于 1∶2 时，同时无呼吸机、血滤、漂浮导管等机械辅助和抢救中的患者，可根据护士能级减少人力。

（2）由护士长或前一班责任护士岗 3 提前通知下一班护士不到岗。

（张　辰）

第 2 节　ICU 患者特殊护理流程

一、ICU 患者转入流程

1. 急诊或转入患者：接到电话，询问患者情况，根据病情备好抢救药品、物品、抢救仪器、床单位、监测及氧气装置、输液泵等。

2. 责任护士将患者及一名家属带入病房，酌情称体重、量身高。

3. 护士交接内容：诊断、用药、套管针、深静脉、动脉、胃管、尿管、仪器、阳性指标、皮肤完整性及特殊情况。

4. 评估并协助患者更换病号服，监测、吸氧，测量生命体征。

5. 书写护理记录。

6. 对患者及家属给予入院宣教及安全指导。

7. 通知医师接诊。

8. 新入院患者责任护士需评估 4 项内容：压疮评估单、跌倒评估单、生活自理能力量表、入院评估单。

9. 责任护士在体温单上输入患者身高、体重、血压、心率、呼吸、体温等信息。

10. 与急诊护士填写确认转科交接单。

二、危重患者接诊流程及护士分工

接诊气管插管呼吸机辅助呼吸患者,需多名护士有序配合,以保证患者安全及交接全面。

护士	责任	站位	具体内容
A	管路	呼吸机侧	(1)气管插管重新固定,测量气管插管深度; (2)听诊呼吸音,观察胸廓运动,观察呼吸机潮气量与预设值是否一致; (3)与急诊护士交接核对呼吸机参数,观察呼吸机工作情况,处理报警; (4)观察气道湿化情况,必要时吸痰,摇高床头30°; (5)评估患者神志状态,必要时约束患者,必要时使用冰帽保护大脑; (6)与急诊护士交接胃管置入深度,抽吸胃液,听诊气过水声,妥善固定胃管,必要时胃肠减压; (7)与急诊护士交接尿管置入日期,必要时更换集尿器,妥善固定尿管; (8)检查患者皮肤完整性,必要时康惠尔贴保护; (9)遵医嘱采集血、尿、便、痰标本。
B	记录	床尾	(1)记录护理记录; (2)填写各种入院评估单; (3)对家属进行入院宣教; (4)协助医师补开医嘱; (5)最后复查患者所有情况。
C	给药	静脉侧	(1)连接心电监测,粘贴血氧指套,连接有创血压监测,有创血压和无创血压对比评估,测量体温。密切观察患者生命体征变化,报告异常情况; (2)与急诊护士交接中心静脉或外周静脉、动脉置管,测量置入深度,检查导管通畅性,妥善固定导管,必要时穿刺口换药,更换输液管路,注意粘贴标识; (3)与急诊护士交接药物用法,遵医嘱调整剂量或给药,必要时配置药物备用。

三、ICU 患者转出流程

1. 经主管医师评估可以转出，主管护士与接收科室联系确定时间。

2. 医师告知家属，到院准备。

3. 责任护士填写 ADLS 评分及转科交接单。

4. 归还患者自备胰岛素和药物。

5. 携带抢救盒，危重患者酌情准备氧气袋、除颤器等抢救物资。

6. 由医师、护士、家属一同陪同患者转科，注意患者保暖。

7. 与转入科室责任护士详细交接患者病情、治疗、管路、皮肤、安全等情况，必要时签署护理记录单。

8. 床单位终末消毒。

四、ICU 患者倒床流程

1. 主治医师（节假日由二线医师）根据患者病情负责安排调换床位使用情况，保障危重患者抢救空间。

2. 主管护士接到倒床通知后，负责告知患者的责任护士、主管医师、药疗护士及计算机班人员。

3. 主管护士调换病历夹、患者信息一览表、心电监测信息。

4. 药疗护士修改执行单床号及药盒药袋位置。

5. 计算机班负责修改电脑床位。

6. 责任护士负责患者倒床，交接患者的护理记录单、标识、皮肤、管道、氧气、心电监测及相关治疗和注意事项。

7. 节假日责任护士岗 3 接替主管、药疗及计算机护士职责。

五、介入治疗患者护理流程

1. 术前一日准备流程

（1）医师下达医嘱

（2）检查病历

1）知情同意书（手术知情同意书、介入治疗同意书、自费同意书、委托书及家属身份证复印件），患者、家属、医师均在同意处签字；

2）化验单及结果检查：血常规、生化、凝血、乙肝丙肝、HIV 梅毒、尿常规、便常规；

3）服药情况：拜阿司匹林及波立维连续不间断服用大于 7 天或负荷 300mg；

4) 费用:告知家属手术应缴费用。

(3) 遵医嘱执行术前准备:备皮、手术对侧手臂留置套管针、碘过敏试验。

(4) 术前宣教。

(5) 记录护理记录:注明给予术前宣教。

(6) 填写《介入诊疗患者术前关键项目检查一览表》。

(7) 打印手术交接单备用。

2. 当日准备流程

(1) 接到电话通知接手术。

(2) 准备病历,再次核对化验单合格、知情同意书齐全、服药达标。

(3) 根据医嘱,给予患者应召液。

(4) 通知1名家属到床旁。

(5) 护士与护理员根据手术交接单共同到床旁核对并签字(感染患者告知护理员)。

(6) 书写护理记录并夹入病历。

(7) 评估患者情况,是否需要由医师护士陪同前往导管室(双泵或药物剂量大、病情不稳定患者需要有医师护士携带抢救用品陪同前往)。

(8) 在计算机系统里把该患者转入介入导管室。

(9) 整理床单位至备用状态,必要时更换有污渍的床单、被罩。

3. 术后护理流程

(1) 协助患者安全入床位。

(2) 检查穿刺伤口情况,根据手术交接单核对患者并签字。

(3) 记录返回时间。

(4) 为患者测量生命体征:血压、心率,保持患者舒适体位。

(5) 阅读病历手术记录,了解手术结果和术者特殊交代事宜。

(6) 通知医师。

(7) 做好术后宣教。

1) 穿刺部位:桡动脉医师2小时松加压装置1次,共3次,次日晨换药;股动脉要平躺24小时,沙袋压迫6小时,24小时后换药。

2) 饮食:清淡易消化。

3) 尿量:4小时尿量大于800ml。

(8) 根据医嘱执行术后治疗。

(9) 书写护理记录,包括给予术后宣教。

六、外科手术患者护理流程

1. 病历的准备

(1)检查病历是否齐全,病历首页(黑体字)处无涂改,医师填写自控表,写好转科记录,病历由主治医师签字;

(2)检查外科手术签字单(包括手术知情同意书,输血治疗知情同意书,自费检查、治疗、贵重材料使用知情同意书,自费项目使用知情同意书,自费、贵重药品使用知情同意书)和麻醉知情同意书的签字是否合格齐全;

(3)检查各种化验单是否合格齐全(明显注明血型、艾滋梅毒、乙肝丙肝化验单);

(4)将病历中介入治疗的各种签字单(包括介入诊断及治疗知情同意书,手术知情同意书,自费检查、治疗、贵重材料使用知情同意书,自费项目使用知情同意书,自费、贵重药品使用知情同意书)和外科的各种签字单分开放置,以免混淆;

(5)心电图及时出报告,如当天第一台手术时心电图随病历一起带走无需出报告;

(6)外院行冠状动脉造影术后须在阜外医院行搭桥术。

1)有光盘无冠状动脉造影告者需到放射科出报告放入病历内;

2)外院冠状动脉造影报告复印件需放入病历中。

2. 术前准备及宣教

(1)二人核对输血申请单及手牌后抽取配血标本,将临床输血申请单及血标本送至输血科;

(2)更换手牌(内容包括病区、姓名、病案号、血型、诊断、手术名称);

(3)遵医嘱完成备皮;

(4)确定手术日期后的准备工作(向患者发放三份健康宣教单):

1)告知患者及家属外科前应限制活动、避免每餐过饱、保持大便通畅、尽量使用坐便预防心绞痛发作;

2)患者床旁放置限制活动标识并进行安全教育;

3)督促家属补足住院押金,办理保险手续并将保险反馈单送至术后转入的病房;

4)外科护士给予患者术后宣教;

5)告知患者当日晚灌肠后禁食,禁水;

6)嘱患者夜间服用镇静药物后尽量避免活动,如需如厕应有家属或护士陪同。

3. 手术当日

(1)家属陪伴患者。

(2)应准确反复告知患者及家属服用应召药物时间。

(3)嘱患者卧床休息,如厕时应有家属同行,避免因禁食和服用镇静药物引起无力虚脱而造成意外情况出现。

(4)接到电话通知接患者时应准备

1)病历;

2)一般患者护理记录;

3)应召前药物及应召针。

(5)接患者时

1)嘱患者术前避免将尿排空;

2)患者病情较重时应备齐除颤器、氧气袋及输液泵一并带至手术室,切不可撤除静脉通路,由手术室护士写清借条,病房护士及时取回;

3)补液通路可在接患者时撤除;

4)待手术室护士查清病历后方可肌注应召针。

(6)告知家属协助患者摘除贵重物品及义齿。

(7)协助患者上手术车并将患者送至病房门口。

(8)患者物品由家属全部取走。

(张　辰)

第3节　危重患者护理安全管理

一、患者床边交接班内容

项目	交班具体内容
基本信息	手牌、姓名
	诊断及来院目的
	饮食、睡眠、二便情况
	既往史及过敏史

项目	交班具体内容
治疗	液体(药品名称、目的、有效期)
	微量泵(药品名称、药品剂量、泵液速率、长临嘱、标识)
	服用口服药情况(未服用药物交班)
	吸氧方式、流量
	检查、手术及特殊治疗情况
管路	动、静脉(穿刺时间、穿刺点、CVC置入刻度、是否通畅、无回血、贴膜不卷边开胶、静脉炎保护措施到位、动脉/CVC输液管路更换时间)
	尿管(时间、通畅、固定、色泽、尿袋更换时间、留置必要性)
皮肤	压疮高危患者(好发部位、面积、分期、保护、治疗措施)
病情	心率、心律、血压变化(处理)、目标及注意事项
	阳性体征及异常化验检验结果(处理)
	体温、SpO_2等生命体征变化(处理)
	特殊用药后观察要点及治疗目标
	出入量管理现状及目标
	前一日患者病情变化及处理措施
安全	综合带无私人用品充电,患者床旁无危险物品
	床刹固定、床档立起
	床尾提示牌正确,并有风险预警
心理	心理问题及纠纷隐患
注意事项	交班流畅,与患者沟通到位
	手卫生
	床单位及餐桌整洁
	保护患者隐私,避开患者交接敏感性话题

二、气管插管意外脱管风险评估单

存在任何1项危险因素即为高危,高危患者床旁需24小时有人值守。

危险因素	是否存在
患者躁动	
患者不配合	
未镇静或镇静效果不佳	
未约束或约束不当	
气囊漏气	
未使用气管插管固定器	

三、阜外心血管病医院住院患者跌倒 /
坠床危险因子评估表

风险级别	评分标准（任意一项即可判定）		分值
高	晕厥史		20
	病态窦房结综合征、三度 AVB、长间歇 >3 秒		20
	意识障碍、躁动		20
	安装 ICD 后		3
	手术当日使用镇静剂后		3
	持续药物镇静状态		3
	跌倒史（1 个月内）		3
中	年龄≥70 岁		2
	住院期间存在以下疾病：老年痴呆、帕金森、癫痫、精神病、视觉障碍		20
	使用助行器或行动需协助		2
	跌倒史（2 个月内）		2
低	患者合作意愿差		1
	长期服用安眠药		1
	跌倒史（3 个月内）		1
	腹泻		1
总分 <10 分为低度风险；10~19 分为中度风险；≥20 分为高度风险			
评估时间：入院；转科；评分≥10 分者每周评估；评分因素发生变化时应随时评估			

预防措施：

1. 悬挂警示标识，重点交接班；

2. 外出检查需用轮椅且专人陪同；

3. 妥善固定床刹、使用床档；

4. 躁动患者适当约束；

5. 将呼叫器置于触手可及处；

6. 健康宣教，让患者及家属高度重视并理解；

7. 指导患者穿合适的衣裤鞋袜；

8. 助行器置于患者可及处。

四、阜外心血管病医院住院患者压疮评估表

危险因素——主要指标（2分）	□意识不清 □截瘫 □血流动力学不稳定 □机械辅助需制动 □大、小便失禁 □重度水肿
危险因素——次要指标（1分）	□年龄≥70岁 □活动受限（如：偏瘫、安装起搏器等） □脱水 □消瘦或肥胖 □骨隆起部皮肤发红 □轻、中度水肿
部位	□骶尾部 □足跟部 □髋部 □髂前上棘 □肩甲部 □枕部 □耳廓 □肘部 □膝部 □内踝 □外踝 □口唇 □鼻部 □脊椎 □颈 □其他：
预防措施	□每2小时更换一次体位（无禁忌证的卧床患者） □提供合理营养 □保持皮肤清洁干燥，控制潮湿，特别干燥的皮肤可应用凡士林等 □当抬高床头超过30°时，用膝枕、挡脚枕 □按摩压红周围皮肤，促进血液循环 □对患者和家属进行压疮预防知识的教育 □减压护理（应用气垫床、海绵垫、凝胶垫、体位垫、减压辅料）等

核查记录	□评估患者整体情况 □评估准确 □记录准确 □措施合理、落实到位

五、住院患者身体约束知情同意书

由于危重患者经常出现谵妄、烦躁、不配合治疗，甚至自伤行为。意外拔管可以导致不良后果，甚至威胁患者的生命。身体约束可作为保护患者，对患者干预治疗的一种简单、有效的解决方法。

约束工具：

1. 床档　2. 腕带　3. 踝带

需要实施身体约束患者的评估指征：（要求每项等级中均有符合项目）

1. 行为等级：

□烦躁或具有攻击性

2. 设施等级：

□肺动脉导管　□中心静脉导管　□主动脉球囊反搏

□机械通气　□胸腔导管　□临时起搏器

□静脉滴注维持血流动力学稳定的药物

3. 独立等级：

□坐在椅子上会滑动

□步态不稳

□心动过缓

□头晕目眩

□神经肌肉无力

□生命体征不稳定

在身体约束过程中可能发生的并发症、意外情况及危险性：

1. 皮肤损伤　2. 压疮　3. 肌肉萎缩　4. 院内感染　5. 便秘

6. 肢体损伤、挛缩　7. 神经损伤　8. 骨折　9. 情绪沮丧、烦躁、愤怒　10. 身体机能下降　11. 认知状态下降

负责谈话护士签字：　　　年　月　日

护士已将上述可能发生的并发症、意外情况、危险性做了详细说明，对于可能发生的后果我已充分了解及认可，同意为患者实施身体约束。 患者法定代理人 / 近亲属签字：　　年　月　日
护士已将上述可能发生的并发症、意外情况、危险性做了详细说明，对于可能发生的后果我已充分了解及认可，不同意为患者实施身体约束。 患者法定代理人 / 近亲属签字：　　年　月　日

六、ICU 住院患者静脉炎评估告知单

当您的外周静脉输注以上任意一种药物时，您的血管很容易发生静脉炎，现向您告知：

危险因素	□多巴胺 □脂肪乳 □胺碘酮 □艾司洛尔 □已经发生静脉炎 □其他_____
预防 / 治疗措施	□定期观察 □热敷 / 冷敷 □抬高患肢 □喜辽妥外涂（需外购） □水胶体透明贴保护 □新鲜土豆片外敷 □止痛药 □其他_____

（张　辰）

第4节　危重患者标准护理计划

一、主动脉球囊反搏（IABP）患者标准护理计划

时间	项目	护理评估及措施
交接班	管路管理	□无　□有　管路名称＿＿＿＿＿＿＿＿＿ □管路通畅　□固定完好　□安全指导　□其他＿＿
	IABP管理	1.IABP参数：触发方式：＿＿＿＿反搏比：＿＿＿＿ 反搏压区间：＿＿＿＿ 2.患者意识：□清醒 □嗜睡 □模糊 □谵妄 □昏睡 □昏迷（□深□浅） 3.插管部位：□左股动脉　□右股动脉 X线片：导管尖端位置＿＿＿＿＿＿＿＿＿＿ 4.穿刺局部情况：□渗血　□皮下血肿　□瘀斑 □皮肤完整性受损 5.腿围：大腿：左侧＿＿cm 右侧＿＿cm；小腿：左侧＿＿cm 右侧＿＿cm 6.足背动脉搏动：左：□正常 □减弱 □消失；右：□正常 □减弱 □消失 7.下肢皮肤色、温及感觉：□正常　□异常＿＿＿＿
	皮肤管理	1.水肿情况：□无　□有　□部位＿＿＿ 2.压疮情况：□无　□有　□部位＿＿＿
住院期间	IABP工作状态	□参数设置正确 □主动脉压力曲线正确 □观察反搏压及动脉压力 □观察是否有上肢缺血、尿量减少，提示位置不正确 □QOD或必要时X线片检查 （注意照射时应暂停充气，导管尖端应位于第2~3肋间） □心电图触发者电极粘贴牢固，QRS波幅大于0.5mV □及时处理机器报警 □氦气剩余量充足 □导管内无回血

续表

时间	项目	护理评估及措施
住院期间	预防脱管	□敷料覆盖穿刺点，导管套袖针柄用胶布妥善固定 □患者体位小于 45°，避免腿弯曲 □必要时下肢约束
	预防下肢缺血和栓塞	□监测患者凝血指标，遵医嘱给予抗凝治疗 □避免停搏： 包括：触发不良、低反搏压、反搏比大于 1∶3 超过 8 小时、停搏超过 30 分钟 □每小时挤压压力套组，观察冲管液是否滴注通畅 □必要时双下肢循环压力治疗 □指导患者主动活动下肢，保持穿刺侧髋关节制动
	预防感染	□每日伤口换药，注意无菌操作 □伤口渗血或怀疑被污染时换药 □遵医嘱给予抗感染治疗　□加强营养支持 □监测体温、血常规变化
	预防血小板减少	□监测患者血小板变化 □观察记录皮肤黏膜出血情况 □遵医嘱输血
	预防压疮	□每日压疮评估，重点观察足跟皮肤 □使用防褥疮床垫 □贴膜保护足跟等受损及受压部位 □床单位清洁、干燥、无渣屑

二、气管插管呼吸机辅助呼吸患者标准护理计划

时间	项目	护理评估及措施
交接班	管路管理	□无　□有　管路名称＿＿＿＿＿＿＿ □管路通畅　□固定完好　□安全指导　□其他＿＿＿
	呼吸机管理	1. 呼吸机参数：＿＿＿＿＿＿＿＿＿＿ 2. 患者意识：□清醒 □嗜睡 □模糊 □谵妄 □昏睡 □昏迷（□深 □浅） 3. 气管插管方式：□经口腔　□经鼻腔　□气管切开 4. 插管深度：＿＿＿＿＿＿＿＿＿＿＿

续表

时间	项目	护理评估及措施
	皮肤管理	1. 水肿情况：□无　□有　□部位＿＿＿＿＿＿＿ 2. 压疮情况：□无　□有　□部位＿＿＿＿＿＿＿
住院期间	清理呼吸道	□间断翻身，雾化后拍背 □气道湿化，湿化罐内加水至刻度线，温度合适 □评估痰量，按需吸痰 □观察动脉血气的改变
	预防脱管	□约束上肢 □使用气管插管固定器，松紧合适 □每班交接气管插管深度 □管道应用支架固定 □评估是否人机对抗
	预防感染	□保护性隔离，吸痰时穿隔离衣、戴手套 □口腔、会阴护理　□探视家属穿隔离衣、戴口罩 □每周更换呼吸机管道　□无菌操作，正确吸痰方法 □45°卧位　□及时倾倒冷凝水 □密切观察体温，发热患者单独配备1支体温表
	预防压疮	□使用防压疮气垫床预防 □贴膜保护受损及受压部位 □床单位清洁、干燥、无渣屑 □保持臀部及会阴部皮肤清洁、干燥 □翻身 q2h
	预防窒息	□管道扭曲及时纠正 □吸痰管下管困难时及时查找原因并处理 □备简易呼吸器
	预防误吸	□鼻饲前抽吸胃液，评估胃管位置 □鼻饲时床头抬高

附：后鼻腔冲洗操作流程

（一）鼻腔冲洗的作用

1. 鼻腔冲洗可以清除过多的分泌物，利于鼻窦引流，并可减轻鼻塞和鼻涕倒流的症状；

2. 可减少过敏原存在鼻内的数量；

3. 降低致病菌的数目；

4. 提供鼻腔适度的湿度和温度，有助于受损的鼻黏膜绒毛恢复其正常运动能力。

（二）鼻腔冲洗液

通常情况下，如无特殊医嘱，可用 0.9% 等渗的生理盐水冲洗。针对鼻窦炎患者，可用高渗如 2%~3% 的生理盐水冲洗。另外，针对感染病患，可以添加药物，如庆大霉素、地塞米松或制霉菌素等，起到消肿和消炎、抑菌的效果。用量：鼻腔冲洗液（0.9% 等渗的生理盐水）：每袋 100ml，每侧鼻腔 50ml，每日 1 次。

（三）操作方法

首先使用鼻腔冲洗液，将无菌输液器连接冲洗液袋，输液器乳头端置入一侧鼻前庭，冲洗时床头抬高 30°，冲洗过程中不要做吞咽动作，使液体缓慢冲过鼻腔鼻窦，液体从另一侧鼻孔吸出。

（四）注意事项

鼻腔冲洗时注意冲洗液流速要适当，避免冲洗液冲入咽鼓管，导致中耳炎。

三、漂浮导管检查患者标准护理计划

时间	项目	护理评估及措施
检查配合	准备用物	□用物准备齐全：穿刺用物、抢救用物、心排仪等
		□患者准备充分：体位、垫巾、生命体征测量、宣教
	操作配合	□严格无菌操作，术者穿手术衣
		□密切观察患者情况
		□准确记录护理记录和《漂浮导管记录单》
		□高值耗材粘贴条形码
		□准确配合医师气囊充、放气
		□调整最佳刻度，记录完整压力曲线（中央监护站需提前设置）
		□正确固定管路
		□连接持续心排仪，测定心排血量
		□穿刺鞘三通处连接 250ml 0.9% 生理盐水，预防堵管
		□计算、打印血流动力学参数
		□胸片判断位置

续表

时间	项目	护理评估及措施
交接班	管路管理	□无　□有　管路名称＿＿＿＿＿ □管路通畅　□固定完好　□安全指导　□其他＿＿＿
	漂浮导管管理	□置入深度：＿＿＿＿＿＿＿＿＿＿＿ 压力曲线：□正常　□异常，原因：＿＿＿＿＿＿ □医嘱测量数据间隔：＿＿＿＿＿＿＿＿＿＿＿
留置期间	预防脱管	□班班交接置管外露长度 □观察压力波形是否正常，判断导管位置 □妥善固定导管 □患者保持平卧位，改变体位由护士协助完成
	导管安全	□监测压力波形是否正常，出现异常应查找原因 □不测量肺动脉楔压（PAWP）时保持气囊抽瘪状态，关闭夹子 □不可从导管尖端给药 □气囊嵌顿在肺动脉时不要冲管 □PAWP测量时每次充气时间小于15秒 □气囊不能自动回抽应考虑是否破裂，应设置明显标识，避免再次充气 □调整位置时注意：气囊放气时拔出，充气时插入
	预防感染	□每日伤口换药，无菌操作 □每日评估是否可以拔管，最长留置72小时 □伤口渗血或怀疑被污染时及时换药 □遵医嘱给予抗感染治疗 □监测体温、血常规变化

四、连续肾脏替代疗法（CRRT）患者标准护理计划

时间	项目	护理评估及措施
交接班	管路管理	□无　□有　管路名称＿＿＿＿＿＿ □管路通畅　□固定完好　□安全指导　□其他＿＿

续表

时间	项目	护理评估及措施
住院期间	血滤机管理	1. 参数设置：_____ 2. 血滤记录单记录实际值是否与参数设置一致： 3. 患者意识：□清醒 □嗜睡 □模糊 □谵妄 □昏睡 □昏迷（□深 □浅） 3. 插管方式：□经股静脉 □经颈静脉 4. 穿刺处：□清洁干燥 □渗血、渗液 □周围红肿
	皮肤管理	1. 水肿情况：□无 □有 □部位_____ 2. 压疮情况：□无 □有 □部位_____
	基本护理	□密切观察生命体征 □使用防压疮气垫床 □床单位清洁、干燥、无渣屑 □保持臀部及会阴部皮肤清洁、干燥，贴膜预防压疮 □循环压力治疗（经股静脉穿刺患者）预防下肢静脉血栓形成
	预防脱管	□约束下肢（经股静脉穿刺且躁动的患者） □血路及滤器管道接头连接紧密 □避免牵拉或重力作用导致导管脱出
	出凝血监测	□开始血滤前，充分评估导管抽血阻力和凝血情况 □按时监测 APTT 或 ACT（应控制在基础值的 1.5~2 倍） □密切观察记录跨膜压、动脉压、静脉压，异常变化时及时处理 □及时处理各种报警 □观察皮肤有无出血点 □观察患者有无血性胃液、血尿、血痰 □注意患者神志情况，防止颅内出血
	水电解质平衡监测	□严格准确记录患者出入量 □定时监测电解质、总钙及血镁 □密切观察患者皮肤及黏膜的水肿情况
	预防感染	□严格执行无菌操作 □每日伤口换药一次 □床旁专人护理 □遵医嘱血常规化验 □每日测量 4 次体温

附：枸橼酸抗凝 CRRT 记录单内容（每小时记录一次）

项目	内容	计算方法及单位	项目	内容	计算方法及单位
血滤机压力数值	动脉压	mmHg	抗凝效果	静脉端血气钙离子	mmol/L
	静脉压	mmHg		枸橼酸钠泵入速度	ml/h
	跨膜压（TMP）	mmHg	NaHCO₃	动脉血 pH	
血滤入量	前置换液	ml/h		置换液加入量	ml/袋
	后置换液	ml/h	钾	动脉血检查 K+	mmol/L
	透析液	ml/h		置换液加入量	ml/袋
血滤出量	医嘱脱水量	ml/h	镁	动脉血检查	mmol/L
	枸橼酸钠泵入总量	ml		泵入速度	ml/h
	设定脱水量	医嘱脱水量＋枸橼酸钠泵入量 ml/h	钙	动脉血检查	mmol/L
	脱水总量	ml		泵入速度	ml/h
	实际脱水量	脱水总量 - 枸橼酸钠泵入总量 ml			

五、体外膜式氧合（ECMO）观察表（每小时记录 1 次）

项目	正常值	项目	正常值	项目	正常值	项目	正常值
动脉端颜色	鲜红	足背动脉	可触及，两侧一致	ACT	160~180秒	D 二聚体	<0.5
静脉端颜色	暗红	下肢温度	温	APTT	50~70秒	SvO_2	70 % 左右
小膂端颜色	无血栓	下肢流量	L/min	PLT	大于 $5×10^9$/L	HCT	30%~35%
左右大腿围	变化不超过1cm	ECMO流量	2.5L 以上	肝素量	25~100U/(kg·h)	SaO_2	≥99%
左右小腿围	变化不超过1cm	转速	转/min			胶体渗透压	15mmHg以上
腹围							

（张　辰）

第 5 节　ICU 患者健康宣教

一、健康宣教制度

　　ICU 患者健康宣教内容包括：入院及住院安全宣教；手术前、后宣教；疾病相关知识宣教；出院指导。由责任护士评估上次宣教效果，并根据患者掌握情况继续完成下一项目的宣教内容，同时在《健康宣教登记表》内签字（表 8-1）。转出或出院患者健康宣教登记表留存。科室健康宣教员每月统计护士完成健康宣教次数，并抽查患者健康宣教效果。

表8-1　ICU患者健康宣教登记表

姓名：　　　　　病案号：　　　　　诊断：

患者不能接受宣教原因登记（日期／原因／护士）	项目	入院及住院安全	术前宣教	术后宣教	出院指导
日期：　　原因：	护士：	宣教日期／护士			
心衰患者疾病相关知识宣教（心功能Ⅲ/Ⅳ级或EF<40%）	心功能分级及心衰临床表现		体重监测及饮水量	用药指导	饮食、活动指导
	心衰的诱发因素	24小时出入量（发放含水量表）			
宣教日期／护士					
评估日期／知晓率／护士					
宣教日期／护士					
评估日期／知晓率／护士					
知晓率：根据评估题答案正确率计算，如4个选项，对3个，知晓率为75%					

二、ICU 患者入院宣教内容

1. 病房位置

2. 环境介绍

3. 床单位

每张床单位配有床头柜、餐桌、垃圾桶及陪护椅,请您定位放置,不要随意外借、挪动,以防造成交叉感染。在住院期间请您穿着病号服,如有污渍我们会及时给您更换。

物品:外出衣服;一双防滑拖鞋;2 个水盆(脸盆、脚盆)、水杯、餐具、洗漱用品、卫生纸(请勿带水果刀、剪刀等利器);便器标记姓名放在卫生间,我们提供消毒干净的公用便器。

摆放位置:床头桌面:一个水杯、一个饭盒;床头柜内:生活用品。

呼叫器及餐桌的使用及注意事项

4. 时间表

(1)作息时间:午间休息:12:00~14:00,晚间休息:21:00

(2)用餐时间:早餐 7:00~7:30;午餐 11:00~11:30;晚餐 17:00~17:30

5. 探视制度

重症监护病房,为了利于治疗及康复,探视时间是 15:00~16:00,探视人员每日仅限一人,探视证请您到一层住院服务中心处领取。

6. 安全宣教

(1)腕带使用:入院后请您按要求佩戴腕带,便于医务人员辨识身份。如果您的腕带破损或磨损严重,请及时告知医务人员,以免辨识错误影响您的治疗。

(2)呼叫器的使用:当您有需要或不适时,请您按下床旁呼叫器红色按钮,医务人员会及时为您解决。

(3)贵重物品请您随身携带,谨防被盗。

(4)用电安全:请勿用手直接接触电源板;住院期间避免使用家用电器;切勿使用病房综合带上电源,以免掉闸影响治疗仪器的正常运转。

(5)用药安全:入院后,您的自备药物请家属带回,以避免各种原因导致的错服及重复服。如果您既往有任何药物过敏史,请入院时及时告知医务人员。

（6）住院安全

防跌倒：如果您既往有"晕厥"病史，或有视觉、听觉异常，请告知医务人员，以便及时对您提供及时有效的帮助。

防坠床：上下病床时，请确保床刹已经锁好，以免床体活动后摔倒。如所需物品伸手取不到时，请按呼叫器通知医务人员。

防火、防烫伤：阜外医院为无烟医院，住院期间请勿吸烟；如您需要热水时，请您及时通知医务人员，以免烫伤。

三、心力衰竭患者健康生活知识宣教

1. 饮食的管理　心衰患者食物以清淡、高蛋白、多维生素、易消化为宜。每餐七分饱即可，避免刺激性食物，避免产气的食物，每日可多次进餐；对于夜间有阵发性呼吸困难的患者，可将晚饭提前。戒烟戒酒。预防便秘，避免大便干燥，以免诱发心力衰竭加重，必要时可服用润肠通便药。

心力衰竭患者的钠排泄减少，钠盐摄入过多可加重心力衰竭症状。对于心衰急性发作伴有容量负荷过重的患者，限制钠盐摄入量小于 2g/d；轻度或稳定期心衰患者不主张严格限制钠摄入，每人每天食盐摄入量不超过 6g（啤酒瓶盖一平盖）；如果盐不足，会造成患者没有精神、血压低、食欲差；同时，限盐过度会引起电解质紊乱，严重低钠、低氯还会造成不易利尿。对于已经发生低钠血症的患者，则适当进食咸菜、酱豆腐等含盐食品以补钠。

2. 休息和体位　轻度心力衰竭患者，为减轻夜间阵发性呼吸困难，可采用高枕卧位睡眠；严重的心力衰竭患者，以卧床休息为主，采用坐位、半卧位或右侧卧位；急性左心衰竭患者采用端坐位，同时双下肢下垂，使回心血量减少，从而有利于缓解呼吸困难。体力和脑力上的休息对心力衰竭的治疗十分重要。病情恢复期应该适量活动，循序渐进，以不劳累为宜；当活动时出现脉搏大于 110 次/min 或比休息时加快约 20 次/min，有心慌、气急、胸痛或胸闷时，应停止活动并休息。长期卧床易致下肢静脉血栓和肺栓塞，直立性低血压等。

3. 出入量

（1）何为出入量

入量：包括每次进食中的水分含量、饮水量和静脉的液体入量。

出量：主要包括尿量、引流液量和呕吐量。

（2）如何记录入量：首先要将您每餐所吃的食物以及餐间的水果、零食、饮料、饮水量等记录下来，按照《常用食物含水量表》计算每日入量。住院期间您的责任护士会按时询问您的进食及饮水量，并记录。为了方便精确记录，请家属准备透明有刻度的水杯，以便量取饮水量；进餐时使用相对固定餐具进食，尤其是进食粥、汤类食物时，以便了解进食量（表8-2）。

表8-2　常用食物含水量表

名称	重量（g）	含水量（ml）	名称	重量（g）	含水量（ml）
西瓜	100	79	牛肉	100	69
樱桃	100	67	猪肉	100	29
苹果	100	68	羊肉	100	59
香蕉	100	60	牛奶	250	217
橘子	100	54	豆浆	250	230
梨	100	71	藕粉	50	210
桃	100	82	米饭	100	140
菠萝	100	86	大米粥	25	200
葡萄	100	65	汤面	100	250
柿子	100	58	蛋糕	50	25
柚子	100	85	馄饨	100	350
杏	100	80	馒头	50	25
李子	100	68	花卷	50	25
广柑	100	88	烧饼	50	20
甜瓜	100	66	油饼	100	25
黄瓜	100	83	豆沙包	50	34
萝卜	100	73	菜包	150	80
西红柿	100	90	水饺	10	20
青菜	100	95	饼干	7	2
冬瓜	100	97	油条	50	12
豆腐	100	90	煮鸡蛋	40	30
鸭蛋	100	72	蒸蛋羹	60	260
带鱼	100	50	松花蛋	60	34

（3）如何记录出量：出量中主要记录的是小便量。男患者应使用有刻度的便壶，每次便后量取尿量后倒掉；女患者小便先排在便盆中，再倒入量杯中量取尿量后倒掉。在您住院期间，请及时告诉护士您的小便量，以便护士记录。如有留置尿管和引流管时，您的尿量和引流量责任护士会帮助记录。

（4）注意事项：在利尿治疗期间，需定期测量体重，有腹水的患者需测量腹围，以观察利尿效果。在控制入量、利尿的过程中，伴随水的排出还会排出一定的电解质，可能会造成低钾、低钠、低氯的现象。所以在大量利尿的过程中适当多食含钾高的食物，如猕猴桃、香蕉、橙子等。医师为了解您的电解质水平，避免电解质紊乱，在利尿期间会定期抽血复查电解质情况，请您及家属理解并配合。

控制出入量的目的是减少水入量，以减轻过多的液体对心肺循环的负担。腿肿、心衰加重的患者应保证每天入量比出量少或平衡。为了早日康复，您一定要控制水分的摄入。减少日常饮食中含水多的食物，包括汤类、粥类、饮料、牛奶、豆浆等的摄入；减少西瓜、西红柿等含水量多的水果蔬菜的摄入。

（5）患者控制饮水的方法：找出喝水的杯子，做好记号；不口渴时，不要饮水；如果嘴干，可以尝试含一块冰；需要关注每天所吃的食物水果中的含水量。

（6）心衰患者应戒烟戒酒。

四、心力衰竭患者出院指导

1. 办理出院手续　请您在护士通知您可以办理出院手续时，携带粉色住院押金条和诊断证明前往住院收费处办理出院手续，出院带药到药房领取。

2. 办理病历复印手续　请您在出院5个工作日后，携带患者身份证及委托书前往病案室办理病历复印手续。外地患者在出院当天前往病案室办理复印病历邮寄手续。

3. 正确服用药物　应严格按医嘱用药，切忌自作主张更改或停用药物，突然停用药物会导致心衰加重。

4. 预防诱因发生　感染、心肌缺血、心律失常通常是诱发心衰的原因。气候转冷时要注意加强室内保暖措施，入冬时接种流感疫苗，防止上呼吸道感染。避免过度劳累，精神紧张，养成良好生活习惯。

5. 监测心力衰竭症状　如出现体重在3天内增长3kg以上；脚踝、腿、手出现水肿；持续咳嗽或胸闷、憋气、疲惫感逐渐增加，不能进行日常活动；食欲下降、胃部饱胀感或恶心；不能安静休息，不能平卧；夜间憋醒、咳嗽加重、泡沫痰等，可能为心衰的不典型表现，应及时就医。出院后应当进行血压和心率监测，以便及时发现各种不适症状。

6. 监测体重及出入量　监测体重（体重监测应以每日清晨早餐前排便后测量）及水肿情况，当 3 天内体重增加超过 2kg，应增加利尿剂用量。在服药期间对症状变化情况及时反馈，并根据病情由医师决定药物是否需要调整。按照食物含水量表记录 24 小时出入量。

7. 定期复查　应每 2~4 周到医院复诊，调整药物；定期抽血复查电解质及肝肾功能等。并定期复查心电图，超声心动图，其他检查应根据病情听从医师指导定期复查。

8. 饮食指导　食物以清淡、高热量、高蛋白、多维生素、易消化为宜。注意少量多餐，因进食过饱会增加心脏负担，诱发心力衰竭；严禁烟酒和刺激性食物，控制盐的摄入；多吃含水量少的水果和蔬菜。

9. 保持大便通畅　必要时需服缓泻剂，避免大便用力。

10. 休息活动指导　可适当进行户外散步，以不感觉到劳累为宜，防止跌倒和损伤。

五、心衰患者药物指导

据临床调查显示，患者常出现随意增减药或自行停药现象，致使再住院率居高不下。出院时应重点对患者宣教按时服药，切忌自行更改或停用药物，建议准备智能服药定时药盒，并设置服药闹铃提醒。ACEI 类，β 受体阻滞剂及 ARB 类药物均需逐渐递增药量，出院时服药剂量可能只是药物起始量，不一定是目标剂量。因此，在出院后必须按时复诊，在专业医师指导下进行药物剂量的调整。

1. ACEI 类　常见卡托普利、福辛普利、培哚普利。ACEI 是降低心衰病死率、改善预后的主要药物之一，是公认治疗心衰的首选药物。

（1）不良反应：最多见为咳嗽，以咽痒、干咳为主，发生率 10%~20%，其他有低血压、高血钾，肾功能恶化、血管神经性水肿等。

（2）服药提醒：晨起可在床边稍坐片刻后再缓慢起床，定期监测血压。如服用期间咳嗽严重，可停药换成沙坦类药物。

2. β 受体阻滞剂　常见美托洛尔，比索洛尔，卡维地洛。β 受体阻滞剂可减少心肌耗氧量、缓解心肌缺血、改善心室形状、减慢心率、控制心律失常、降低猝死发生率，改善预后。

（1）不良反应：低血压、心动过缓，起始治疗时可引起液体潴留，有明确支气管哮喘者禁用。

（2）服药提醒：定期监测血压；计算心率，如低于 55 次 /min 应减量甚至停药；每日计算出入量，如出现体液潴留则加大利尿剂用量。

3. 醛固酮受体拮抗剂　常见螺内酯。重度心衰患者在常规治疗基础上，加用螺内酯，可以防止心肌重塑，显著降低总病死率。

（1）不良反应：高血钾，男性乳房增生症。

（2）服药提醒：服用后定期监测血钾，并密切检测肌酐评价肾功能。

4. 血管紧张素Ⅱ受体拮抗剂　ARB 类：常见氯沙坦、缬沙坦、厄贝沙坦。该药物可降低心衰病死率、改善预后。如果患者用 ACEI 类药物干咳严重时可服用。

（1）不良反应：最多见的是低血压、高血钾和肾功能不全。

（2）服药提醒：缓慢起床，监测血压，同时监测血钾和肾功能。

5. 洋地黄类药物　常见地高辛。其通过增强心肌收缩力，可增加心排血量，减慢心率。适用于收缩性心功能不全或心衰合并快速房颤患者。

（1）不良反应：胃肠道反应，如厌食、呕吐、恶心、腹泻、腹痛等；神经系统反应，头晕、头痛、疲乏、失眠等；视觉障碍，黄绿视、复视等。

（2）服药提醒：严格按时间、剂量服用，不可随意增减剂量；定期监测地高辛浓度，观察地高辛中毒反应；服药前数脉搏，如脉搏增至 120 次 /min 以上或少于 60 次 /min，并常感头痛、头晕、乏力、黄绿视等，可停药并马上就诊。

6. 利尿剂　常见呋塞米、托拉塞米、托伐普坦。通过利尿，可消除全身组织器官水肿，从而减轻心脏负担，改善心功能和运动耐量。利尿剂是心衰治疗的基石。

（1）不良反应：可造成电解质紊乱，如低钾血症、低镁血症、低钠血症。

（2）服药提醒：尽量在白天服用，服用利尿剂时，监测电解质，准确记录出入量，并且每日定时测量体重，如发现体重在 3 天内增加超过 2kg，可适当增加利尿剂用量。

7. 伊伐布雷定　常见可兰特。该药物可降低窦房结发放冲动的频率，从而减慢心率，使舒张期延长，冠状动脉血流量增加，可产生抗心绞痛和改善心肌缺血的作用。

（1）不良反应：很少会出现心动过缓，光幻症，视力模糊，心悸，胃肠道反应等。

（2）服药提醒：服药前数脉搏，静息状态下脉搏控制在 60 次/min 左右，不宜低于 55 次/min。

8. 抗凝剂　常见华法林、阿司匹林、波立维。该类药物用于防治血栓栓塞性疾病，可防止血栓形成与发展。作为心肌梗死的辅助用药。

（1）不良反应：过量易致各种出血。早期表现有瘀斑、紫癜、牙龈出血、鼻衄、伤口出血经久不愈，月经量过多等。出血可发生在任何部位，特别是泌尿道和消化道。

（2）服药提醒：在无凝血酶原测定的条件时，切不可滥用本品。个体差异较大，治疗期间应严密观察病情，并依据凝血酶原时间 INR 值调整用量。

如有下列情形应立即至医院诊治：

1）刷牙时或割伤后流血不止；

2）无故瘀伤且范围扩大；

3）咯血，吐血，血尿，血便或黑便；

4）严重头痛，胃痛；

5）女性生理期期间，月经量过多。

9. 药物与饮食指导

（1）ACEI 类宜与富含钾的食物同服，如橘子、香蕉、土豆、冬瓜等。忌与富含钠盐的食物同服，如咸菜，腌肉等咸味品。

（2）洋地黄类地高辛忌与麸皮同服，因其可降低药物吸收量。同时不宜饮茶，茶叶中的鞣酸可与苷类物质形成沉淀。

（3）利尿剂宜与富含钾的食物同服，如橘子、香蕉、干果、土豆、冬瓜等。

（4）按时服药。

（赵虹晖）

第6节　ICU 患者心脏康复

一、心脏康复概念

世界卫生组织在 1964 年首次对心脏康复进行定义。心脏康复是通过综合的、整体的康复医疗，包括采用积极主动的身体、心理、行为和社会活动的训练与再训练改善心血管疾病引起的心脏和全身功能低下，预防心血管事件的再发生，改善生活质量，为回归正常社会生活而进行的系统性治疗。

二、心脏康复分期

Ⅰ期康复（院内康复期）、Ⅱ期康复（门诊康复期）、Ⅲ期康复（院外长期康复）。主要包括九大部分：运动康复、营养支持、呼吸锻炼、疼痛管理、二级预防用药、心理疏导、睡眠管理、戒烟指导、中医药干预管理。

三、心脏康复适应人群

所有成人及儿童心血管病患者，包括冠心病及支架/搭桥术后、心脏瓣膜置换术后、心力衰竭、心肌病、心律失常、心脏移植术后、大血管及外周血管手术后、先心病等，均应接受心脏康复治疗，只是由于患者耐受力不同及疾病限制，临床只是选择性地进行运动康复及呼吸锻炼。

四、心脏康复运动康复相对禁忌证

1. 安静时心率 >120 次/min；
2. 安静时呼吸频率 >30 次/min；
3. 血氧饱和度（SpO_2）≤90%；
4. 运动前评估收缩压（SBP）>180mmHg 或舒张压（DBP）>110mmHg；
5. 72 小时内体重变化 ±1.8kg 以上；
6. 随机血糖 >18mmol/L；
7. 安静时心电图上可以明确观察到有新的缺血证据；
8. 不稳定性心绞痛发作时；
9. 导致血流动力学不稳定的恶性心律失常；
10. 确诊或疑似的脱离型大动脉瘤、动脉夹层术前；
11. 感染性休克及脓毒血症；
12. 重度瓣膜病变手术前或心肌性心脏病心衰急性期；
13. 临床医师认为运动可导致的神经系统恶化、运动系统疾病或风湿性疾病；
14. 患者不愿配合。

五、ICU 心衰力竭患者 I 期心脏康复

（一）入院评估及宣教

对于心力衰竭人群进行心脏康复的目的在于：增加运动耐量、减少症状、改善生活质量、减少急性事件等。心脏康复在美国纽约心脏病协会（NYHA）心功能 I~III 级心力衰竭患者中的疗效非常肯定，并且运动训练是安全的，并可显著改善患者症状，改善患者的运动反应和体能，包括心率、血压、体能及最大耗氧量，并改善患者的生活质量。NYHA 心功能IV级不宜做主动运动康复，急性心力衰竭的患者不宜做运动康复。

1. 入院评估

（1）急性期评估：急性心力衰竭的患者病情不稳定，需卧床休息，一切以减轻心脏负担为主，期间不做运动康复，可优化药物治疗，适当进行呼吸锻炼，保持低盐饮食，加强能量补给，少食多餐，控制饮水量，保持大便通畅，监测每日体重及潜在的病情恶化。可行标准病史、生活质量、营养、睡眠、心理、戒烟及液体潴留程度评估。

（2）稳定期评估：患者病情平稳后再行心肺功能功能评估及运动能力评估。

2. 患者教育　经历急性期或长期卧床的患者，病情平稳后还要教会患者基本肢体运动，指导患者在急性期后及早床上活动，如屈肘、屈膝、翻身、握手、足部背侧曲、抬腿、坐起、坐起转腰、弯腰体屈等，逐步过渡到床边侧坐、下床、在床旁椅子上吃饭、大小便及室内活动。

（二）心脏康复活动

1. 评估　每日对患者包括标准病史、运动能力（肌力评估、国际体力活动评估量表 IPAQ、身体平衡能力评估、步行速度、柔韧性测定、日常生活能力评估）、营养（营养及日常活动评估表）、睡眠（匹茨堡睡眠质量指数量表 PSQI）、心理（心理精神状态评估表）、戒烟（尼古丁依赖量表）、呼吸功能（心肺运动试验、肺功能测定、6 分钟最大步行距离实验、呼吸肌力量评估）、心功能的评估（代谢当量与活动能力对照表、超声心动图、静息心动图、动态心电图、动态心排量评估）方面进行具体评估。

2. 干预

（1）运动康复：NYHA 心功能IV级或急性心力衰竭患者需

卧床休息,可做被动运动预防深静脉血栓形成。NYHA心功能
Ⅰ~Ⅲ级心功能患者按照运动康复七步法进行活动;经历急性期
的患者:病情平稳后,按照运动康复七步法进行活动;未经历急
性期的患者:根据患者病情,运动从运动康复七步法的第3~4步
起(表8-3)。

表8-3 运动康复七步法

步骤	练习	病房活动
1	呼吸 卧床做主动及被动四肢运动	自己进餐、自行在床上抹脸、洗手及用便盆、升高床头坐起、可在医护人员协助下尝试坐(时间15~30分钟),每日2~3次
2	与第1步相同,但在床上坐起	在床边抹身(上身及私处)、自行梳洗(梳头、剃须)、短时间阅读(少于15分钟)、坐起(时间15~30分钟),每日2~3次,坐式八段锦锻炼(动作幅度小)1套/日
3	热身运动、用缓慢步伐行走30m、松弛运动	自行坐起、可尝试自行到洗手间(洗澡除外),床旁练习太极拳基本步(可耐受独立站立患者)5~10分钟
4	热身运动、原地踏步运动10~15次、松弛运动	自行到洗手间,可尝试用温水洗澡(宜先向医务人员咨询及量力而为),床旁练习太极拳基本步,5~10分钟/次,2~3次/日
5	每日2次热身运动、步行150m、尝试爬几步楼梯、松弛运动	可自行到洗手间及进行各种清洗活动,床旁练习太极拳基本步,5~10分钟/次
6	每日2次热身运动、步行150m、上一段楼梯(1/2层)、松弛运动	继续以上活动
7	每日2次热身运动、步行150m、上两段楼梯(1层)、松弛运动	继续以上活动,制定院外运动计划

中医呼吸引导功法

1）松静站立：双脚分开站立，与肩同宽，双目微闭，舌抵上腭，口唇微闭，含胸收腹，提肛，双臂自然下垂，虚腋，髋膝关节微屈，摒除杂念，行（鼻吸口嘘）顺式腹式呼吸 5 分钟。

2）丹田呼吸：并足站立，左脚向左前 45° 迈出一步，双手自体前拉起至上丹田（印堂穴处），缓缓分开，同时用鼻子吸气，合拢时口呼气，如此 3 遍。换右脚向前，继续 3 次。

3）养气收工：双手叠放于小腹，舌抵上腭，静心调息，心息相依，5 分钟。然后舌体放平，摩擦面部，活动手脚，练功结束。

（2）营养：根据营养评估结果对症给予营养干预，指导患者进食一些高蛋白、低盐、低脂、高纤维素、易消化的食物，伴糖尿病、高脂血症的患者加强营养的同时，需注意监测血糖和血脂的情况。

（3）药物管理：合理使用有循证证据的二级预防药物是改善心力衰竭患者预后的重要措施。优化药物治疗主要包括血管紧张素转换酶抑制剂（ACEI）/ 血管紧张素受体拮抗剂（ARB）、β 受体阻滞剂、利尿剂、醛固酮受体拮抗剂、地高辛。

（三）出院评估及指导

1. 评估　出院前要对患者肺功能、身体活动能力、心肺功能进行评估。

2. 出院指导　从心血管危险因素控制与日常生活方面进行指导。出院运动时注意只在身体状态良好的时间进行，避免身体不良或睡眠不足。不要在起床或饭后马上运动，最好 1~2 小时后开始。注意补充水分，运动前补充水 100ml，运动中每 30 分钟补充50~100ml。运动中如出现呼吸困难、胸痛、头晕、眼花、水肿等症状立即终止运动，片刻休息症状仍无缓解需及时就医。

（刘　媛）

第 7 节　ICU 仪器设备使用流程及耗材管理

为保障仪器设备处于备用状态，ICU 所有设备均应有专人管理。每 2 周检查并登记一次，同时保障仪器清洁和配件齐全。定期配合医学工程室做好仪器的维修和检测工作。当设备工作时出现异常声音、火光、烟雾等情况时，应立即切断电源，使设备停止工作。患者监护过程中如发生仪器故障，请首先保证患者安全，并立即更换备用设备。妥善处理患者后，临床科室使用人员及时向医疗设备部保修。

各种仪器设备使用流程如下：

一、无创呼吸机（以飞利浦 V60 为例）

1. 无创呼吸机操作流程图（图 8-2）

2. 无创呼吸机保养常规

（1）使用后的呼吸机外置管路及配件装入黄色塑料袋封严后送供应室清洗消毒。

（2）感染患者使用的呼吸机管路应做特殊标明并用双层黄色塑料袋封严后送供应室清洗消毒。

（3）主机、屏幕及机身每日及终末清洁时，先将浸有 75% 乙醇的软布拧干擦拭，再用清水擦净，最后干布擦干。

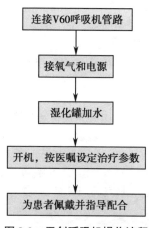

图 8-2　无创呼吸机操作流程

二、微 量 泵

1. 微量泵操作流程图（图 8-3）

2. 微量泵日常保养

（1）机身及屏幕每日及终末清洁时，先将浸有 75% 乙醇的软布拧干擦拭，再用清水擦净，最后干布擦干。

（2）对于长期未使用的设备，每 3 个月对电池充电一次（至少 24

小时)。

3. 微量泵使用注意事项

(1)严格按照医疗设备的操作常规及操作手册使用该设备。

(2)工作环境条件10~40℃,相对湿度30%~75%。

(3)只能使用泵上注明类型和尺寸的注射器,更换注射器类型时及时调整微量泵。

(4)每次打开装置时,在自动检查程序中应检查有声警报是否可操作。所有显示段和绿色,琥珀色灯是否发光。

(5)当注射器外界压力延长管与患者相连时,不能把电源开关按到ON(开)的位置。

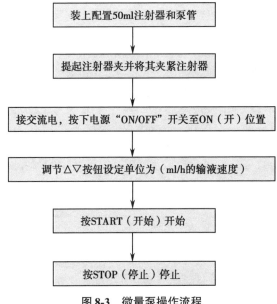

图8-3 微量泵操作流程

三、血滤机(以费森尤斯血滤机为例)

1. 血滤机使用流程

(1)血滤机推至患者床边,连接电源,打开背面开关。

(2)按[I/O]键3秒开机。

(3)机器自检,期间不要碰触4个天平。

(4)检查确认开始条件,满足条件按[OK]键。

（5）选择治疗模式。

（6）核查用物，选择 Conditions fulfilled，按［OK］键。

（7）按照图示安装管路及液体，同时双人核对。

（8）全部连接、检查完毕，在 Set up？［OK］to confirm！界面按［OK］键。

（9）开始预冲，在 Start priming？［OK］to confirm！界面按［OK］键。

（10）预冲液注入动脉壶前将动脉壶倒置，液面 2/3 满时复位。

（11）预冲液进入静脉壶后，界面自动跳转，按▲手动提升静脉壶液面至 4/5 高度。

（12）膜内预冲完成，设定治疗参数，光标移至 All treatment parameters entered？［OK］to confirm！界面按［OK］键。

（13）超滤预冲，将静脉端连接至动脉端三通，光标移至 Start UF rinse？［OK］to confirm！按［OK］键开始超滤预冲。

（14）将滤器倒置，轻拍或轻轻搓动滤器帮助排气。

（15）评估患者血管通路。

（16）超滤预冲完成，按 STOP 键停止血泵，连接患者动脉端，在 Start connection？【OK】to confirm！按［OK］键开始引出血液。

（17）血液进入光学检测器时机器报警，血泵自动停止，连接患者静脉端。Start treatment？［OK］to confirm！按【OK】键开始治疗。

2. 领物

血滤器 AV600S

血滤器加温管   管路系统 A

管路系统 D（绿色，CVVHDF 模式时领）

管路系统 S（白色）

12F 中心静脉管（血滤器穿刺专用）

3. 配液

置换液处方   0.9％NS   2250ml

5％碳酸氢钠   180ml

灭菌注射用水   750ml

4. 结束治疗

（1）遵医嘱结束治疗，按【ESC】键，移动光标至"End of treatment"，按【OK】键进入结束程序。

（2）按【STOP】键，血泵停止。

（3）回血：夹闭 2 个动脉端夹子，断开患者动脉端，将动脉端管路连接500ml生理盐水,打开动脉夹,按【OK】键开始回血。

(4)回血过程中,使用20ml盐水注射器冲净动脉端留管管腔内残留血液,用肝素原液正压封管,肝素用量以管腔侧壁提示为准,封管后连接肝素帽。

(5)当光学检测器感受到透明液体后,机器报警,血泵停止,屏幕显示结束确认程序。

(6)屏幕提示:继续回血或停止回血,可选择继续回血,按【OK】键,将管路内的血液冲洗干净。

(7)当管路内的血液冲洗干净时,将光标移至"Terminate reinfusion"(停止回血),按【OK】键,停止回血。

(8)断开患者静脉端连接,患者静脉端冲管封管方法同动脉端。

(9)确保留置管路动静脉端无血迹及污染,动静脉夹呈关闭状态,无菌纱布包裹导管接口端并妥善固定。

(10)按住【START/RESET】移除泵管,移除管路系统。

5. 血滤机保养常规 主机、屏幕及机身每日及终末清洁时,先将浸有75%乙醇的软布拧干擦拭,再用清水擦净,最后干布擦干。

四、除 颤 仪

1. 除颤仪操作流程图(图8-4)

2. 除颤仪操作注意事项

(1)患者平卧在硬板床上,身上有金属物者予取出,解松衣领,建立静脉通道,备好急救药等抢救用物。

(2)除颤时一切人员不得接触患者及铁床,切勿碰触电极板,以免受伤。

(3)再次除颤时应充电到所需的能量再按键电击。

(4)除颤时检查氧气是否关闭。

(5)除颤后检查患者四肢活动。

3. 除颤仪的保养常规

(1)定时给予除颤仪充电,每周一充电8~12小时,使用后立即充电8~12小时,充电时悬挂"充电中"标识。每周一行充电试验,检查电池性能是否良好,调节能量至200J,如10秒内能快速充电到位,说明电池性能良好,电极板原位放电。

(2)每日核对时间,保证与实际时间一致。

(3)做好机器及电极板的清洁工作。

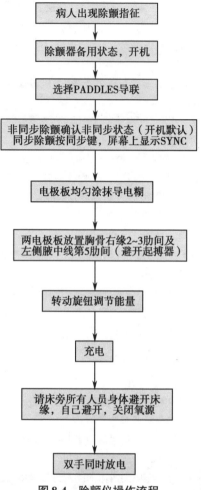

图 8-4   除颤仪操作流程

(4)确保除颤仪上物品齐全(电极片、导联线、导电糊、纱布、条图纸、AED电极板及连接线)。

(5)如发现零件缺损,请及时补充,保证机器正常使用。

五、血气机(以雷度血气机为例)

1. 血气机操作流程图(图 8-5)

2. 血气机保养常规

(1)机器保持清洁。

（2）测试片保证数量充足、在有效期内。

（3）机器专人保管，定点放置。

（4）定期进行质控一次。

3. 血气机使用注意事项

（1）标本采取后检测前颠倒混合不少于 5 次，双手搓动混合不少于 5 次。

（2）标本采取后 10 分钟内进行检测。

（3）仪器在进行自动校准或人为"二点定标"时，不能进行检测。

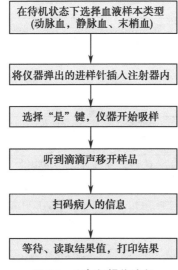

图 8-5　血气机操作流程

六、心肺五项仪（瑞莱）

1. 心肺五项仪使用流程图（图 8-6）

2. 心肺五项仪保养常规

（1）机器保持清洁。

（2）测试片保证数量充足、在有效期内。

（3）机器专人保管，定点放置。

（4）定期进行质控一次。

3. 心肺五项仪使用注意事项

（1）试剂板即拆即用；30 秒以内。

（2）将测试卡出入孵育器卡槽内，8 分钟孵育倒计时。

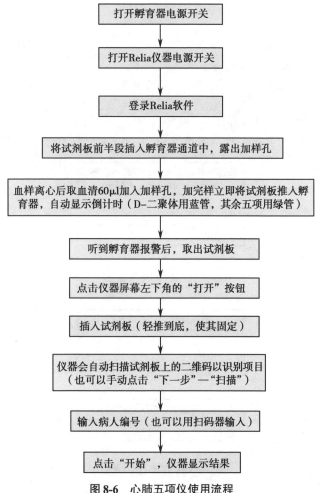

图 8-6　心肺五项仪使用流程

七、呼吸机（以 Dragger Savina 300 为例）

1. 呼吸机使用流程图（图 8-7）

2. 呼吸机撤机方法

（1）直接分离：降低条件—撤机—拔出人工气道。

（2）分次或间接撤离。

1）改变通气模式及呼吸机条件。

2）间断脱机。

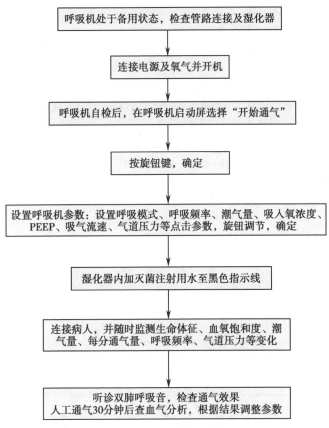

图 8-7 呼吸机使用流程

3）拔除人工气道。

4）严密观察病情。

3. 呼吸机保养常规

（1）消毒的呼吸机外置管路及配件要装入黄色塑料袋封严后送中心供应室清洗消毒。

（2）感染患者使用的呼吸机管路应做特殊表明，装入双层黄色塑料袋封严后送中心供应室清洗消毒。

（3）主机、屏幕及机身每日及终末清洁时，先将浸有 75% 乙醇的软布拧干擦拭，再用清水擦净，最后干布擦干。

（4）注意事项

1）呼吸机备用状态下，管路有效期为7天。

2）不使用的呼吸机每15天充电8小时。

3）空气过滤海绵1个月清洗1次。

4. 呼吸机检测标准流程

（1）新装管路的呼吸机需先运行"设备检测"和"回路检测"。

（2）呼吸机备用状态设置

1）呼吸机模式：VC-AC。

2）呼吸机参数：$O_2$100%　VT500　Ti16　RR12　FlowAcc35 Pmax30　PEEP0。

试机15分钟，无报警为通过。

3. 关机　必须先"待机"，再关闭背面的总电源开关。

4. 试机通过后，请悬挂备用状态标识。

八、输　液　泵

1. 输液器的安装（图8-8）

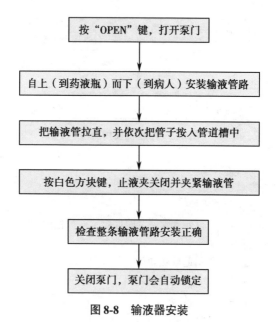

图8-8　输液器安装

2. 输液泵使用步骤（图8-9）

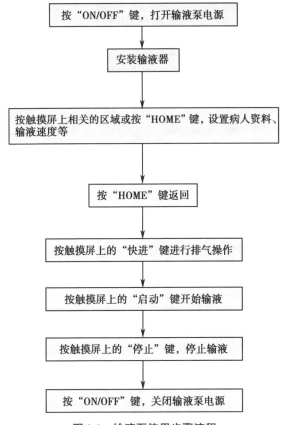

图8-9　输液泵使用步骤流程

3. 输液泵日常保养

（1）机身、屏幕每日及终末清洁时，先将浸有75%乙醇的软布拧干擦拭，再用清水擦净，最后干布擦干。

（2）对于长期未使用的设备，每3个月对电池充电一次（至少24小时）。

4. 微量泵使用注意事项

（1）严格按照医疗设备的操作常规及操作手册使用该设备。

（2）工作环境条件10~40℃，30%~75%相对湿度。

（3）只能使用泵上注明类型和尺寸的注射器，更换注射器类型时及时调整微量泵。

（4）每次打开装置时，在自动检查程序中应检查有声警报是否可操作。所有显示段和绿色，琥珀色灯是否发光。

（5）当注射器外界压力延长管与患者相连时，不能把电源开关按到 ON（开）的位置。

九、主动脉球囊反搏（IABP）

1. IABP 的初始设定

（1）连接电源，确认主电源开关和 IABP 开关均处于开的位置。

（2）打开氦气瓶，检查氦气压力。

（3）建立与患者的心电图和压力连接。

（4）将传感器调零。

1）打开压力传感器与空气相通；

2）按住压力调零键2秒；

3）关闭压力传感器。

（5）确认操作模式为自动。

（6）使用合适的导管延长管将 IABP 与安全盘气动连接相连。

（7）对 IABP 导管填充氦气并开始反搏。

1）按开始键看到显示自动充气信息；

2）自动充气信息消失，反搏开始；

3）如果需要，可以使用 IABP 排气控制微调准确调整排气时间。

（8）核对反搏压报警限值

1）反搏压报警限通常设置在反搏压下 10mmHg；

2）必要时，可以按反搏压报警键并使用向上箭头键调节更改反搏压报警限。

2. IABP 仪的日常保养

（1）机身、屏幕每日及终末清洁时，先将浸有75%乙醇的软布拧干擦拭，再用清水擦净，最后干布擦干。

（2）长期未使用的设备每隔1个月对蓄电池充电一次（充电时间约为10小时）。

3. IABP 仪使用注意事项

（1）氦气瓶能连续使用2个月，当瓶内氦气较少时，机器发出报警并有文字提示，此时瓶内氦气还能使用48小时。

（2）应提前准备另一个氦气瓶，换瓶时无需关机。

（3）机器的蓄电池可以连续使用2小时，当电量低于0.5小时时机器发出报警和文字信息。

十、耗 材 管 理

1. 领取　器材、物资由主管护士负责，注射器、棉签等低值耗材由药疗护士负责，每周按时电脑请领。库存量以使用 1 周为宜。到货时注意核对，不能及时到货的物资、耗材要电话与物资采购处沟通。

2. 存放　药疗室存放无菌物资耗材，治疗室存放清洁物资耗材。物品分类放置在固定位置，柜门上粘贴标签，便于拿取。办公用品等耗材存放于库房内，钥匙由主管和责任组长管理。

3. 使用　遵循"先进先出"的摆放及使用顺序。

4. 检查　每个月对治疗车存放的物品进行整理、清点，检查物品数量、失效期及有无破损、潮湿等。库房、治疗室、药疗室每半年盘点一次，近效期（6 个月内）物品转放到治疗车，交班尽快使用。

5. 外借　外借物品时要留有借条，借条上标明所借物品的品牌、型号、数量，要签署日期、科室和借物人。

6. 催还　每周主管护士负责与借物部门沟通，催促还物。

（赵虹晖）